健康大学堂 13

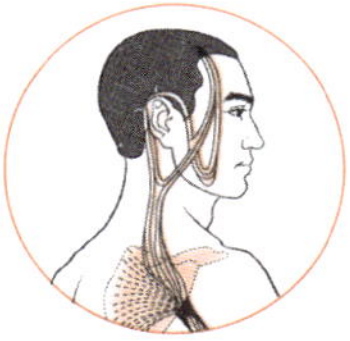

十二经络调筋术

健康中国名家论坛编委会 ◎ 编著

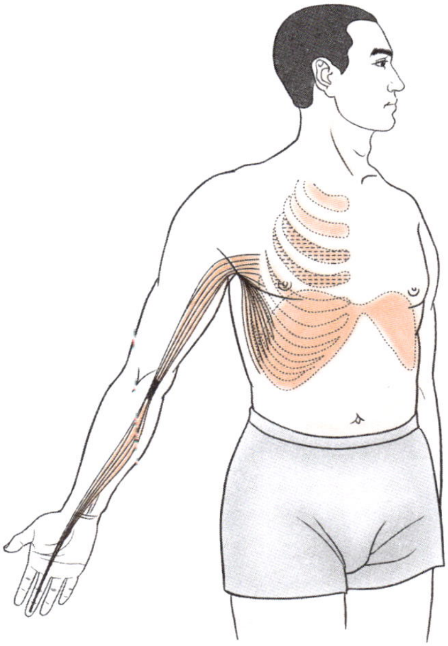

吉林出版集团有限责任公司

打通经筋让全身远离病痛

所谓经筋，其实就是人体经脉系统的一个组成部分，是十二经脉之气结聚散络于筋肉关节的体系，其主要作用是连接并约束筋肉、骨骼，保持人体正常的运动功能，就如《素问·痿论》所说：“宗筋主束骨而利机关也。”有连缀四肢百骸，主司关节运动的作用。其功能有赖于经络气血的濡养，并受十二经脉的调节。经筋共分十二条，分别为手足三阴三阳，其走向也与各从属的经脉大体相同。

有关经筋的记载，最早见于《灵枢·经筋》。最初的时候，古人将经筋与经脉混称为“筋脉”，直至《灵枢·经筋》中，“筋”的观念才发展形成了一个相互关联的系统。《灵枢·经筋》将全身的经筋系统分为十二条，提出了每条经筋的走向和病候、病名，并在此基础上提出了“以知为度，以痛为腧”的治疗原则，奠定了经筋疗法的理论基础。

中医认为，人体的很多病症都是由于气血运行不畅造成的。人体的四肢百骸和五脏六腑都受气血濡养，一旦气血瘀滞，人体的经络就会受阻，从而导致相应部位的瘀肿疼痛，这就是所谓的“不通则痛”。经筋疗法就是在经筋学理论的指导下，运用各种手法排除十二经筋通道上的障碍，以维持人体气血的正常运行。

经筋疗法是一种传统的中医疗法，它将全身的筋肉联系成为一个有机的整体，把对筋肉的认识提升到了一个新的高度，并扩展了相关疾病的治疗手段。现代医学研究表明，经筋疗法对很多疾病都有独特的疗效，它外可以用于肌肉、骨骼和关节的损伤、痹、痿、瘫等病症；内可以调节脏腑气血、阴阳，诸如脘腹胀满作痛和便秘等常见的不适症状，是中医临床上比较实用的治疗手法。

当人体遭遇外伤时，患部就会产生酸胀、疼痛、麻木等症状。这时候，经筋疗法可以通过揉、按、推、拿等最基本的手法来改善人体的血液循环，增进人体对代谢物和瘀肿的吸收，消除筋伤部位的肌肉痉挛，使经筋得到气血的濡养，病痛得以祛除。

其次，经筋疗法对于由风寒湿邪入侵导致的组织充血、粘连、肿胀也有很好的治疗效果。它可以宣通散结，剥离粘连的经筋，使紧张的肌肉得到放松，消除痉挛，软化阳性反应物，消除炎症。

此外，对于经筋不同程度的错位引发的筋出槽、骨错缝等，经筋疗法可以通过理筋整复等手法及时对其进行纠正和整复，使筋脉复位，气血畅通，以促进受损组织的康复。

最后，当人久病体虚或者年老体衰的时候，人体的气血运行就会出现迟滞、凝瘀，从而导致血不荣筋、肌肉萎缩、困倦无力。对于这种情况，经筋疗法可以疏通经络，加速人体血液循环，增进人体新陈代谢，使筋肉得到气血濡养，使人体内在各组织之间生理机能达到自然和谐，维持人体的整体健康状态。

经筋疗法长期湮没于民间，得不到重视。现如今，随着人们生活水平的提高，人们越来越重视回归自然的绿色疗法。在这种时代趋势下，经筋疗法重获重视，在现代科学技术的参与下变得更加完善和成熟。作为一种历经数千年的中医疗法，经筋疗法具有广泛的发展前景，相信在越来越多的有识之士的关注和参与之下，经筋疗法一定会重放光彩。

本书分为八章，前三章主要介绍了经筋疗法的一些基础知识，比如经筋的基本概念、经筋疗法的基本治疗手法、经筋养生保健等内容。第四至第八章主要介绍了内科、外科、妇科男科、神经科各种疾病的经筋疗法，每种病症都分为病症概述、致病原因、查找筋结、治疗方法和预防措施等几个部分。同时，我们还为读者精选了大量传统中医的按摩医术作为辅助疗法进行配合治疗，希望能对治愈患者的各种疾病有所帮助。

阅读导航

我们在此特别设置了阅读导航这一单元，对内文中各个部分的功能、特点等做一说明，这必然会大大地提高读者在阅读本书时的效率。

标题
从这里开始我们的阅读旅程。

书名
时刻提醒你阅读的是哪本书。

精彩正文
简单易懂的文字，让你轻松读懂我们想要传达的知识。

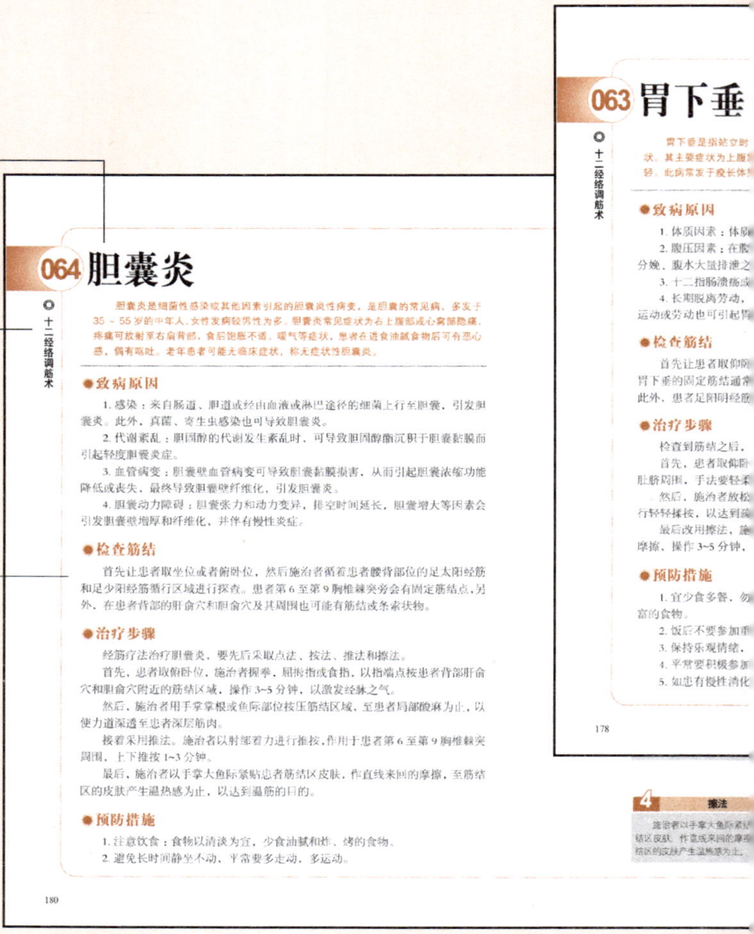

063 胃下垂

064 胆囊炎

十二经络调筋术

胆囊炎是细菌性感染或其他因素引起的胆囊炎性病变，是胆囊的常见病，多发于35～55岁的中年人，女性发病较男性为多。胆囊炎常见症状为右上腹部或心窝部隐痛，疼痛可放射至右肩背部，食后饱胀不适、嗳气等症状，患者在进食油腻食物后可有恶心感，偶有呕吐。老年患者可能无临床症状，称无症状性胆囊炎。

● 致病原因

1. 感染：来自肠道、胆道或经由血液或淋巴途径的细菌上行至胆囊，引发胆囊炎。此外，真菌、寄生虫感染也可导致胆囊炎。

2. 代谢紊乱：胆固醇的代谢发生紊乱时，可导致胆固醇酯沉积于胆囊黏膜而引起轻度胆囊炎症。

3. 血管病变：胆囊壁血管病变可导致胆囊黏膜损害，从而引起胆囊浓缩功能降低或丧失，最终导致胆囊壁纤维化，引发胆囊炎。

4. 胆囊动力障碍：胆囊张力和动力变异，排空时间延长，胆囊增大等因素会引发胆囊壁增厚和纤维化，并伴有慢性炎症。

● 检查筋结

首先让患者取坐位或者俯卧位，然后施治者循着患者腰背部位的足太阳经筋和足少阳经筋循行区域进行探查。患者第6至第9胸椎棘突旁会有固定筋结点，另外，在患者背部的肝俞穴和胆俞穴及其周围也可能有筋结或条索状物。

● 治疗步骤

经筋疗法治疗胆囊炎，要先后采取点法、按法、推法和擦法。

首先，患者取俯卧位，施治者握拳，屈拇指或食指，以指端点按患者背部肝俞穴和胆俞穴附近的筋结区域，操作3~5分钟，以激发经脉之气。

然后，施治者用手掌掌根或鱼际部位按压筋结区域，至患者局部酸麻为止，以使力道深透至患者深层筋肉。

接着采用推法。施治者以肘部着力进行推按，作用于患者第6至第9胸椎棘突周围，上下推按1~3分钟。

最后，施治者以手掌大鱼际紧贴患者筋结区皮肤，作直线来回的摩擦，至筋结区的皮肤产生温热感为止，以达到温筋的目的。

● 预防措施

1. 注意饮食：食物以清淡为宜，少食油腻和炸、烤的食物。

2. 避免长时间静坐不动，平常要多走动，多运动。

180

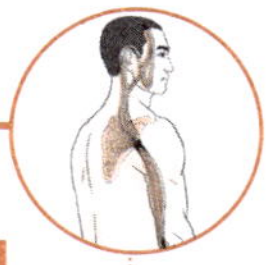

阅读导航

精彩图解

精致的人工手绘插图将文中重点、难点内容直观地表现出来，使人一看就懂。

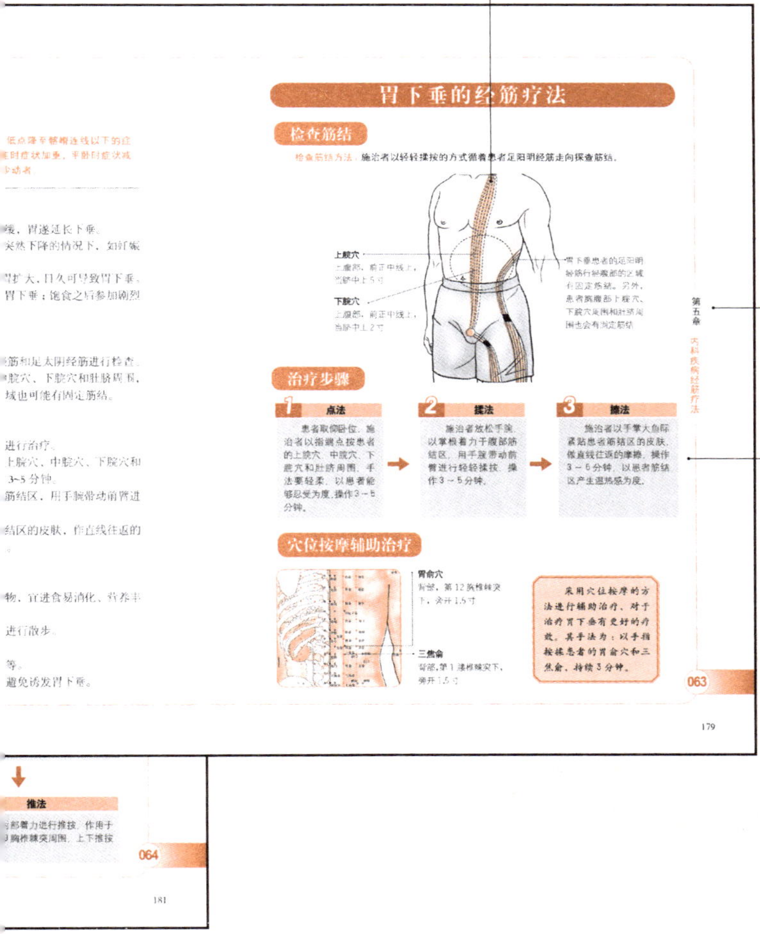

导语

总述这一章讲了什么。

流程图表

详细地列出治疗过程的每一步骤，只要按图索骥，就可将疾病一扫而空。

Contents 目录

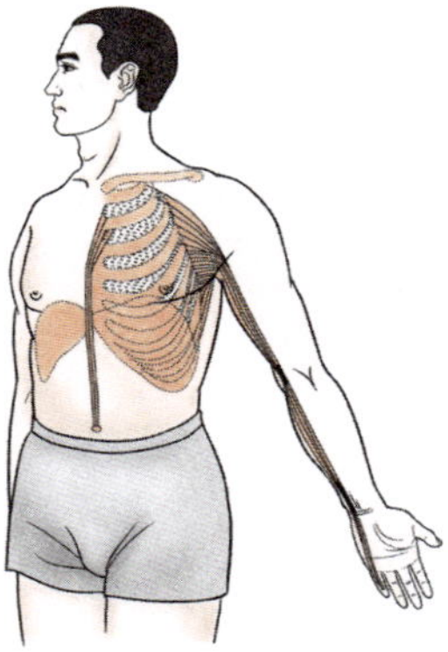

手少阴经筋

手少阴经筋始于小指，终于腰部。如果在其循行范围内出现问题，人体经常会出现胸痛、心悸、失眠以及神智失常等症。

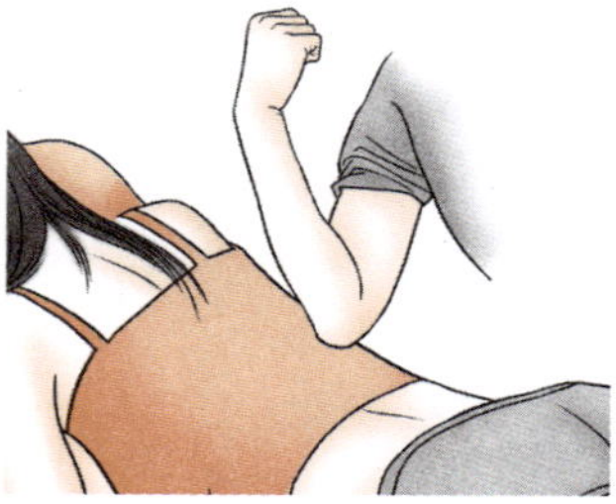

肘按法

此法是以屈肘的肘尖为作用点，来按压相关经筋区域的手法。其按法的压力较大，刺激性较强，适用于下肢、腰背部的按压。

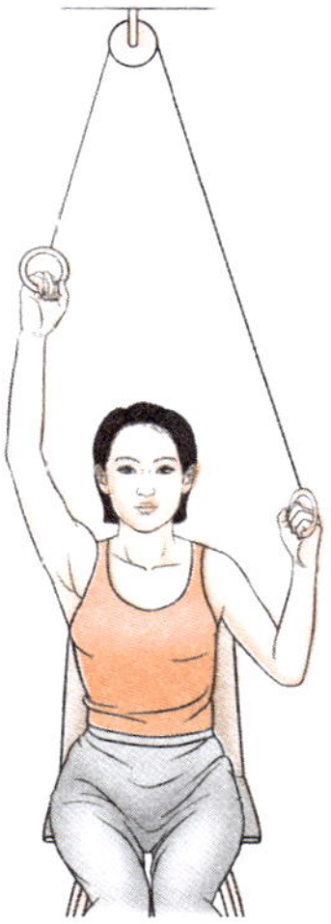

患肢滑车牵拉

将定滑轮固定于头部上方，将绳索穿入其中，双手持握绳索两端，然后用健肢牵拉患肢，使其尽力上举，加大肩关节活动幅度。

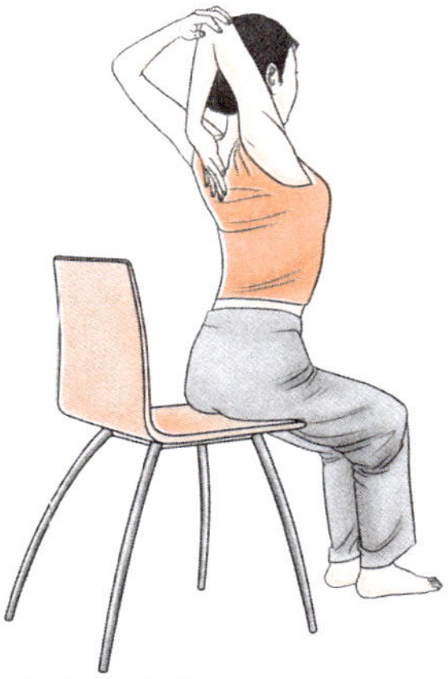

手臂后伸摩背

单手向后伸到背部最高处，在另一手的辅助下依次从上至下按摩背部。

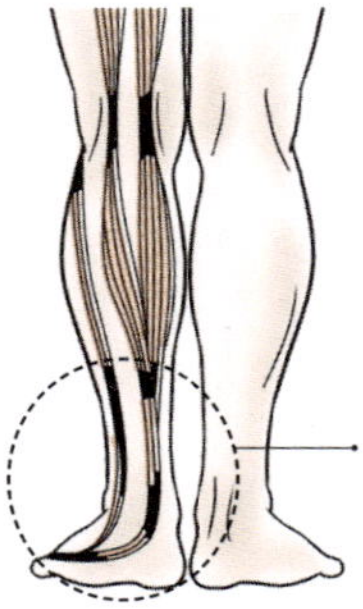

足跟痛

足跟痛多与劳损和退行性性变有密切关系，肥胖者和老年人常发此病。此外，过度负重或长时间行走者也是易发此症的高危人群

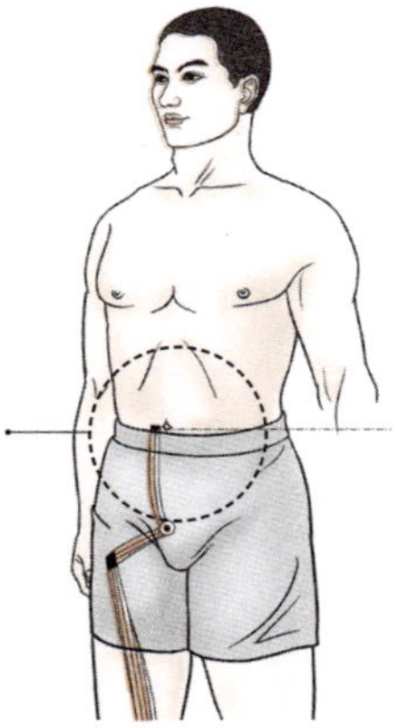

腹泻

腹泻是一种常见症状，其症状为排便次数过多，粪质稀薄、水分增加，粪便含未消化食物或脓血、黏液。此外，腹泻还常伴有肛门重坠、脱垂等不适症状。

第五章 内科疾病经筋疗法

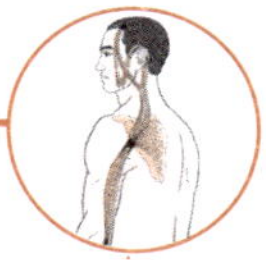

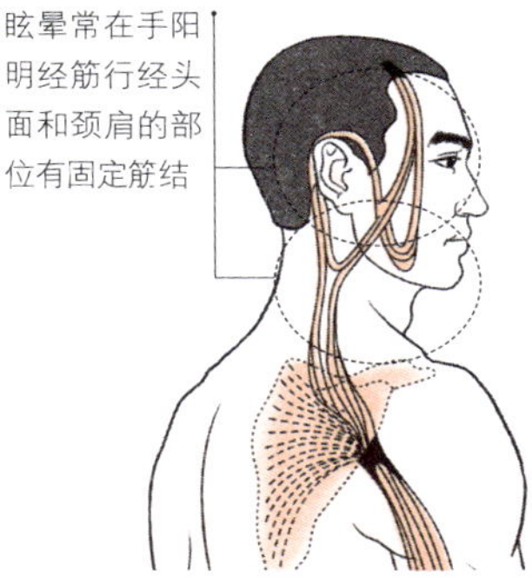

眩晕

眩晕是目眩和头晕的总称，以眼花、视物不清和昏暗发黑为眩；以视物旋转、双腿不能站立为晕，因两者常同时并见，故称眩晕。

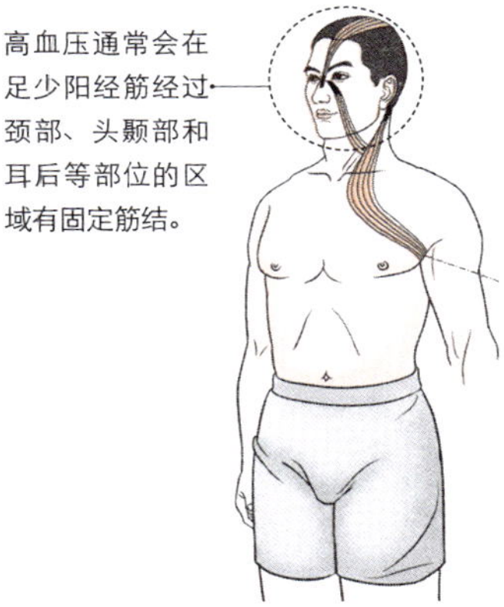

高血压

此症是一种以动脉血压升高为主要表现的疾病，其血压往往持续超过12千帕，并伴有眩晕、头痛、头胀、耳鸣、心慌、手指发麻、面红等症状。

易筋经十二式

第一式 韦陀献杵式 易手阳明经筋功法

手阳明经筋分布于食指、手臂外侧前缘、肩前肩胛及面颊部位。初练此式，首先会感到肩前和上臂前缘酸麻热胀，常练之后不适感自然会消失，并且会渐渐感到手阳明经筋循行部位有通畅之感。

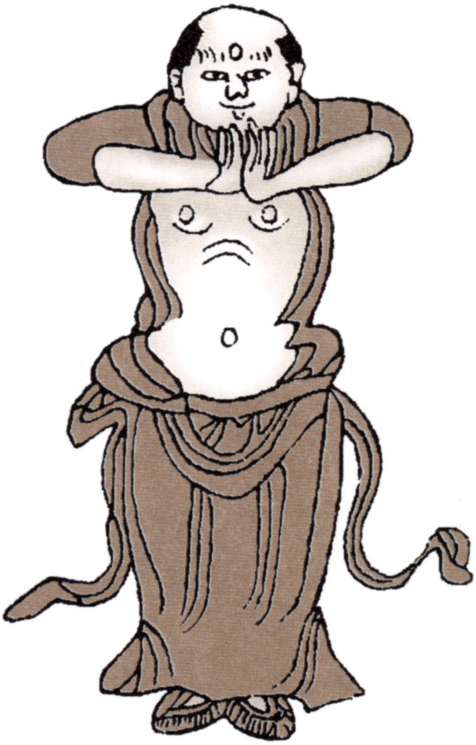

功法口诀

立身期正直，
环拱手当胸，
气定神皆敛，
心澄貌亦恭。

动作要领

第1步 两脚平行站立，与肩等宽，双膝微屈，两臂自然下垂于身体两侧，五指自然并拢微屈，两眼平视前方，继而放松，轻轻闭合。全身自上而下，头、颈、肩、臂、胸、腹、臀、大腿、小腿、脚依次放松，躯体各关节及内脏放松。

第2步 两臂徐徐前手举，掌心相对与肩等宽，两臂平直，再屈肘，肘节自然向下提坠，两手慢慢内收，距胸约一拳后，两手指尖相叠，拇指轻触，掌心向内。此时要求沉肩坠肘，含胸拔背，气沉丹田，舌抵上腭。

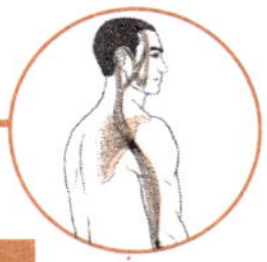

第二式 横担降魔杵式 易手太阳经筋功法

手太阳经筋分布于手小指、臂的外侧后缘、耳周围及面颊。初练此式，肩后侧、上臂后侧会出现酸麻热胀等现象，但练久之后就会出现通畅轻快之感。

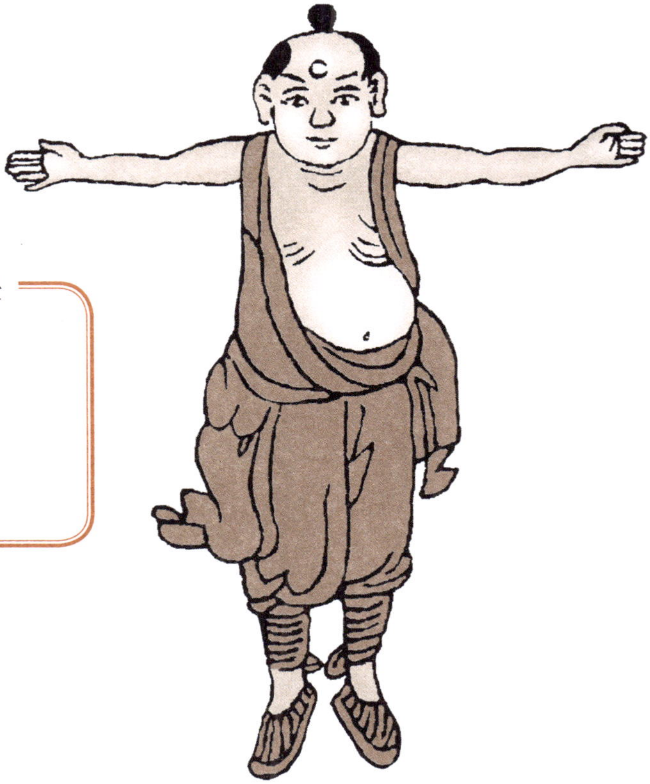

功法口诀

足趾挂地，
两手平开，
心平气静，
目瞪口呆。

动作要领

第1步 接韦陀献杵式，翻转掌心向下，指尖相对，在体前缓缓下按至小腹前，同时引气下导。

第2步 两掌左右分开，翻转掌心朝上，缓慢上抬呈侧平举，意念在无限远处。两手微高于肩，两眼平视前方，极目远眺，舌尖放下平铺，松腰松胯，两足趾抓地，似要生根之状，全身放松，心平气和，排除杂念。

易筋经十二式

第三式 掌托天门式 易手厥阴经筋功法

手厥阴经筋介于手太阴经筋与手少阴经筋之间，分布于中指、臂内侧中间、腋下及胸肋间。初练此式，掌根手腕内侧会有酸胀感，久练之后则手厥阴经筋循行部位有通畅感，掌上生出向上之力。

功法口诀

掌托天门目上观，
足尖着地立身端。
力周腿胁浑如植，
咬紧牙关不放宽。
舌可生津将腭抵，
鼻能调息觉心安。
两拳缓缓收回处，
用力还将挟重看。

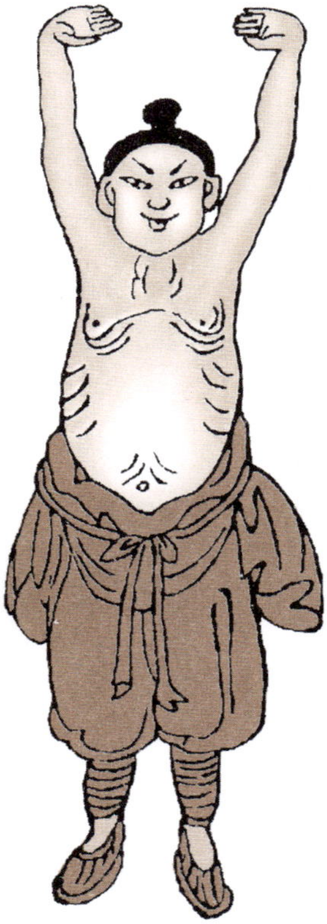

动作要领

第1步 接横担降魔杵式，两臂上举，掌心相对，翻转掌心向上，十指相对，舌抵上腭，仰面观天，眼看九天之外，脚跟提起，足尖着地。

第2步 两掌心翻转朝下，肘微屈，头正，眼平视前方，舌尖放下，两手在身前缓缓下按至小腹前，神意自九天之外收回，足跟随之着地。

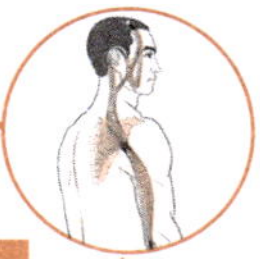

第四式 九鬼拔马刀式 易手太阴经筋功法

手太阴经筋分布于大拇指、上肢内侧前缘及肋间。初练此式，臂前肩下发酸发胀，久之自然消失。常练此式，手太阴经筋循行部位会有麻热的感觉，进而畅通轻快。

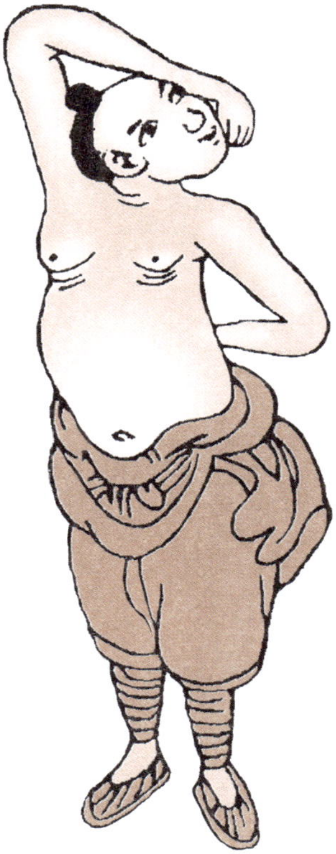

功法口诀

侧首弯肱，
抱顶及颈。
自头收回，
弗嫌力猛。
左右相轮，
身直气静。

动作要领

第1步 左手后背，掌心朝外置于腰部。右手上举过头，屈肘贴于枕部并抱头，手指压拉左耳，右腋张开。同时头颈腰背拧转向左后方，眼看右足跟。舌尖轻抵上腭，稍停片刻。

第2步 回转身躯，侧头上观，两眼向远望。舌尖轻抵上腭，身直气静。两手沿体前缓慢下落，恢复直立动作。

第五式 摘星换斗式 易手少阴经筋功法

手少阴经筋分布于小指、臂的内侧后缘及胸肋部位。初练此式，小鱼际会有酸胀感，久之手少阴经筋循行部位会有通畅感，掌上生出向内相合之力。

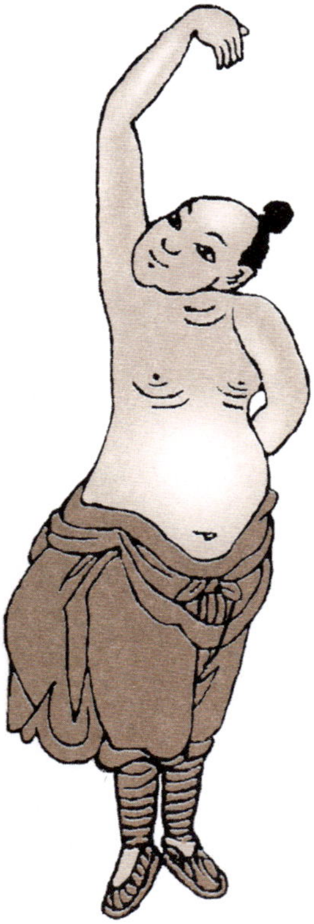

功法口诀

双手擎天掌覆头，
再从掌内注双眸，
鼻端吸气频调息，
用力收回左右眸。

动作要领

第1步 右手经身体右侧缓缓向上举起，掌心朝天，五指朝左，松肩直臂。左手臂劳宫穴紧贴命门穴。舌抵上腭，仰面上观手背。然后深长地呼吸，静立约半分钟。

第2步 右掌翻转向下，屈肘，摆正头部，舌尖自上腭自然放下，眼平视前方或轻闭，同时“神返身中”。

第六式 出爪亮翅式 易手少阳经筋功法

手少阳经筋介于手阳明经筋和手太阳经筋之间，分布于无名指、臂的外侧中间、面颊两侧以及肩上颈侧。初练此式，肩膀上部会出现酸胀感，久练之后则手少阳经筋循行部位有通畅感，掌上生出向下之力。

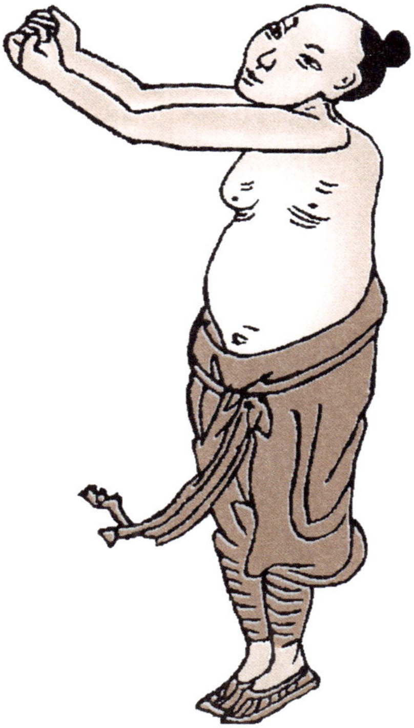

功法口诀

挺身兼怒目，
推手向当前；
用力收回处，
功须七次全。

动作要领

第1步 两脚靠拢，两臂前平举，立掌，掌心向前，十指用力紧扣，虎口相对，两眼怒目平视前方，随式脚跟提起，以两脚尖支持体重。

第2步 两掌缓缓分开，上肢成一字样平举，立掌，掌心向外，随式脚跟着地。吸气时，两掌用暗劲伸探，手指向后翘；呼气时，臂掌放松。连续做8~10次。

易筋经十二式

第七式 倒拽九牛尾式 易足太阴经筋功法

足太阴经脉分布在足大趾、下肢内侧前缘及胸腹部。常练此式，足太阴经筋所循行部位会有通畅感，并且足下生出向后之力。

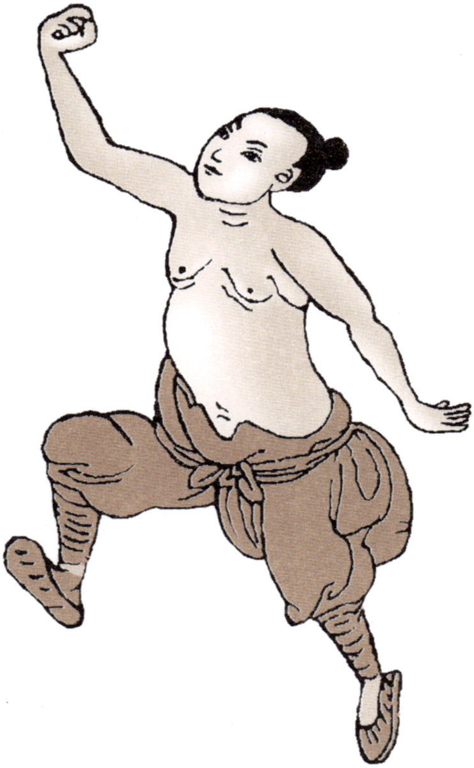

功法口诀

两腿后伸前屈，
小腹运气放松，
用力在于两膀，
观拳须注双瞳。

动作要领

第1步 右脚前跨一步，屈膝成右弓步。右手握拳，举至前上方，双目观拳。左手握拳，左臂屈肘，斜垂于背后。

第2步 吸气时，两拳紧握内收，右拳收至右肩，左拳垂至背后；呼气时，两拳两臂放松还原。然后身体后转，成左弓步，左右手交替进行。

第八式 三盘落地式 易足少阴经筋功法

足少阴经筋循行于足小趾、足心、下肢内侧后缘及脊柱前侧。常练此式，可以使脊柱部位足少阴经筋的循行处有通畅感，足下生出向下之力。

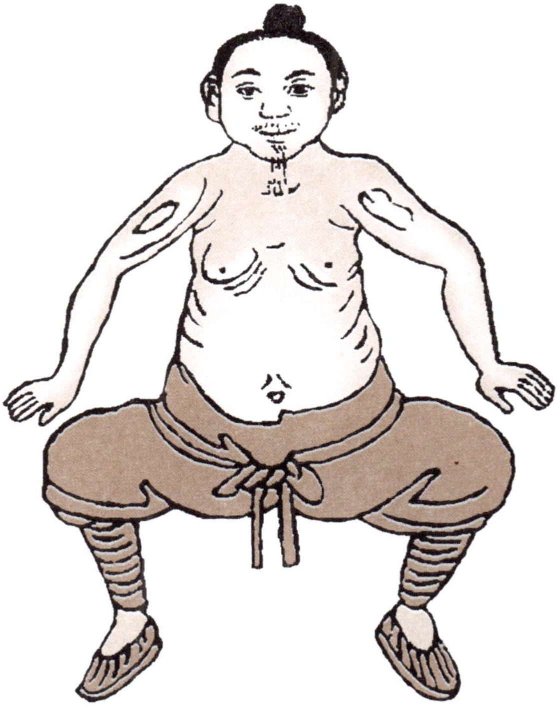

功法口诀

上腭坚撑舌，
张眸意注牙。
足开蹲似踞，
手按猛如拿。
两掌翻齐起，
千斛重有加。
瞪睛兼闭口，
起立足无斜。

动作要领

第1步 左脚向左横跨一步，屈膝下蹲成马步。上体挺直，两手叉腰，再屈肘翻掌向上，小臂平举如托重物状，稍停片刻。

第2步 两手翻掌向下，小臂伸直放松，如放下重物。动作随呼吸进行，吸气时，如托物；呼气时，如放下重物，反复5~10次。

第九式 吊尾式 易足厥阴经筋功法

足厥阴经筋循行于足大趾、下肢内侧中间，介于足太阴经筋与足少阴经筋之间。常练此式，可使足厥阴经筋所过之处有通畅之感，足下生出向内相合之力。

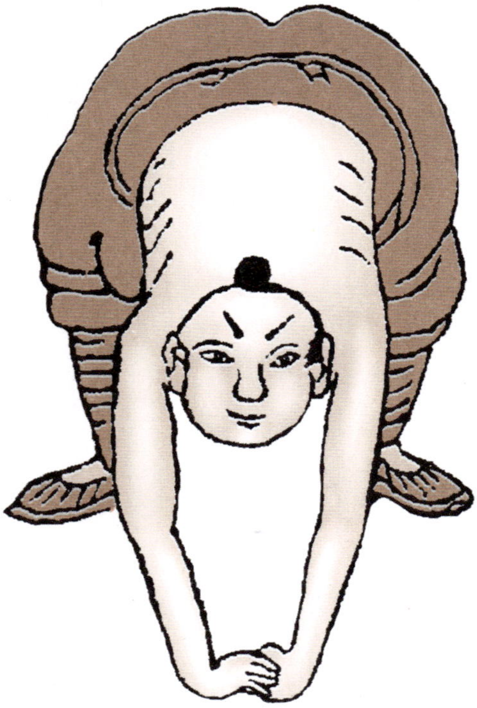

功法口诀

膝直膀伸，推手至地。
瞪目昂头，凝神一志。
起而顿足，二十一次。
左右伸肱，以七为志。
更作坐功，盘膝垂眦。
口注于心，息调于鼻。
定静乃起，厥功维备。

动作要领

第1步 两腿开立，双手仰掌由胸前徐徐上举至头顶，目视掌而移，身立正直，勿挺胸凸腹。十指交叉，旋腕反掌上托，掌心向上，仰身，腰向后弯，目上视。

第2步 上体前屈，双臂下垂，推掌至地，昂首瞪目。呼气时，屈体下弯，脚跟稍微离地；吸气时，上身立起，脚跟着地。如此反复21次，然后再将两臂左右侧举，屈伸7次。

第十式 饿虎扑食式 易足阳明经筋功法

足阳明经筋分布于足二趾、三趾、四趾、下肢外侧前缘、胸腹、面颊等部。常练此势，足阳明经筋循行部位会有通畅感，足下生出向前之力。

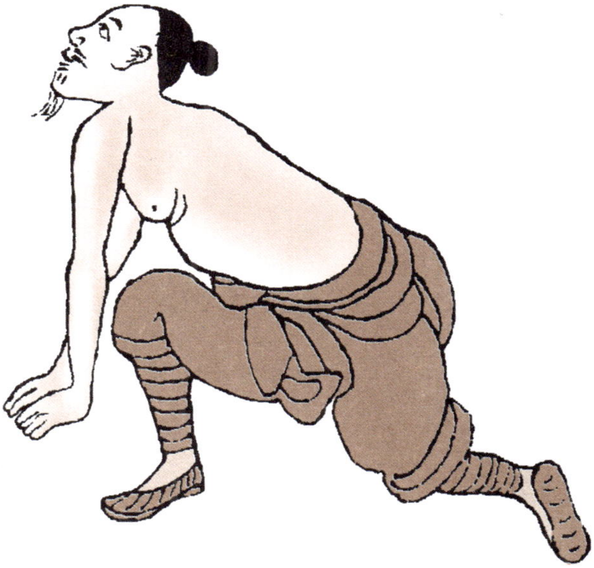

功法口诀

两足分蹲身似倾，
屈伸左右腿相更。
昂头胸作探前势，
偃背腰还似砥平。
鼻息调元均出入，
指尖着地赖支撑。
降龙伏虎神仙事，
学得真形也卫生。

动作要领

第1步

右脚向右跨一大步，屈右膝下蹲，成右弓左仆腿式。上体前倾，双手撑地，头微抬起，目视前下方。

第2步

吸气时两臂伸直，上体抬高并尽量前探，重心前移；呼气时屈肘，胸部下落，上体后收，重心后移，蓄势待发。如此反复，随呼吸而两臂屈伸，上体起伏，前探后收，如猛虎扑食。

易筋经十二式

第十一式　打躬式　易足太阳经筋功法

足太阳经筋分布于足小趾、下肢外侧后缘、腰背及头顶等处。此式练久之后，足太阳经筋循行部位会有通畅之感，足下生出向上之力。

功法口诀

两手齐持脑，
垂腰至膝间，
头惟探胯下，
口更啮牙关。
掩耳聪教塞，
调元气自闲，
舌尖还抵腭，
力在肘双弯。

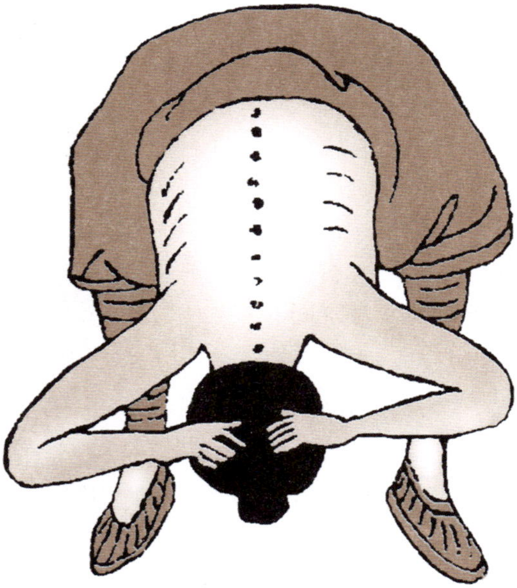

动作要领

第1步　两脚开立，脚尖向外。双手仰掌缓缓向左右而上，用力合抱头后部，手指弹敲脑后片刻。配合呼吸做屈体动作。

第2步　吸气时身体挺直，目向前视，头如顶物；呼气时，直膝俯身弯腰，两手用力使头探于膝间作打躬状，勿使脚跟离地。根据体力反复做10~20次。

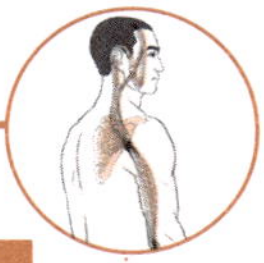

第十二式 青龙探爪式 易足少阳经筋功法

足少阳经筋分布于足第四趾、足背、下肢外侧中间、身体的左右两侧及头的侧部。常练此式，足少阳经筋循行部位会有酸麻胀热及通畅感，足下生出外开之力。

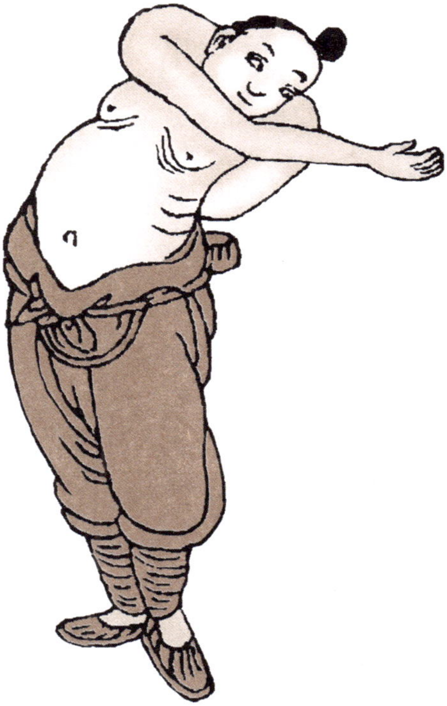

功法口诀

青龙探爪，左从右出，
修士效之，掌气平实。
力周肩背，围收过膝，
两目平注，息调心谧。

动作要领

第1步 两脚开立，两手成仰拳护腰。右手向左前方伸探，五指捏成勾手，上体左转。腰部自左至右转动，右手亦随之自左至右水平画圈。

第2步 手画至前上方时，上体前倾，同时呼气；画至身体左侧时，上体伸直，同时吸气。左右交换，动作相反。连续5~10次。

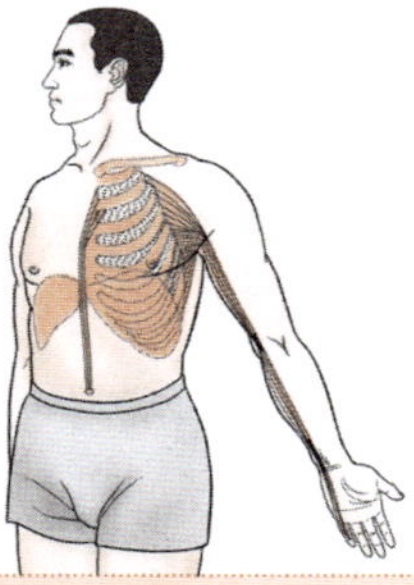

第一章

DIYIZHANG

什么是经筋

要掌握经筋疗法以使之为自己的健康保驾护航，首先就必须弄明白经筋是什么。其实，经筋是中医领域的一个术语，指的是人体经脉系统的一个重要组成部分。有人说经筋是筋、肌肉、肌腱或韧带的综合体，这种说法不太准确。经筋是经脉的扩展和延伸，与经脉的运行通道大致吻合，和经脉有着非常密切的联系。到底经筋是什么呢？读完本章内容你就会对经筋有一个完整的了解。

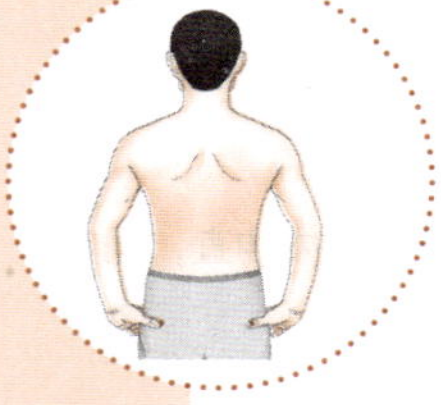

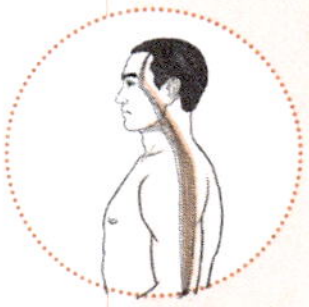
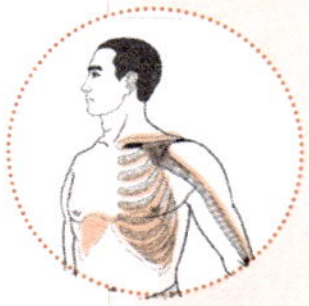
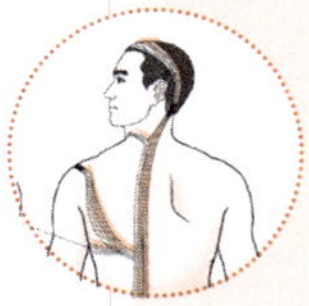
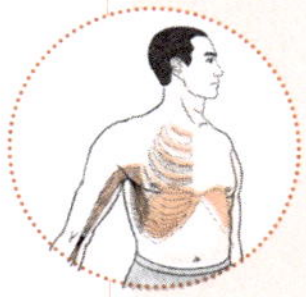

本章看点

- 经筋
  人体建筑中的钢筋混凝土
- 经筋与经络
  人体的立体“交通网”
- 络缀形体、着藏经络的防护墙
  保持人体正常的运动功能
- 各司其职、各主其病的十二经筋
  维持人体机能的正常运作
- 手太阴经筋
  主司病症为肌肉酸痛、咳嗽、气短等
- 手阳明经筋
  主司病症为肩部肿胀、面瘫、便秘等
- 手少阴经筋
  主司病症为胸痛、失眠、神志失常等
- 手厥阴经筋
  主司病症为麻木、疼痛、转筋等
- 手太阳经筋
  主司病症为筋痿、劲肿等
- 手少阳经筋
  主司病症为耳鸣、耳聋、偏头痛等
- 足阳明经筋
  主司病症为胃脘胀痛、呕吐、腹痛等
- 足太阴经筋
  主司病症为脘腹满、腹泻等
- 足太阳经筋
  主司病症为酸楚、疼痛、麻木等

001 经筋 人体建筑中的钢筋混凝土

经筋是人体经络系统的有机组成部分，其主要功能是约束骨骼、连缀四肢百骸、维系联络各组织器官。因此，它在人体各组织系统中具有非常重要的作用。

◉经筋的概念

人体的经络系统可以分为经脉和络脉两大部分，经筋受经脉气血的濡养，是经脉的外周连属部分。如我国古代医学典籍《素问·痿论》中所说："宗筋主束骨而利机关也。"意思是说经筋具有约束骨骼、连缀四肢百骸、维系联络各组织器官的作用。如果说人体像一座建筑的话，那么经筋系统就好比这座建筑中的钢筋混凝土，连缀和支撑着人的形体。

◉经筋的特点

与同名经脉走向相合，但不入腑脏：经筋的循行路线基本上与其同名经脉的走向相合，有部分经筋还循行至同名经脉未及之处，如手阳明经筋绕肩胛、夹脊。还有个别经筋的分布短于经脉，如足厥阴经筋仅循行至阴器而止。经脉与经筋名称相同，但因为经筋均不入腑脏，与腑脏之间没有隶属关系，所以经筋的命名通常都不冠以腑脏的名称。

起于四肢，呈向心性循行：经筋分布均起始于四肢末端，结聚于关节、骨骼部，走向躯干头面，循行走向呈向心性。具体来说，手三阳经筋从手走头，手三阴经筋从手走胸，足三阳经筋从足走面，足三阴经筋从足走腹。

因为经筋的循行方向具有向心性，所以经筋不可能有经脉那样阴阳表里两经以及同名经的交接程序。除了足少阴经筋和足太阳经筋之外，其余经筋之间没有表里相合的关系。

有结聚之性：经筋在循行途中如果遇到关节或者筋肉聚集的地方就会结合、联结。如足太阳经筋联结于踝、膝、腘、臀，手阳明经筋联结于腕、肘、肩，手太阴经筋联结于鱼际等。经筋在人体特定部位结聚，在结构上相互联系，在功能上相互配合，协调人体的运动。此外，相邻的经筋之间还可以通过循行途中的相交、相合而发生联系。

经筋特点示例图

经筋具有约束骨骼、连缀四肢百骸、维系联络各组织器官的作用。如果说人体像一座建筑的话，那么经筋系统就好比这座建筑中的钢筋混凝土，连缀和支撑着人的形体。下面以人体右臂的手少阳经筋和手少阳三焦经为例说明经筋的特点。

经筋的特点

- 经筋的走向大致与经脉的走向相合，略有不同。
- 经筋分布均起始于四肢末端，向躯干头面循行。
- 经筋在循行途中如果遇到关节或者筋肉聚集的地方就会结合、联结。

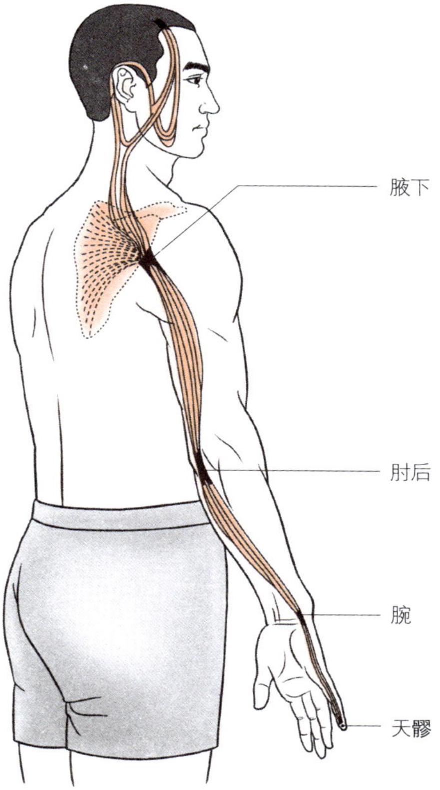

右臂手少阳经筋

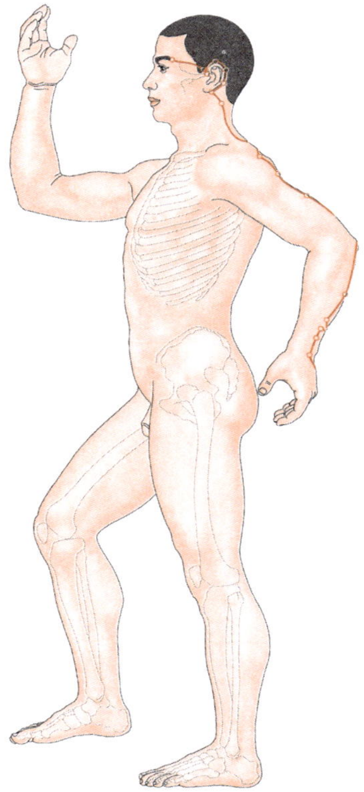

手少阳三焦经脉

002 经筋与经络

中医理论认为，人体内部存在着一个网状的经络系统，这个系统就像一个立体的“交通网”，连接和沟通着人体的四肢百骸，而经筋就是人体经络“交通网”的重要组成部分，与经脉、经别、皮部、络脉等共同构成了人体的经络系统。

经络的构成

经络系统由十二经脉、奇经八脉、十二经筋、十二经别、十二皮部、十五络脉以及浮络、孙络等部分所组成。

十二经脉：十二经脉又名十二正经，是构成人体经络系统的主体，是人体气血流通的主要通道。如果将人体经络系统比作交通网的话，那么十二经脉就是这个交通网中的“主干道”。这十二条经脉的主要特征是表里经脉相合，与相应脏腑络属。

奇经八脉和十五络脉：奇经八脉和十五络脉起着沟通和加强十二经脉联系、补充十二经脉循行之不足的作用。如果说十二经脉是人体气血流通的“主干道”的话，那么奇经八脉和十五络脉就是人体血脉运行的“辅路”，沟通和调节着“主干道”的气血流通，保持着人体气血的正常循行。

十二经别、十二经筋和十二皮部：十二经别是十二经脉别行深入体腔的支脉、十二经筋是十二经脉的外周连属部分，是十二经脉中用以濡养人体筋肉、骨节的体系，十二皮部是十二经脉之气散布于体表的部位。它们也是人体经络系统的重要组成部分，缺了它们，人体的经脉就会受阻，各种疾病也会随之产生。

经筋与经脉

十二经筋是十二经脉所联系的筋肉系统。《说文解字》中这样记载：“筋，肉之力也”，是指产生力的肌肉，即现在所称“肌肉”，旧称“筋肉”，其附着于骨的部分则称“腱”，“筋之本也”。经筋与经脉的循行部位密切相关，同样分手足三阴三阳，总称十二经筋。由于筋肉依靠经络气血来濡养，其经络气血的渗灌又有一定的区域，所以说经筋是受经脉支配的，即所谓“脉引筋气”。十二经筋可以说是十二经脉的外围部分，故其命名与经络相似。

人体经络系统的构成

经络系统总体上是由经脉和络脉组成，其中又可以细分为若干种，具体如下表：

- 经络系统
  - 经脉
    - 十二经脉
      - 手三阴经：手太阴肺经、手厥阴心包经、手少阴心经
      - 手三阳经：手阳明大肠经、手少阳三焦经、手太阳小肠经
      - 足三阳经：足阳明胃经、足少阳胆经、足太阳膀胱经
      - 足三阴经：足太阴脾经、足厥阴肝经、足少阴肾经
    - 奇经八脉
      - 督脉
      - 任脉
      - 冲脉
      - 带脉
      - 阴维脉
      - 阳维脉
      - 阴跷脉
      - 阳跷脉
    - 十二经别
    - 十二经筋
    - 十二皮部
  - 络脉
    - 十五络脉
    - 孙络
    - 浮络

003 络缀形体、着藏经络的防护墙

在人体的经络系统中，经筋的作用主要是约束骨骼，利于关节屈伸活动，以保持人体正常的运动功能。同时，人体的筋肉组织也是一道刚强柔韧的防护墙，保护着隐藏于其下的腑脏和经络，经筋主要有以下作用。

◉构成和维持人的身体

十二经筋纵横交错，连缀四肢百骸，结聚散络，分布于四肢、头面和躯干等全身各个部分，构成人体的身形支架，把人体结成为固定的形体。而且，经筋在经脉的气血濡养之下维系和联络着人体的各个组织器官，与人体的骨干共同构成人的整体。

◉围络周身，主司运动

经筋有结聚之性，常在人体各个关节部位结聚，便利周身百骸相互连接，以支撑人体或相互协同以活动关节。十二经筋对骨骼的约束和连缀使整个躯体保持一定的形态和位置。另外，经筋在经脉的濡养和协同作用之下，主司人体的屈伸、旋转、俯仰、内收、外展等各种运动。

◉保护腑脏经络和组织器官

虽然十二经筋不像十二经脉那样与腑脏有着直接的属络关系，但经筋正常生理功能的发挥却离不开腑脏化生气血的濡养。人体的经筋组织充实于体表和四肢，是人体腑脏和各组织器官的藩篱，保护着人体周身的表层，形成抗御外邪的组织体系。

◉传递反射信息

筋肉灵活地存在于人体之中，具有牵涉反应功能。筋肉具有传递性，当筋肉受到刺激时，就会传递到身体其他部位，从而发生牵涉效应。如果这种牵涉是在正常的生理范畴之内，就属于生理牵涉反应；如果是在病理状态下的牵涉反应，就会导致筋肉的强烈收缩，进而构成经筋病症。

各司其职、各主其病的十二经筋 004

经筋是经脉的外周连属部分。因为人体有十二条经脉，所以经筋也有十二条。十二条经筋各有其分布的范围，在其各自的分布范围内，十二条经筋各司其职、各主其病，维持着人体机能的正常运作。

十二经筋的内容

十二经筋随十二经脉循行于体表，但不入腑脏，这十二条经筋分别是：足太阳经筋、足少阳经筋、足太阴经筋、足少阴经筋、足阳明经筋、足厥阴经筋、手太阳经筋、手阳明经筋、手少阳经筋、手太阴经筋、手厥阴经筋和手少阴经筋。

十二经筋的分类

十二经筋按性质可以分为刚筋和柔筋。刚筋（也叫阳筋）分布于项背和四肢外侧，以手足阳经经筋为主；柔筋（也叫阴筋）分布于胸腹和四肢内侧，以手足阴经经筋为主。

十二经筋的分布

起止、走向：十二经筋均起始于四肢末端，与十二经脉的起点基本一致。经筋的止点，均位于头面、躯干及胸、腹腔，少数经筋止于一点，如手少阴经筋“下系于脐”，足少阴经筋“结于枕骨”，足厥阴经筋“结于阴器”。

经筋的走向完全遵循起于四肢末端，走向头身的原则。十二经脉的功能之一是“行血气而营阴阳，濡筋骨，利关节”。这种濡养皮肉筋骨的作用，最后通过经筋的布散才得以体现。经筋止点的条、束、片状，更体现出经气的这种布散情况。

循行：经筋是十二经脉散布经气于全身筋肉关节的系统。由于人体运动系统的复杂性，决定了经筋系统的复杂。其循行虽以经脉为纲纪，但其分布远不受经脉拘制，且更为复杂。无论是体表的筋肉关节，还是胸腔、腹腔，凡有筋肉之处，必有经筋分布。

分布规律：十二经筋伴随同名经筋分布，足三阳经筋起于足趾，循股外上行结于面部；足三阴经筋起于足趾，循股内上行结于阴器和腹部；手三阳经筋起于手指，循臑外上行结于头部；手三阴经筋起于手指，循臑内上行结于胸部。

005 手太阴经筋

手太阴经筋始于大拇指上，终结于季肋部。如果在其循行范围内出现问题，人体经常会出现肌肉疼痛、咳嗽、气短等病症。

循行路线

《灵枢经》原文：手太阴之筋，起于大指之上，循指上行，结于鱼后，行寸口外侧、上循臂，结肘中，上臑内廉，入腋下，出缺盆，结肩前髃，上结缺盆，下结胸里，散贯贲，合贲下，抵季胁。

现代医学解读：手太阴经筋起始于大拇指上，沿指上行结于鱼际之后，经寸口动脉外侧，向上沿前臂行走，结于肘中；向上经上臂内侧进入腋下，出缺盆部，结于肩峰前方；其上方结于缺盆，自腋下内行，结于胸里，散布贯穿胃的上贲门部，再会合下行，到达季胁部。手太阴经筋区域内及其循行路线附近的主要穴位有中府、云门、侠白、尺泽、列缺、少商等。

主司病症

《灵枢经》原文：其病当所过者支转筋痛，甚成息贲，胁急吐血，名曰仲冬痹也。

现代医学解读：在手太阴经筋循行范围之内，经常出现关节屈伸障碍、肌肉疼痛、拘挛掣痛等病症，重者可成“息赍病”，胁肋拘急，上逆吐血。此外，手太阴经筋还主治咳嗽、气短、喘息、胸部胀闷、鼻塞、咽痛、恶寒发热、小便频数以及上肢酸楚疼痛、麻木等病症。当身体呈现以上所述症状时，可以采用经筋疏通法以疏通气血，身体便能迅速恢复轻松健康。

常见病变区域

手太阴经筋范围内，常见的病变区域有：季胁筋区、胸前外侧区、锁骨筋区、肩前及上臂内侧筋区、肘部筋区、前臂上侧筋区、腕桡侧筋区和鱼际筋区。

手太阴经筋的循行路线

手太阴经筋以胸部为中心，连接手臂、手掌和拇指。

从大拇指指尖、经大鱼际后、前臂到锁骨，以至胸腔表里都属于手太阴经筋的分布范围。

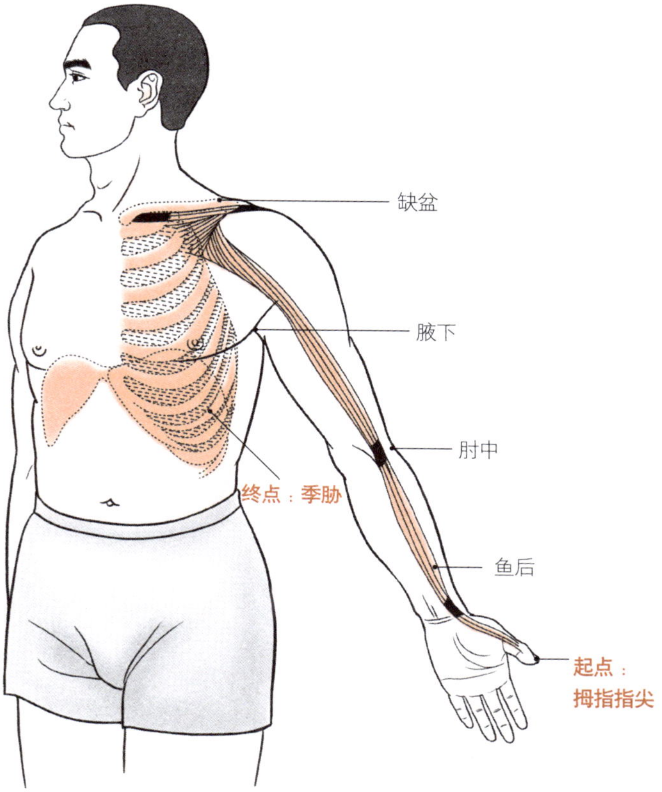

手太阴经筋走向

大拇指指尖 → 手腕外侧 → 前臂外侧 → 肘窝外侧 → 上臂内侧腋前外方 → 锁骨下方 → 肩锁关节

锁骨下方 → 前胸肋间肌与肋间下肌 → 胸锁关节

006 手阳明经筋

手阳明经筋始于食指，中间分成三支，分别止于鼻旁、额角和背后脊柱。如果循行范围内出现问题，人体经常会出现肩部肿胀、面瘫、流涕、便秘等病症。

◉循行路线

《灵枢经》原文：手阳明之筋，起于大指次指之端，结于腕，上循臂，上结于肘外，上臑，结于髃；其支者，绕肩胛，挟脊；直者，从肩髃上颈；其支者，上颊，结于頄；直者，上出手太阳之前，上左角，络头，下右颔。

现代医学解读：手阳明经筋起于食指的背面尺侧，沿手背上行结于手腕背部。从腕关节向上沿前臂上行，结于肘关节外面桡侧。再从肘关节向上经过上臂外侧，结于肩锁关节。分支在此绕过肩胛部，分布于脊柱两旁。主干从肩锁关节上行经过颈部走至下颌。分支走至面部，结于鼻旁，直行的沿手太阳经筋前方上至额角，散络头部，下向对侧颌部。手阳明经筋分布区域内及其循行路线附近的主要穴位有迎香、扶突、天鼎、肩髃、下廉、温溜、偏历、阳谷等。

◉主司病症

《灵枢经》原文：其病当所过者，支痛及转筋，肩不举，颈不可左右视，名曰孟夏痹也。

现代医学解读：食指、桡骨外侧、上臂外侧、颈侧、面颊部等部位的肌肉痉挛、疼痛等病症都是手阳明经筋的主治病症。另外，在手阳明经筋循行范围之内，也经常出现肩部肿胀、麻木、疼痛、面瘫、面痛、鼻塞、流涕、痔疮、便秘、腹痛、腹泻等病症。当身体呈现以上所述症状时，可以采用经筋疏通法以疏通气血，便可以减轻症状。

◉病变区域

手阳明经筋范围内，常见的病变区域有：腕内侧筋区、前臂外侧筋区、肘部外侧筋区、上臂前侧筋区、肩前筋区、面颊部筋区、颞颌部筋区和前额筋区。

手阳明经筋循行路线

手阳明经筋分布于手臂外侧，连接头面部和手臂，与手阳明大肠经联系密切。

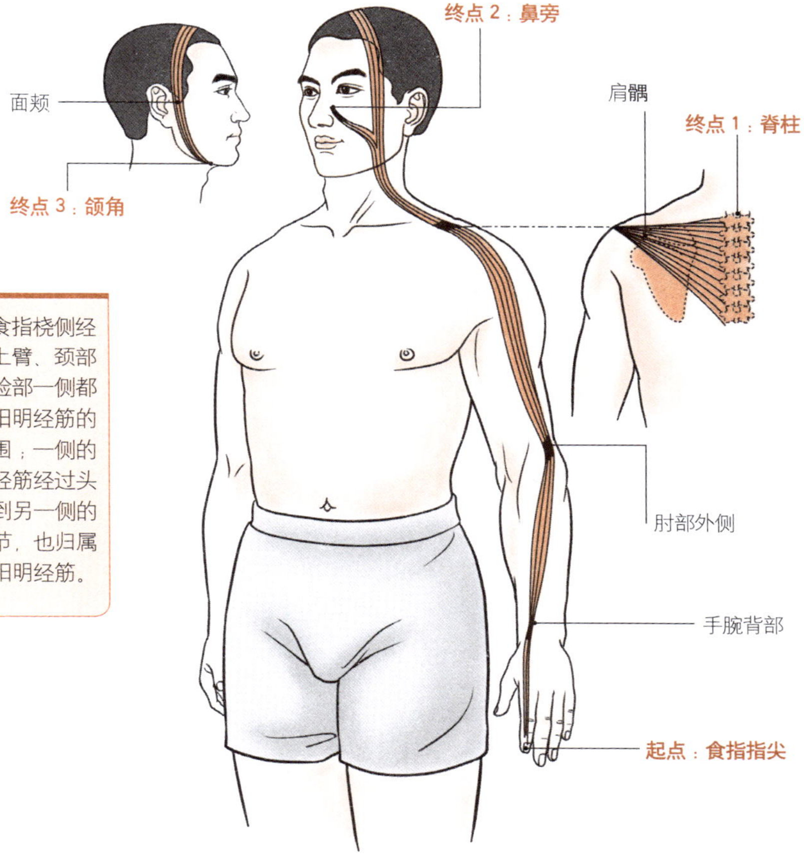

手部的食指桡侧经前臂、上臂、颈部外侧到脸部一侧都属于手阳明经筋的分布范围；一侧的手阳明经筋经过头顶循行到另一侧的下颌关节，也归属同一手阳明经筋。

手阳明经筋走向图

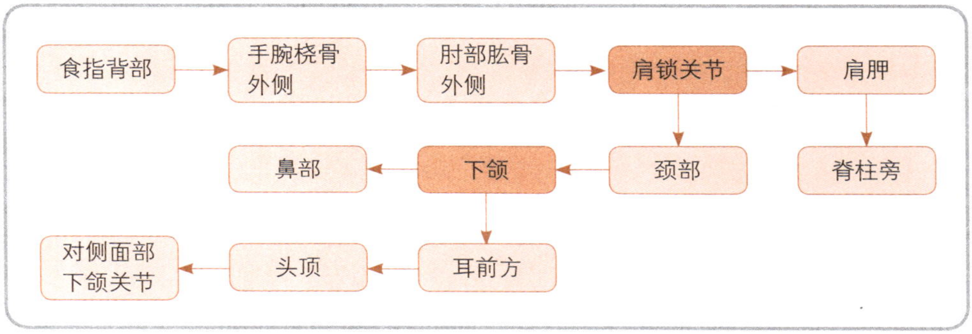

007 手少阴经筋

手少阴经筋始于小指，终于脐部。如果其循行范围内出现问题，人体经常会出现胸痛、心悸、失眠以及神智失常等症。

◉循行路线

《灵枢经》原文：手少阴之筋，起于小指之内侧，结于锐骨，上结肘内廉，上入腋，交太阴，挟乳里，结于胸中，循臂下系于脐。

现代医学解读：手少阴经筋起始于小指内侧掌面，沿小指骨上行，结于腕部锐骨。上行沿尺骨内侧，结于肘关节尺侧。沿手臂内侧上行，至腋下聚结，与手太阴经筋相交，由腋部入胸分布在乳部，上下结聚于胸中，下行经过膈部联系于脐部。手少阴经筋区域内及其循行路线附近的主要穴位有极泉、青灵、少海、灵道、通里、阴郄、神门、少府、少冲等。

◉主司病症

《灵枢经》原文：其病内急心承伏梁，支转筋，筋痛。其成伏梁唾血脓者，死不治。经筋之病，寒则反折筋急，热则筋弛纵不收，阴痿不用。阳急则反折，阴急则俯不伸。焠刺者，刺寒急也，热则筋纵不收，名曰季冬痹也。

现代医学解读：手少阴经筋主司病症有胸痛、心悸、心痛、心烦、失眠、神智失常，心下积块如有压迫感，肘关节不能正常屈伸，上肢内侧酸楚、疼痛、麻木及手心热痛等。当身体出现以上所述症状时，可以采用经筋疏通法以疏通气血，使气血流通顺畅，消除病痛。

◉病变区域

手少阴经筋范围内，常出现病变的区域有：小指指节筋结区、手掌内侧区域、腕部内侧以及前臂内侧筋结区域、肘部内侧筋结区域、腋下筋结区、前胸下部筋结区域和肚脐周围筋结区域。

手少阴经筋的循行路线

手少阴经筋分布于手臂内侧，附著于胸椎的第五根肋骨附近，并从腋下分散进入胸腔内部，与手少阴心经联系密切。

起于小指指尖上，经小鱼际肌、锐骨、前臂、肘内廉、腋下至胸腔内部都属于手太阴经筋的范畴。

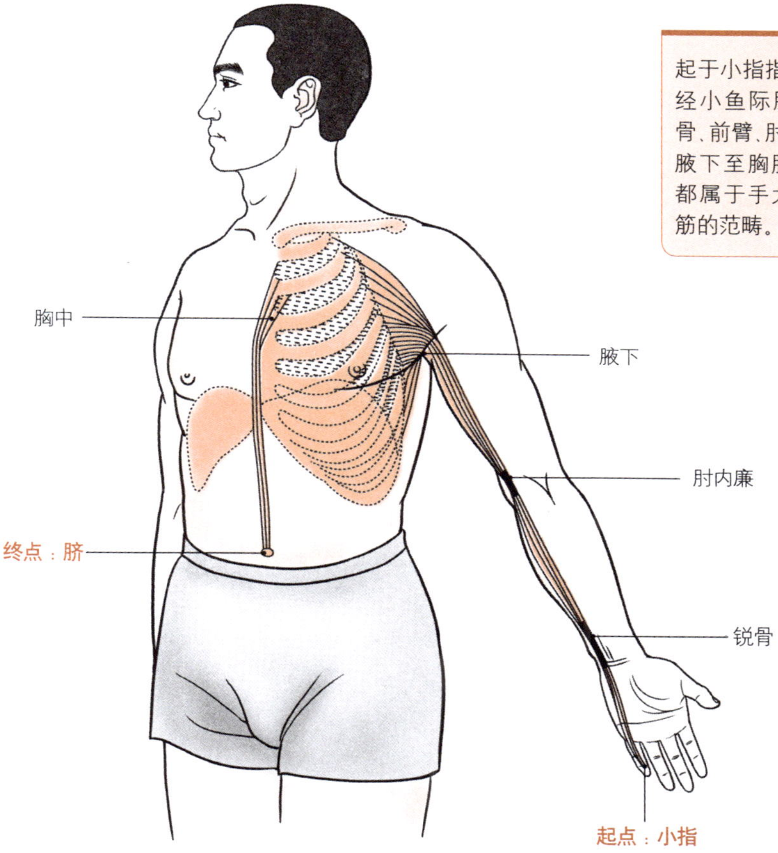

手少阴经筋走向图

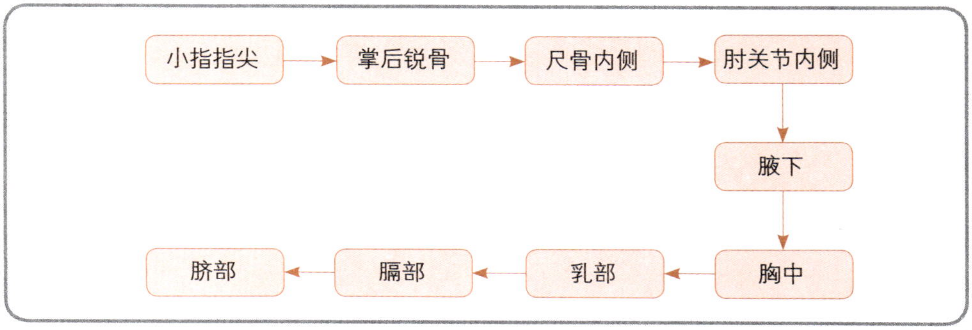

008 手厥阴经筋

手厥阴经筋始于中指，止于隔下。如果其循行范围内出现问题，人体经常会出现麻木、疼痛、转筋等病症。

◉循行路线

《灵枢经》原文：手心主之筋，起于中指，与太阴之筋并行，结于肘内廉，上臂阴，结腋下，下散前后挟胁；其支者，入腋，散胸中，结于臂。

现代医学解读：手厥阴经筋又名“手心主之筋”。手厥阴经筋起于手中指，与手太阴经筋相并而行，结于肘关节内侧。向上沿上臂内侧结于腋窝下部，向下分散成两片筋区分散分布于胸胁部的前后两侧；其分支经筋走入腋窝后，散布于胸壁之中，结于膈部。手厥阴经筋区域内及其循行路线附近的主要穴位有天池、天泉、曲泽、郄门、间使、内关、大陵、劳宫、中卫等。

◉主司病症

《灵枢经》原文：其病当所过者支转筋，前及胸痛息贲，名曰孟冬痹也。

现代医学解读：由于手厥阴经筋分布范围较小，循行路线简单，其主治病症相对来说也较少。其病症主要是沿上肢内侧正中酸楚、麻木、疼痛。此外，在手厥阴经筋循行范围内的某些局部部位也常常出现僵滞不适、转筋以及胸部肌肉紧张作痛或绞痛。手厥阴经筋有异常时，压迫胸部的膻中穴位，有痛感，背上第四胸椎旁的厥阴俞穴位感觉有硬块。此时，采用经筋疏通法进行疏通，症状就能得到改善。

◉病变区域

前胸筋结区、胁下筋结区、腋下筋结区、上臂内侧筋结区、肘关节前侧筋结区、前臂和腕部前侧正中筋结区、掌中筋结区、中指各节筋结区。

手厥阴经筋的循行路线

手厥阴经筋是分布于手掌和手臂内侧正中的一条经筋，经过腋下散布于前后胸肋部分，与手厥阴心包经联系密切。

图中右手的肱二头肌中间部分，胸腔正前方与腋下的连接部分都归属于手厥阴经筋的分布范围。右手的第三指指尖，经前臂、上臂至右侧腋窝及肋骨表层，也都属于右手手厥阴经筋的范畴。

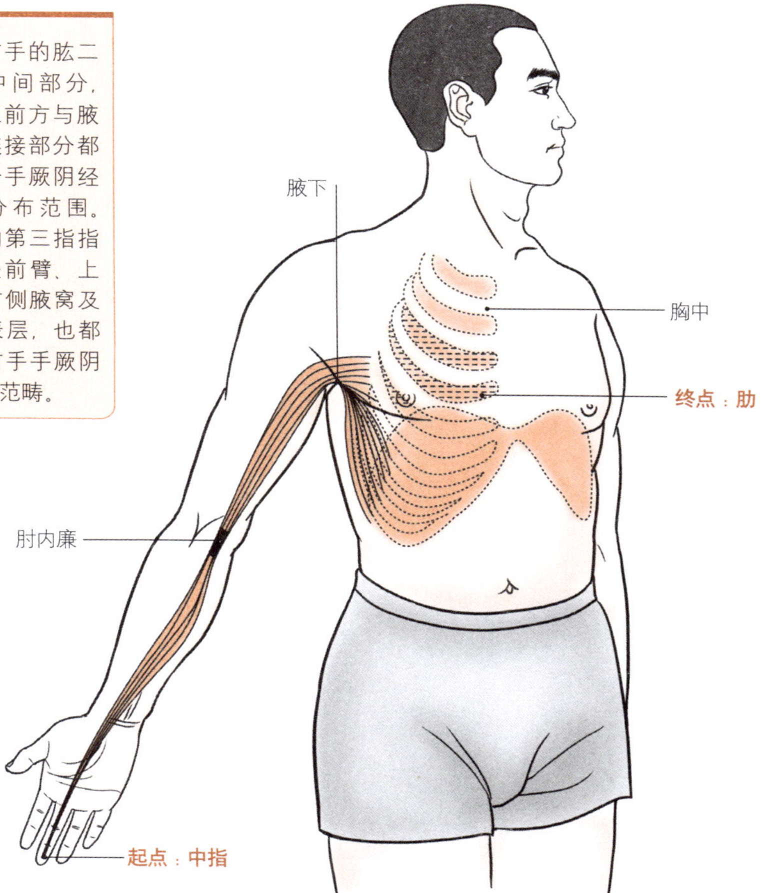

手厥阴经筋走向图

中指指尖 → 掌心 → 手腕中部 → 前臂中部 → 肘部中间 → 腋下 → 胸中 → 肋部

009 手太阳经筋

手太阳经筋始于小指，中分三支：一支止于腋下；一支止于眼外角；一支止于耳中。如其循行范围内出现问题，人体通常会有筋瘘、颈肿等病症。

循行路线

《灵枢经》原文：手太阳之筋，起于小指之上，结于腕，上循臂内廉，结于肘内锐骨之后，弹之应小指之上，入结于腋下;其支者，后走腋后廉，上绕肩胛，循颈出走太阳之前，结于耳后完骨;其支者，入耳中;直者，出耳上，下结于颔，上属目外眦。

现代医学解读：手太阳经筋起于手小指上，结于手腕背部，沿着前臂内缘向上，结于肘内锐骨（肱骨内上踝）的后面，挤压此部位有酸麻感，且可传导至手小指之上。沿肘内向上，进入并结聚于腋下。其分支向后经过腋后侧缘，向上绕肩胛部，沿颈侧循行于足太阳经筋的前方，再结聚于耳后乳突部分。分支进入耳中;直行部分出耳朵上侧，向下结于下颌，上方连接于眼角。手太阳经筋区域内及其循行路线附近的主要穴位有少泽、后溪、阳谷、肩贞、天宗、听宫等。

主司病症

《灵枢经》原文：其病小指支肘内锐骨后廉痛，循臂阴，入腋下，腋下痛，腋后廉痛，绕肩胛引颈而痛，应耳中鸣痛引颔，目瞑良久乃得视，颈筋急，则为筋瘘颈肿，寒热在颈者。本支者，上曲牙，循耳前属目外眦，上颔结于角，其痛当所过者支转筋，名曰仲夏痹也。

现代医学解读：手太阳经筋区域内的病症有手小指僵滞不适，肘内锐骨后缘疼痛；沿手臂内侧上至腋下，可出现腋下右侧作痛；绕肩胛牵引颈部作痛，有时可感觉到耳中鸣响，以至病痛牵引颔部，痛时需眼睛闭合一会才能看清物景。若颈筋拘急，可引发筋瘘、颈肿、颈部发寒发热等颈部病症。若手太阳经筋有异常时，可以揉按后背腰部的小肠俞穴位，会感觉到似乎有硬块。若真的发现此处有硬块时，可以采用经筋疏通法以疏通气血，减轻不愉快的症状。

病变区域

手太阳经筋范围内，常见的病变区域有：小手指和手腕外侧筋结区、肘部后侧筋结区、肩胛内上角区、冈上和冈下筋结区、后颈外侧筋区、额头和外眦、耳部周围筋区等。

手太阳经筋循行路线

手太阳经筋分布于手臂后侧，蜿蜒至头面部，是连接手臂、肩胛部位和头面部的一条经筋。

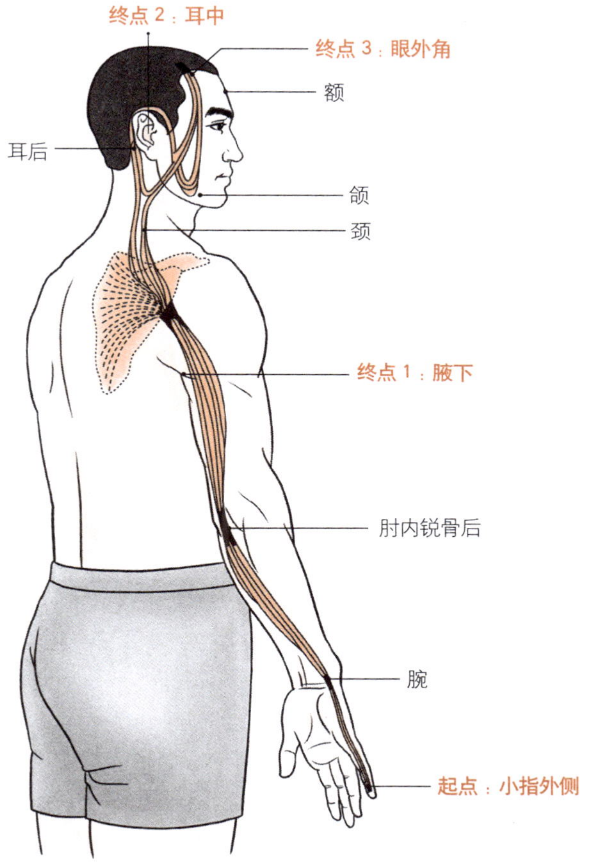

右侧脸部的眼、耳归右手的手太阳经筋管辖。右手的第五指外侧向上，经前臂、上臂、肩胛部位外侧也都属于手太阳经筋的范围。

手太阳经筋走向图

小指外侧 → 手掌小鱼际 → 手腕 → 前臂内侧 → **肘部锐骨** → 腋下

肘部锐骨 → 肩胛部 → 颈部后侧 → **耳后完骨** → 耳中

耳后完骨 → **下颔** → 眼角外眦

010 手少阳经筋

手少阳经筋始于小指，中分两支：一支止于舌根；一支止于额角。如果其循环范围内出现问题，人体通常会出现耳鸣、耳聋、偏头痛等病症。

◉循行路线

《灵枢经》原文：手少阳之筋，起于小指次指之端。结于腕，上循臂，结于肘，上绕臑外廉，上肩头颈，合手太阳；其支者，当曲颊入系舌本；其支者，上曲牙，循耳前，属目外眦，上乘颔，结于角。

现代医学解读：手少阳经筋起于无名指，向上结于腕关节背部，沿前臂外侧上行结于肘关节，再上行绕过上臂外侧到达肩部，从肩部走向颈部与手太阳经筋相交。其中一条支筋从颌部进入，联系于舌根；另一条支筋行至下颌关节处，沿着耳廓前面联属于外眼角，再向上至颞颌部，最后结于额角。手少阳经筋区域内及其循行路线附近的主要穴位有关冲、液门、中渚、阳池、支沟、会宗、天井、清冷渊、角孙、丝竹空等。

◉主司病症

《灵枢经》原文：其病当所过者，即支转筋，舌卷，名曰季夏痹也。

现代医学解读：手少阳经筋发生异常时，身体会出现各种症状，如重听、眼角痛、喉咙或脸颊痛；脖子、下巴、肩膀、手臂疼痛。另外，心窝至肚脐的肌肉发硬则是生殖器、泌尿器异常的征兆，而肩、颈、耳后等部位的疼痛，耳鸣、耳聋、偏头痛、咽喉疼痛、腹胀、水肿、遗尿、小便不利等病症也都属于手少阳经筋区域内的常发病症。当身体呈现以上所述症状时，只要运用经筋疏通法进行疏通，就能缓解病痛，维持身体机能的正常运转。

◉病变区域

额部外侧和外眦筋结区、面颊筋结区、颈侧筋结区、肩部筋结区、上臂外侧筋结区、肘部外侧筋结区、前臂外侧筋结区、手腕背部正中筋结区。

手少阳经筋循行路线

手少阳经筋是分布于手臂外侧正中的一条经筋，连接手臂、肘部、肩部和头面部外侧。

右侧舌根、外眦、额角部位的经筋结聚点都属于手少阳经筋管辖。手臂第四指尺侧，经前臂、上臂外侧的筋肉组织也属于手少阳经筋的范畴。

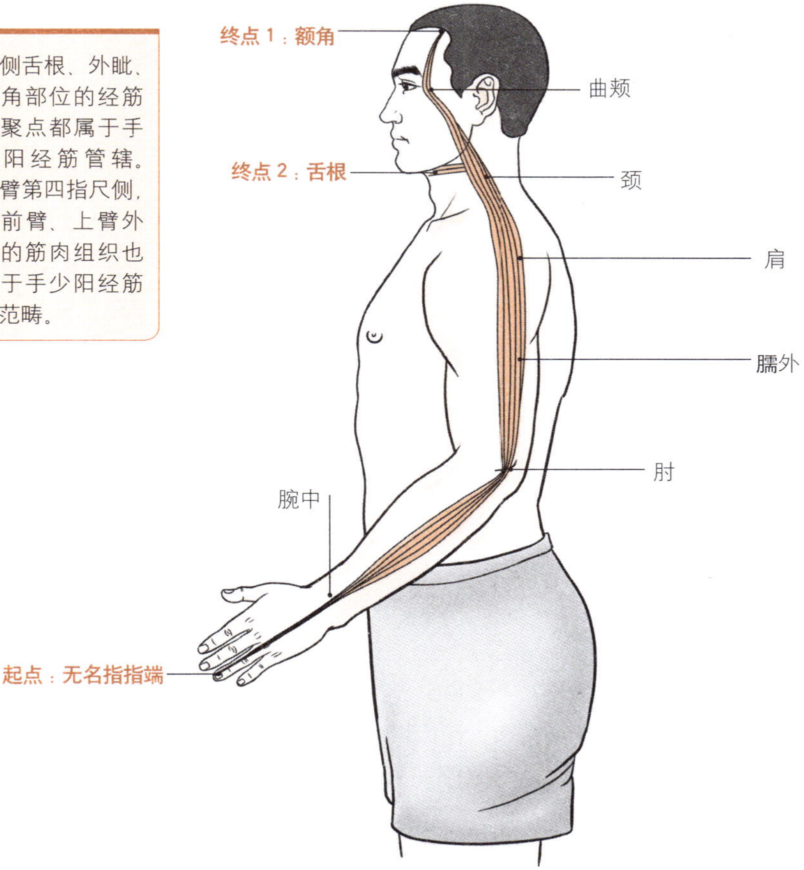

手少阳经筋走向图

无名指指端 → 手背 → 手腕背部 → 肘尖 → 臑外 → 肩部 → 颈部

颈部 → 下颌 → 眼外眦 → 额角

颈部 → 舌根

011 足阳明经筋

足阳明经筋始于足部的第二、三、四趾之端。如果其循行范围内出现问题，那么人体通常会有胃脘胀痛、呕吐、腹痛的病症。

循行路线

《灵枢经》原文：足阳明之筋，起于中三指，结于跗上，邪外上加于辅骨，上结于膝外廉，直上结于髀枢，上循胁，属脊；其直者，上循骭，结于膝；其支者，结于外辅骨，合少阳；其直者，上循伏兔，上结于髀，聚于阴器，上腹而布，至缺盆而结，上颈，上挟口，合于頄，下结于鼻，上合于太阳。太阳为目上网，阳明为目下网。其支者，从颊结于耳前。

现代医学解读：足阳明经筋起于足次趾、中趾及无名趾，结于脚背，从脚背斜向上行，结于踝关节处。在踝关节分为内外两支，外侧支向上在膝外侧聚结，后经髀枢部上行至胁肋部再转向背部，联系于胸椎；内侧支，自踝关节起，上沿腓骨，结于膝关节前，再沿伏兔上行，结于大腿部而汇聚于阴器。上行腹部而分布开，至缺盆结集。上向颈部，夹口旁，会合于鼻旁颧部，向下结于鼻部，上方合于足太阳经筋。足阳明经筋区域内及其循行路线附近的主要穴位有承泣、四白、承满、伏兔、梁丘、足三里、厉兑等。

主司病症

《灵枢经》原文：其病足中指支胫转筋，脚跳坚，伏兔转筋，髀前踵，㿗疝，腹筋急，引缺盆及颊，卒口僻；急者，目不合，热则筋纵，目不开，颊筋有寒，则急，引颊移口，有热则筋弛纵，缓不胜收，名曰季春痹也。

现代医学解读：在足阳明经筋区域内，可出现足中趾掣强，胫部筋肉痉挛，下肢外侧前缘沿经筋区域酸楚、麻木、疼痛，下肢酸软无力、活动受限、肌肉萎缩、瘫痪等症状。腹部也会出现筋肉拘紧，向上会牵制到缺盆和颊部，以至引发口角歪斜、眼睑不能正常睁开和闭合等症状。如果此经筋区域内的筋肉出现病变，也会引起胃脘胀痛、呕吐、腹痛、便秘、痢疾等病症。这时，可以采用经筋疏通法进行疏通，便可迅速缓解症状。

病变区域

耳、鼻、口、目筋区的筋结点、腰侧筋结区、髀部筋结区、大腿前侧及外侧筋结区、小腿胫腓骨筋结区、足背筋结区。

足阳明经筋循行路线

足阳明经筋是一条从头顶蜿蜒至脚趾的经筋，是人体最长的经筋之一。

腹股沟韧带及腹直肌向上，经腰、胸、颈部外侧，直至头面部的口、鼻都是足阳明经筋的分布范围。脚的第二、三、四趾背部，沿小腿、大腿前侧和外侧也都属于足阳明经筋的范畴。

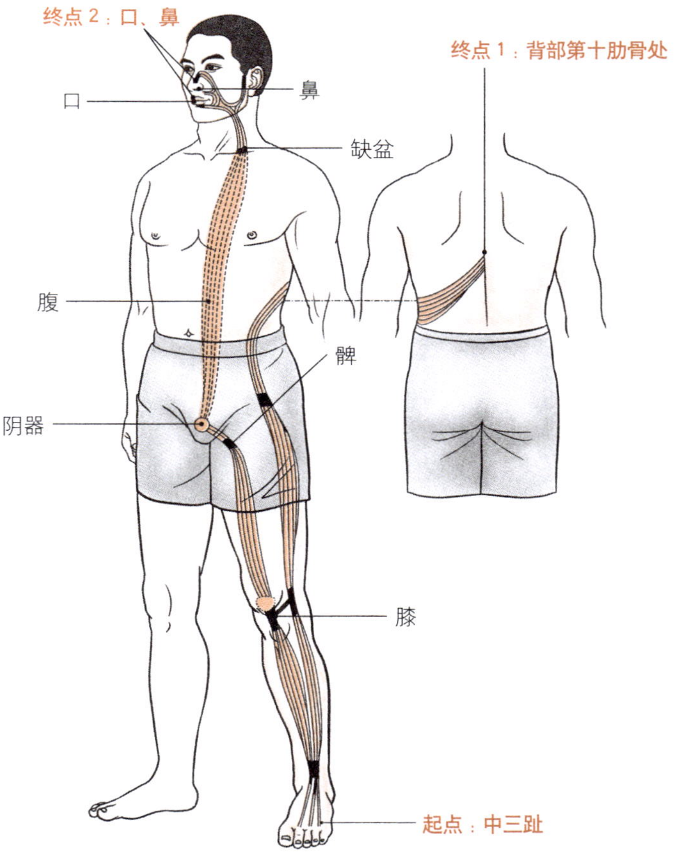

足阳明经筋走向图

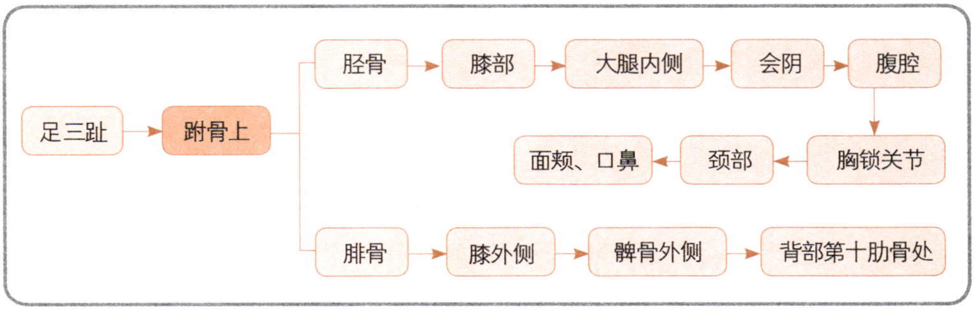

012 足太阴经筋

足太阴经筋始于足拇趾，如果其循行范围内出现问题，人体通常会有脘腹满、腹泻等症。

循行路线

《灵枢经》原文：足太阴之筋，起于大趾之端内侧，上结于内踝；其直者，络于膝内辅骨，上循阴股，结于髀，聚于阴器，上腹结于脐，循腹里，结于肋，散于胸中；其内者，着于脊。

现代医学解读：足太阴经筋起始于足大趾端内侧，向后走向足背内侧，结于踝关节。在内踝沿小腿内侧直行向上，结于膝关节内侧辅骨（胫骨内踝部）；向上沿着大腿内侧，结于股前，会聚于会阴部耻骨。向上行至腹部，结于脐部。从脐上行腹内，再沿着腹内结于肋骨，散布到胸中，附着于脊柱。足太阴经筋区域内及其循行路线附近的主要穴位有隐白、太白、商丘、三阴交、漏谷、血海、箕门、府舍、大横、腹哀、食窦、天溪等。

主司病症

《灵枢经》原文：其病足大趾支内踝痛，转筋痛，膝内辅骨痛，阴股引髀而痛，阴器纽痛，上引脐两胁痛，引膺中脊内痛，命曰孟秋痹也。

现代医学解读：足太阴经筋的主司病症为脘腹胀满、腹泻、食欲减退、黄疸、水肿、身重乏力，女性可出现月经不调、崩漏等症状。在下肢的经筋区域之内还可能出现下肢内侧前沿酸楚、麻木、疼痛，足大趾强滞不适，内踝部疼痛、转筋，膝内侧骨痛，阴部扭转疼痛，并上引脐及两胁作痛，牵引胸中和脊内疼痛。出现以上所述的症状时，只要采用经筋疏通法以疏通气血，就能迅速改善不适的症状。

病变区域

腰侧筋结区、上胸及胁部筋结区、肚脐下部筋结区、阴器周围筋结区、髀内侧筋结区、大腿内侧筋结区、膝部内侧筋结区、小腿内侧筋结区、踝骨内侧筋结区、跖骨前沿筋结区、拇趾外侧筋结区。

足太阴经筋循行路线

足太阴经筋是分布于下肢内侧的一条经筋，从大趾沿下肢内侧经髀骨、阴器至肚脐，从肚脐散入胸腔内部。

胸腔中的肋间肌属于足太阴经筋管辖，大趾内侧沿内踝向上，经小腿、大腿内侧到脐部也属足太阴经筋。

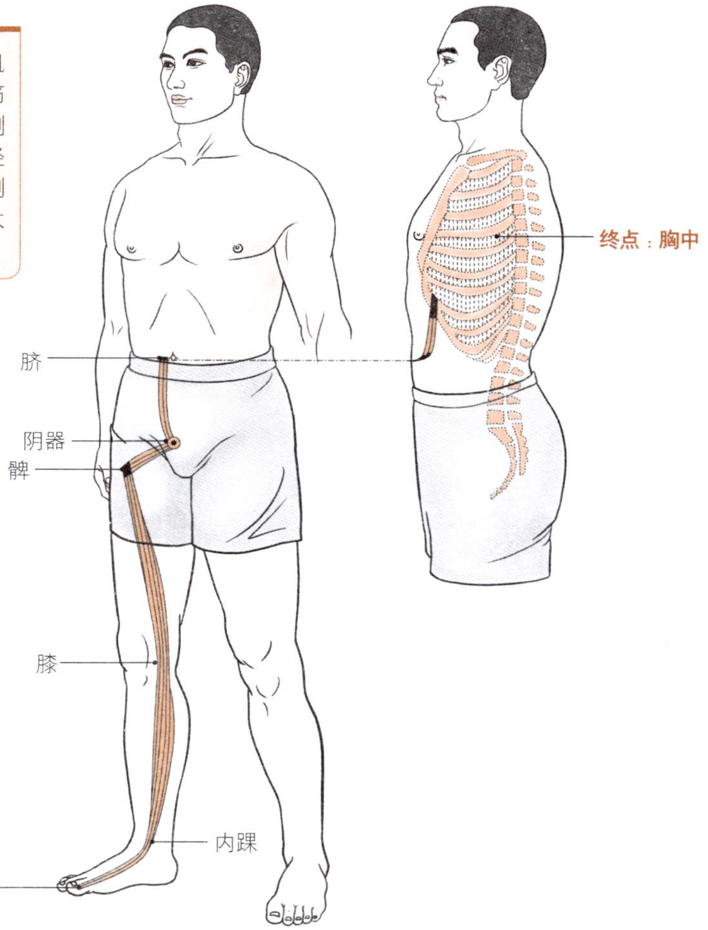

足太阴经筋走向图

足大趾 → 内踝 → 小腿内侧 → 膝部内侧 → 大腿内侧 → 髀部 → 阴部 → 脐部 → 腹内 → 胸中

013 足太阳经筋

足太阳经筋始于足小趾，如果其循行范围内出现问题，人体通常会有颈项区域内酸楚、疼痛、麻木等症。

◉循行路线

《灵枢经》原文：足太阳之筋，起于足小趾，上结于踝，邪上结于膝，其下循足外侧，结于踵，上循跟，结于腘；其别者，结于腨外，上腘中内廉，与腘中并上结于臀，上挟脊上项；其支者，别入结于舌本；其直者，结于枕骨，上头，下颜，结于鼻；其支者，为目上网，下结于頄；其支者，从腋后外廉结于肩髃；其支者，入腋下，上出缺盆，上结于完骨；其支者，出缺盆，邪上出于頄。

现代医学解读：足太阳经筋起始于足小趾，上结于外踝；斜上结于膝部；下方沿足外侧结于足跟，向上沿跟腱结于腘部；其分支结于小腿肚，自小腿肚上腘内侧，与腘部一支并行上结于臀部；向上夹脊旁，上后项；分支入结于舌根。直行者结于枕骨，上头项，由头的前方下行到颜面，结于鼻部。背部的分支，从腋后外侧结于肩髃部；一支进入腋下，向上出缺盆，上方结于完骨（耳后乳突）；再有分支从缺盆出来，斜上结于鼻旁部。足太阳经筋区域内及其循行路线附近的主要穴位有睛明、攒竹、百会、风府、大杼、大椎、气海等。

◉主司病症

《灵枢经》原文：其病小趾支跟肿痛，腘挛，脊反折，项筋急，肩不举，腋支缺盆中纽痛，不可左右摇，名曰仲春痹也。

现代医学解读：在足太阳经筋的筋肉分布范围内，常见的病症有足小趾僵滞不适和足根部掣引酸痛，腘窝、脊背、颈项区域内酸楚、疼痛、麻木，肩不能抬举，腋部僵滞不适，缺盆中如扭掣样疼痛，不能左右活动。另外，遗尿、小便不利、小腹胀痛、神态失常等病症也属于足太阳经筋的主司病症。若出现以上所述的症状，是由于足太阳经筋的异常所引起的，可以采用经筋疏通法以疏通气血，身体便能迅速恢复轻松健康。

◉病变区域

小腿后侧筋结区、腘窝筋结区、大腿后侧筋结区、髀部筋结区、颈侧筋结区、腋部后侧筋结区、鼻旁及目上筋区的筋结点。

足太阳经筋循行路线

足太阳经筋从足趾外侧起，沿小腿、大腿后侧、臀、腰背直至颈部和头部，是人体最长的经筋之一，此经筋发生异常时会影响到全身。

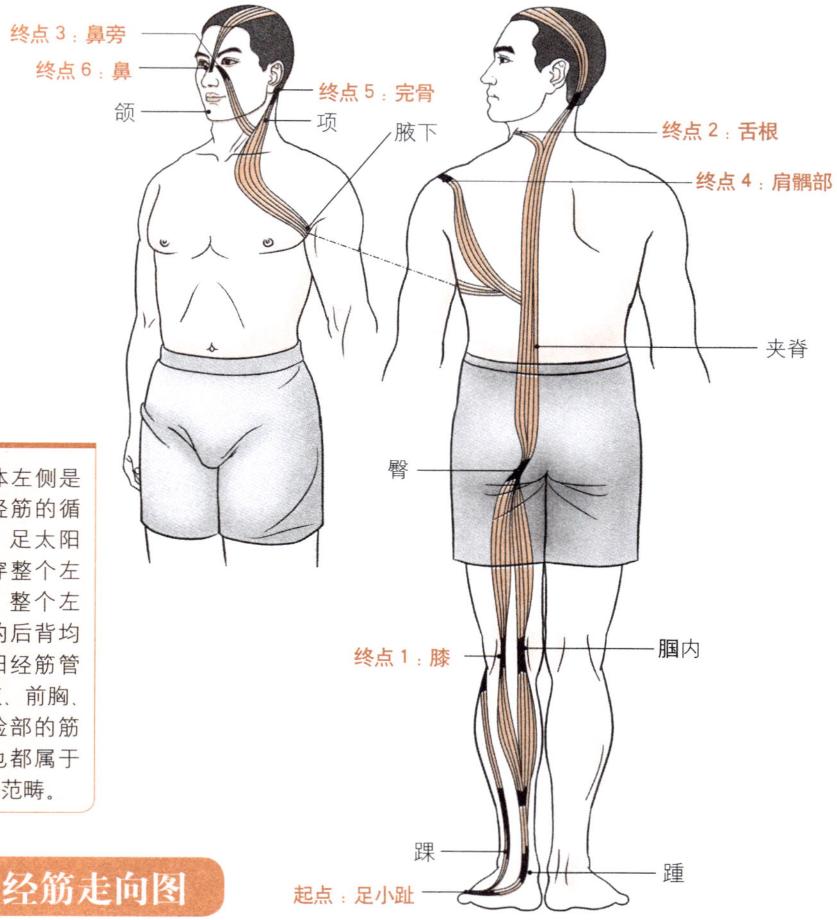

图中身体左侧是足太阳经筋的循行通道，足太阳经筋贯穿整个左侧身躯，整个左侧身躯的后背均属足太阳经筋管辖，且腋、前胸、颈部和脸部的筋结区域也都属于此经筋的范畴。

足太阳经筋走向图

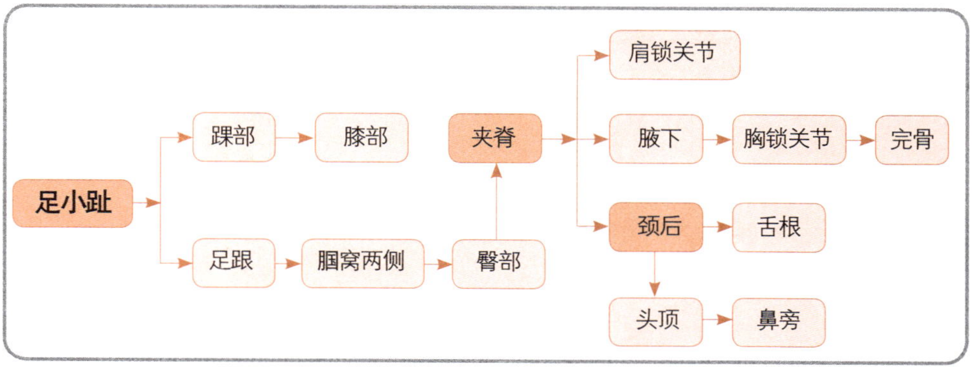

014 足少阳经筋

足少阳经筋起于第四、第五趾，如果其循行范围内出现障碍，有可能导致偏头痛、目疾、耳鸣等病症的出现。

循行路线

《灵枢经》原文：足少阳之筋，起于小趾次趾，上结外踝，上循胫外廉，结于膝外廉；其支者，别起外辅骨，上走髀，前者结于伏兔之上，后者，结于尻；其直者，上乘㇏季胁，上走腋前廉，系于膺乳，结于缺盆；直者，上出腋，贯缺盆，出太阳之前，循耳后，上额角，交巅上，下走颔，上结于頄；支者，结于目眦为“外维”。

现代医学解读：足少阳经筋起于第四、第五趾，向后行于足背，结于外踝，向上沿胫外侧结于膝外侧。其分支另起于腓骨部，上走大腿外侧，前边结于伏兔（股四头肌部），后边结于骶部。直行的经侧腹季胁，上走腋前方，联系于胸侧和乳部，结于缺盆。直行的上出腋部，通过缺盆，走向足太阳经筋的前方，沿耳后绕到额角，交汇于头顶，向下走向下颔，上方结于鼻旁，分支结于眼角形成“外维”。足少阳经筋区域内及其循行路线附近的主要穴位有听会、天冲、光明、悬钟、丘墟、足窍阴等。

主司病症

《灵枢经》原文：其病小趾次趾支转筋，引膝外转筋，膝不可屈伸，腘筋急，前引髀，后引尻，即上乘（月少）季胁痛，上引缺盆、膺乳、颈维筋急。从左之右，右目不开，上过右角，并蹻脉而行，左络于右，故伤左角，右足不用，名曰孟春痹也。

现代医学解读：足少阳经筋的主司病症，可见足第四趾强滞不适，掣引转筋，并牵连膝外侧转筋，膝部不能正常屈伸，腘部经筋拘急，前面牵连髀部，后面牵引尻部，向上牵及胁下空软处及胁部作痛，向上牵引缺盆、胸侧，颈部所维系的筋发生拘急从而引发偏头痛、目疾、耳鸣、耳聋等病症。足少阳经筋发生异常时会对足厥阴经筋有不良的影响，故身体出现上述症状时，应及早采用经筋疏通法进行疏通，以便谋求症状的改善。

病变区域

头部侧面筋结区、目及鼻旁筋区的筋结点、腋下及胁肋筋结区、臀部及骶骨筋结区、大腿外侧筋结区、膝部外侧筋结区、腓外侧筋结区、踝骨和脚掌外侧筋结区。

足少阳经筋循环路线

足少阳经筋是从头部绕往身体侧面，最终到达脚尖的一条非常长的经筋。

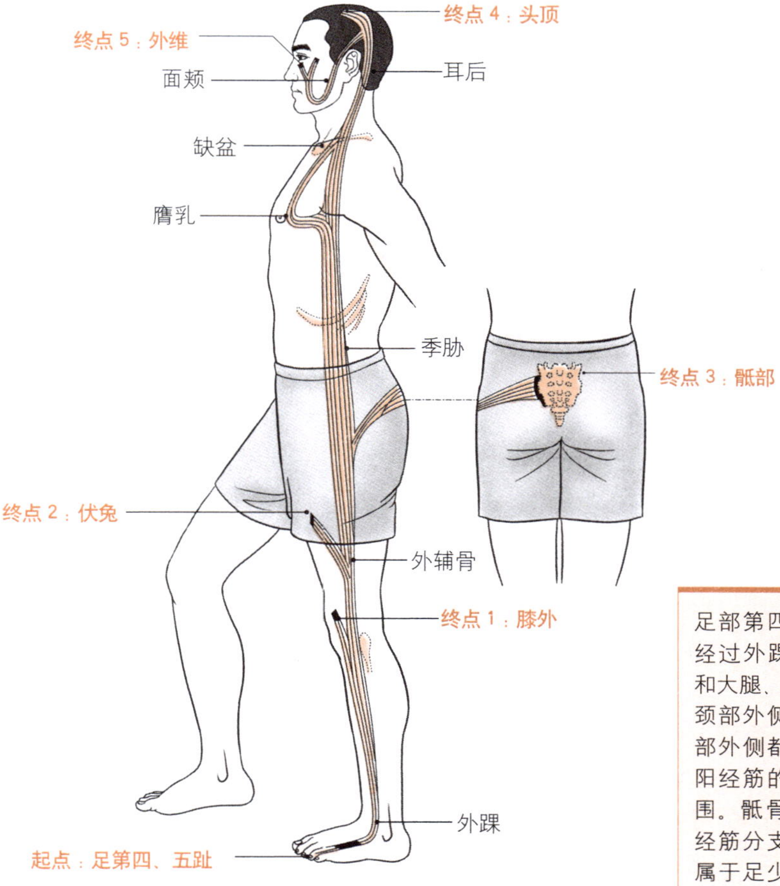

足部第四趾向上经过外踝、小腿和大腿、腰、胸、颈部外侧直至头部外侧都是足少阳经筋的循行范围。骶骨外侧的经筋分支部分也属于足少阳经筋的范畴。

足少阳经筋走向图

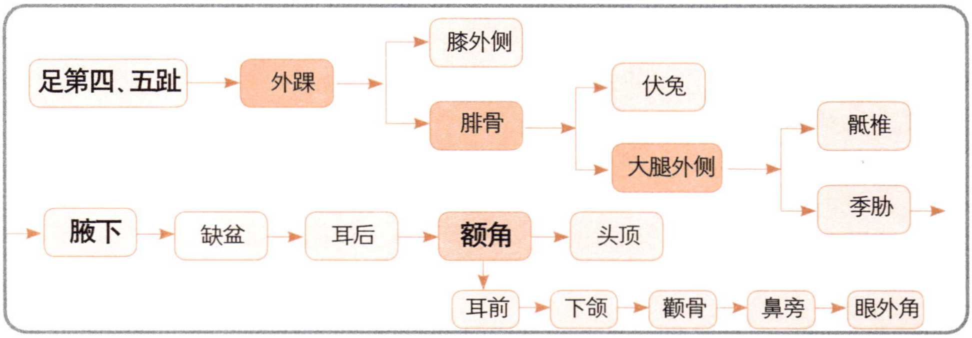

015 足少阴经筋

足少阴经筋起于小趾下，斜行向上，经足底，最终止于枕骨。如果在此经筋范围内出现障碍，那么有可能导致遗尿、阳痿、月经不调等症。

◉循行路线

《灵枢经》原文：足少阴之筋，起于小趾之下，并足太阴之筋，斜走内踝之下，结于踵，与太阳之筋合，而上结于内辅之下，并太阴之筋，而上循阴股，结于阴器，循脊内挟膂上至项，结于枕骨，与足太阳之筋合。其病足下转筋，及所过而结者皆痛及转筋。

现代医学解读：足少阴经筋起于足小趾下部，入足心，与足太阴经筋并行，斜走内踝下方，结于足跟，与足太阳经筋相交，向上结于内辅骨下，再与足太阴经筋一起向上行，沿大腿内侧，结于阴部，沿脊内上行至项部，结于枕骨，再与足太阳经筋会合。足少阴经筋区域内及其循行路线附近的主要穴位有涌泉、照海、中注、商曲、幽门、俞府等。

◉主司病症

《灵枢经》原文：病在此者，主痫瘈及痉，在外者不能挽，在内者不能仰。故阳病者，腰反折不能俛，阴病者，不能仰。在内者熨引饮药，此筋折扭，扭发数甚者死不治，名曰仲秋痹也。

现代医学解读：在足少阴经筋所经过和所结聚的部位，常有疼痛和转筋的症候。当足少阴经筋范围内的筋肉产生病变，就会引发癫痫、拘挛、抽搐和项背反张等症候。同时也会出现遗尿、小便不利、遗精、阳痿、月经不调、不孕不育、咯血、失眠多梦、足心热、咽干喉燥等病症。若出现以上所述症状，要及时采用经筋疏通法进行疏通，以缓解病症。

◉病变区域

枕骨筋结区、腰椎旁筋结区、阴部筋结区、大腿内侧肌筋结区、膝部内侧筋结区、小腿内侧筋结区、足踝后部及足跟筋结区、足踝前内侧筋结区、足底中部掌心筋结区。

足少阴经筋循环路线

足少阴经筋是一条由脚掌上行至颈部后侧枕骨的经筋，与足少阴肾经联系密切。

颈横突的前部和脊椎都属于足少阴经筋，足第五趾脚底经涌泉穴、过内踝后、上小腿和大腿内侧到骶骨内部，也属于足太阴经筋的分布范围。

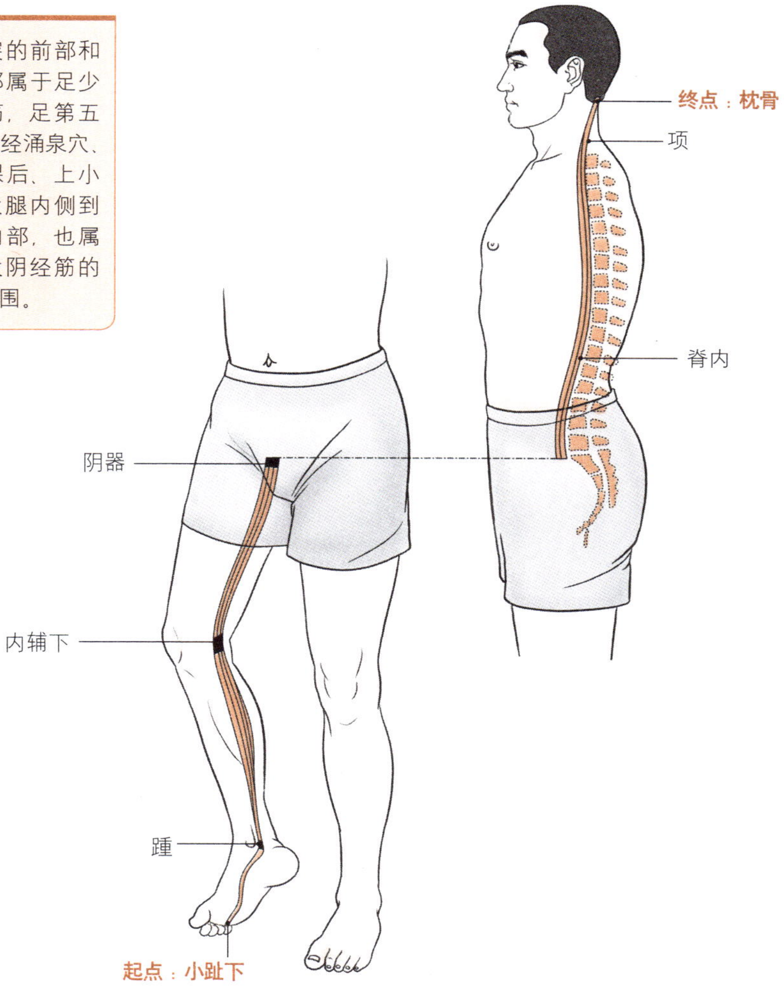

足少阴经筋走向图

足小趾下 → 足心 → 内踝后侧 → 胫骨内侧 → 内辅下 → 大腿内侧 → 阴器 → 腹内脊柱旁 → 项 → 枕骨

016 足厥阴经筋

足厥阴经筋起于足大趾之上，沿足背上行，终于会阴部耻骨。如果其循行范围内出现问题，会导致食欲不振、心烦易怒、目赤肿痛等症的出现。

循行路线

《灵枢经》原文：足厥阴之筋，起于大趾之上，上结于内踝之前，上循胫，上结内辅之下，上循阴股，结于阴器，络诸筋。

现代医学解读：足厥阴经筋起于大趾之上，沿第一跖骨循行于足背，结聚于内踝之前。在内踝之前沿胫骨内侧上行，结于胫骨内辅骨之下。再向上沿大腿内侧，结于会阴部耻骨，在此与其他各条经筋相互沟通连接。足厥阴经筋区域内及其循行路线附近的主要穴位有大敦、太冲、中封、中都、足五里、阴廉、急脉、章门、期门等。

主司病症

《灵枢经》原文：其病足大趾支内踝之前痛，内辅痛，阴股痛转筋，阴器不用，伤于内则不起，伤于寒则阴缩入，伤于热则纵挺不收，其病转筋者，命曰季秋痹也。

现代医学解读：在足厥阴经筋的循行范围内，常见足大趾强滞不适，内踝前部痛，膝内侧部痛，大腿内侧痛、转筋，阴器不能运用等病症。若房劳过度，则会耗伤阴精而导致阳痿不举。若伤于寒邪则阴器缩入，若伤于热邪则阴器挺长松弛。此外，胁肋胀痛、食欲不振、心烦易怒、夜盲、目赤肿痛等病症也属足厥阴经筋的主司病症。

病变区域

大趾内上侧筋结区、脚掌内上侧筋结区、踝骨内侧筋结区、小腿内上侧筋结区、胫内踝筋结区、大腿内下侧筋结区、阴部筋结区。

足厥阴经筋循行路线

足厥阴经筋分布于下肢内侧，从大趾上，经内踝至于阴器。足厥阴经筋与足厥阴肝经关系密切。

图中大拇趾上，经内踝前，过小腿和大腿内侧到腹股沟耻骨这一线的筋肉组织都属于足厥阴经筋管辖。

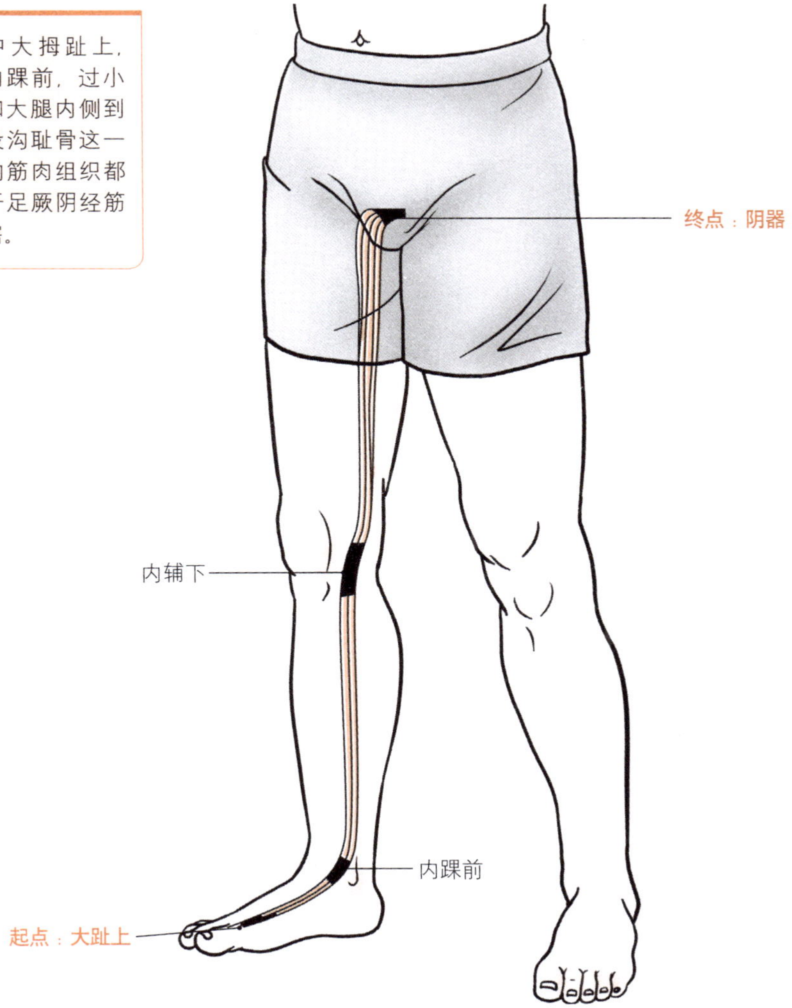

足厥阴经筋走向图

足大趾上 → 内踝前侧 → 胫骨内侧 → 内辅下 → 大腿内侧 → 阴器

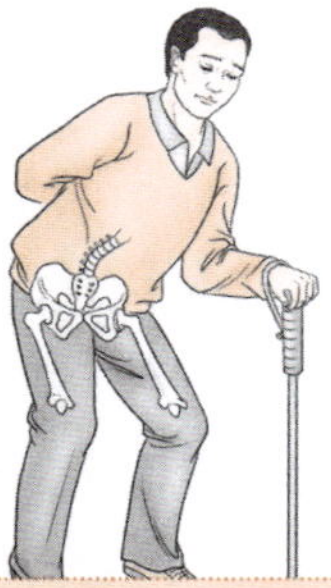

第二章

DIERZHANG

什么是经筋疗法

经筋疗法是一种传统的中医疗法，它是在经筋学理论的指导下，运用各种手法排除十二经筋通道上障碍的疗法。医学研究表明，经筋疗法外可以用于肌肉、骨骼和关节的痹、痿、瘫等病症；内可以调节脏腑气血、阴阳，诸如脾胃运化不良、腹腔胀满作痛、便秘等常见症状，是中医临床比较实用的治疗手法。本章内容主要介绍了经筋疗法的发展简史、经筋疾病的致病原因、临床表现、治疗原则和治疗手法等。

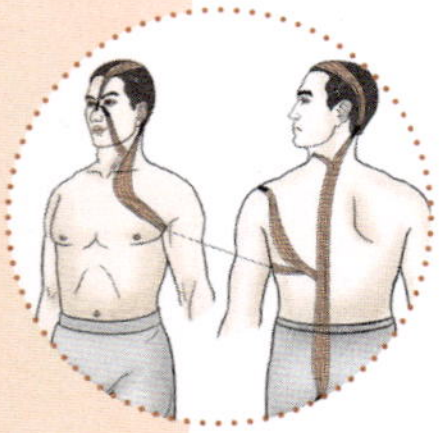

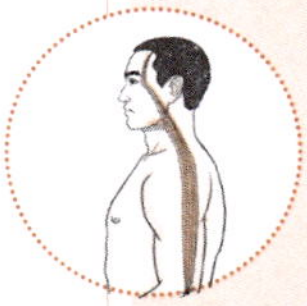

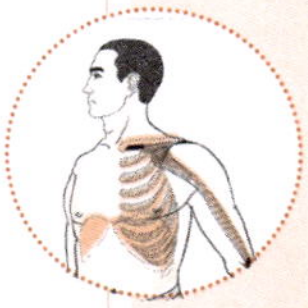

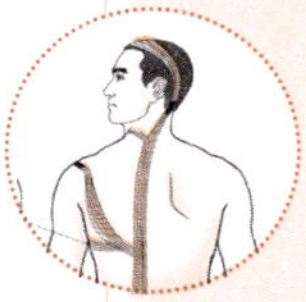

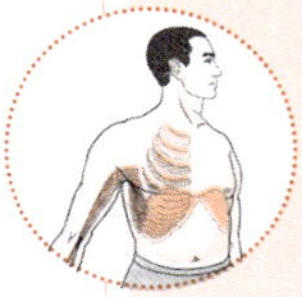

本章看点

- 经筋疗法简史

  古人总结出的一套治疗经筋、消除病痛的有效方法

- 经筋有问题，后果很严重

  经筋一旦出现问题，很容易引起疾病

- 经筋疾病的致病因素

  掌握发病原因，更好地预防和治疗经筋疾病

- 经筋疗法的功效

  缓解疼痛，治疗筋伤

- 四招让你快速诊断经筋疾病

  掌握诊断原理，轻松诊断经筋疾病

- 坚持三项施治原则不动摇

  坚持施治原则，确保最大程度发挥其优势

- 经筋疗法的适应症和禁忌症

  搞清楚适应症和禁忌症，经筋疗法才能发挥作用

017 经筋疗法简史

经筋疗法是一种传统的中医治疗筋伤的方法，古代人在生活当中难免会遇到跌打损伤之类的病痛，而人们在与各种经筋疾病作斗争的过程中，总结出了一套治疗筋伤、消除病痛的有效方法，这就是经筋疗法。

经筋疗法起源于春秋战国时期，距今已有两千多年的历史。在《黄帝内经》《备急千金要方》《金匮要略》《医宗金鉴·正骨心法要旨》等历代中医典籍中均有关于经筋疗法的明确记载。

东汉“医圣”张仲景在其《金匾要略》中论述：“转筋之为病，其人臂脚直，脉上下行，微弦，转筋入腹者，鸡屎白散主之。”

西晋皇甫谧所编著的《黄帝针灸甲乙经》中有关于经筋疗法的全面论述。

隋朝巢元方所著的《诸病源候论》中曾有“伤绝经筋，荣卫不循行”等有关经筋的论述，并且在书中每卷之末均附有具体的经筋疗法。可见当时经筋疗法作为一种预防和治疗筋伤的重要手段是十分盛行的。

唐朝孙思邈所著的《千金要方》不仅记述了大量筋伤疾病，而且特别归纳出擦、捻、抱、推、振、打、顿、捺等治疗手法，对经筋疗法的发展做出了巨大贡献。

经筋疗法在宋朝有了很大发展，此时期的《伤寒明理论》《永类今方》《世医得效方》等医学著作都不同程度地论述了经筋和经筋疗法，得出治疗筋伤早期宜活血化淤，中期宜养血舒筋，后期当培元固肾等经筋疗法的治疗原则。

宋代以后，以至于元、明、清各代，中医学的研究方法受中国古代哲学和伦理学的影响，经筋理论没有引起足够的重视和传承，经筋疗法也被视为愚笨粗俗的体力劳动而遭到鄙弃，但仍在民间广泛流传和应用。

到了近代和现代，经筋疗法又得到了大力发展，形成了众多的流派，可谓历久弥新。经筋疗法因其效果显著、经济方便、无毒副作用，在理论和实践上都得到了很大发展。经筋疗法这一古老的医疗方法，必将为全人类的健康作出应有的贡献。

经筋疗法发展历史简表

经筋疗法有着非常悠久的历史，关于经筋疗法的记载最早可以追溯到春秋战国时期。经过两千多年的发展，经筋疗法已经发展成为一种可以治愈众多疾病的治疗手段。

春秋战国（公元前770年－公元前221年）

1 《黄帝内经》中专立“经筋”篇，全面介绍了十二经筋的分布和经筋治疗手法。

东汉（公元25年—220年）

2 “医圣”张仲景在《金匮要略》中详细论述了经筋疾病的具体病症。

西晋（265年—316年）

3 皇甫谧所编著的《黄帝针灸甲乙经》中，有关于经筋疗法的全面论述。

隋朝（581年—618年）

4 巢元方所著的《诸病源候论》中曾有“伤绝经筋，荣卫不循行”等有关经筋的论述，并且在书中每卷之末均附有具体的经筋疗法。

唐朝（618年—917年）

5 孙思邈所著的《千金要方》不仅记述了大量筋伤疾病，而且特别归纳出擦、捻、抱、推、振、打、顿、捺等治疗手法，对经筋疗法的发展做出了巨大贡献。

宋朝（960年—1279年）

6 宋代的《伤寒明理论》《永类今方》《世医得效方》等医学著作都不同程度地论述了经筋和经筋疗法，得出筋伤早期宜活血化淤，中期宜养血舒筋，后期当培元固肾的经筋疗法治疗原则。

元、明、清（1271年—1911年）

7 元、明、清各代，中医学的研究方法受中国古代哲学和伦理学的影响，经筋理论没有引起足够的重视和传承，经筋疗法也被视为愚笨粗俗的体力劳动而遭到鄙弃，但仍在民间广泛流传和应用。

近代和现代

8 因经筋疗法效果显著、经济方便、无毒副作用而重新得到重视，在理论和实践上都得到了很大发展。

018 经筋有问题，后果很严重

经筋是一道刚强柔韧的防护墙，保护着隐藏于其下的腑脏和经络。人体的经筋一旦出现问题，必然会阻滞相关范围内的经脉运行，从而引发经筋疾病。

◉局部症状

经筋疾病会引发局部关节或筋肉的酸楚、疼痛、麻木、肿胀、肌肉痉挛、酸胀以及关节活动受限等症状。疼痛或麻木是机体对经筋损伤产生的一种反应，不同程度、不同性质的疼痛和麻木都能够反映出不同类型的经筋疾病。如跌打损伤等急性外伤常常呈剧烈的自发性刺痛；慢性劳损一般会产生隐隐酸痛，并且劳累后疼痛加剧。

急性外伤常常在局部会有比较明显的肿胀，有些损伤还出现淤斑；慢性劳损会有炎症反应，有时也可能出现水肿。急性外伤导致的肿胀多为局限性，慢性劳损引起的肿胀多为弥漫性。

◉一般症状

经筋疾病的一般症状常表现为酸胀、麻木、困倦、疲乏、痹痛、重滞、乏力感及不同程度的功能障碍。目前，临床上常见的软组织损伤、韧带拉伤、关节扭挫伤等都属于经筋疾病的范畴。

◉特殊症状

经筋受到外邪侵袭之后会累及经脉及其所属的腑脏，从而产生一些特殊的症状。这些特殊症状被古人称为“息贲”、“伏梁”、“目不合”、“维筋相交”等。其中，“息贲”、“伏梁”与西医所称的肺气肿、支气管扩张、膈肌痉挛等症状相似，“维筋相交”与西医中的脑神经损伤后遗症极为相像。

除此之外，经筋疾病还会导致其他比较特殊的症状，如下所示：

1. 筋性疲劳综合征：由肌筋广泛性挛缩导致的全身性疲劳感。有时还会伴随眩晕、头痛、神智异常、失眠以及胸腹不适等症状。

2. 筋性眩晕：头面部的肌筋收缩失衡会导致患者感到头眩及摇晃感。

3. 隐筋症：各种隐蔽的肌筋病变会导致临床上的疑诊和误诊。

4. 筋凝症：肌筋长期挛缩会导致筋凝症，类似于现代医学中的肌凝块症。

5. “冷症”：局部经筋病变会导致肌筋周围气血凝滞，使患者觉得患部冰冷。

6. 筋紧张综合征：广泛性的肌筋和筋膜劳损导致的肌筋挛缩反应。

预防经筋疾病的实用方法

药浴增强抵抗力

人体的皮肤、汗腺、皮脂腺等体表组织，是抵御外邪侵袭的屏障。中药药浴疗法可以通过皮肤吸收药物，改善皮肤生态系统，增强人体抵御外邪侵袭的能力，达到保健人体经筋的目的，是一种既经济又实用的方法。

药浴的步骤

1 溶解：用十倍于药包（用市场上很常见的药包即可）的开水浸泡 5 ～ 10 分钟。

2 调好水温：根据自身习惯将水温调至 39 ～ 45 度之间，并在泡浴过程中适当调整温度。

3 把溶解好的药包和药水同时倒入浴缸之后，用手揉捏药包，把里面的有效成分挤压出来。

4 在个人承受范围之内，尽量多坚持一段时间，最好达到 10 分钟以上，直到发现有排毒反应后再休息，另外可以采用中间休息 2 ～ 3 次，每次 3 分钟的方法来缓解身体不适，只要累计泡浴时间达到 30 分钟即可。

食疗防治慢性劳损

慢性劳损导致的经筋疾病中，患者以中老年人居多。本病应以调养为主，除适当休息外，日常宜多食具有补肾、健脾、养血作用的食物。对于慢性劳损，有以下食补方剂可供使用：

枸杞羊肾粥	枸杞叶 250g，羊肾 1 个，粳米 60g，葱白 4 段，生姜、花椒、盐、酱油等调味品少许。 先将枸杞叶加水 1000ml，煮开取汁 500ml。去筋膜的羊肾，粳米、葱白、生姜、花椒，并以个人口味酌情加入调味品。文火煮开后，服羊肾，喝粥。本方补肾强腰、养护脾胃，适用于肾虚腰痛。
板 栗 子	干板栗子 7 枚，每日吃 2 次，可配猪肾粥服用。主治肾虚、腰膝酸软疼痛等症。
芝麻核桃糊	炒芝麻 250g，核桃仁 250g。 将炒芝麻及核桃仁研成末，加白糖搅匀，空腹服。每次 9g，每月 3 次。适应于肾虚、腰膝酸痛。

019 经筋疾病的致病因素

经筋对于保持人体正常的运动功能发挥着关键作用。只有对经筋疾病的发病原因有了确切的掌握，才能在生活中更好地预防和治疗经筋疾病。

◉外邪侵袭

在中医理论中，风、寒、暑、湿、燥、火等“外邪”入侵机体时就会引发经筋疾病。风、寒、湿、火是较常见的致病“邪气”，而其中的寒邪更是经筋病最常见的致病因素。当人体遇寒的时候（如汗出当风、露卧受寒、冒雨涉水或久居寒湿之处），人体的毫毛会首先收缩，接着，肌筋也随之收缩。如果寒邪不去，就会羁留于肌肤筋肉之间，导致人体气血凝涩不通、筋肉失养、经筋挛缩不解，从而发展为筋肉酸楚、疼痛、麻木、拘挛、强直等病症。

◉跌打损伤

碰撞、扭挫、跌打等外在力量作用于机体筋肉的时候，会使肢体关节周围的经筋过度扭曲或牵拉，从而引起扭伤、肿胀、错位甚至撕裂等病变，进而导致气滞血淤，筋气失调。跌打损伤导致的筋伤常表现为关节周围肿胀疼痛，关节运动障碍，淤血壅滞局部等症状。若不及时医治，淤血会停留在受伤的经筋部位，导致受损部位筋肉挛缩，变为慢性劳损病变。有时有些人外伤较轻或年轻体壮，耐受力好，当时受伤并没有明显症状，但已破坏内在平衡；若年老或积久损伤，也可能诱导发病，出现症状。

◉慢性劳损

慢性劳损是经筋病最常见的病因之一，人体某一部位因长时间的过度劳累所致的肌肉、筋膜、韧带、骨质与关节等组织的损伤，即称之为慢性劳损。如枕头过高、经常穿高跟鞋等会引起脊柱慢性累积性损伤而致病。慢性劳损可导致经筋拘急，筋膜失养，关节不利。

◉脏腑亏虚，气血不足

脏腑亏虚会导致气血津液不足，影响经筋的正常功能，从而形成宗筋弛纵、四肢不利的病变。如肝脏亏虚会引发全身筋膜失养，可导致手足振颤、肢体麻木、屈伸不利等症状。

另外，气血流通于经脉之中，濡养着经筋，如果气血不足，筋肉失养，就会导致经筋痿软，引发经筋疾病。

经筋疾病的致病原因

外邪侵袭

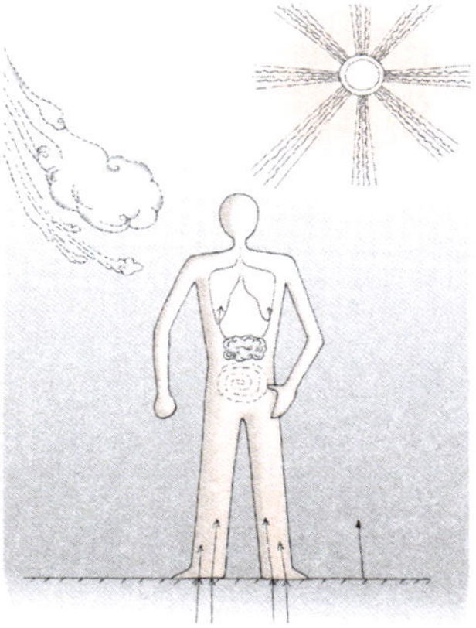

中医理论中，风、寒、暑、湿、燥、火等侵害人体的六种“外邪”被称为“六淫”，是导致人体产生经筋疾病的主要原因。

跌打损伤

跌打损伤也是经筋疾病常见的致病因素，当这些外在的力量作用于机体筋肉的时候，就会导致筋肉过度扭曲、牵拉而产生经筋疾病。

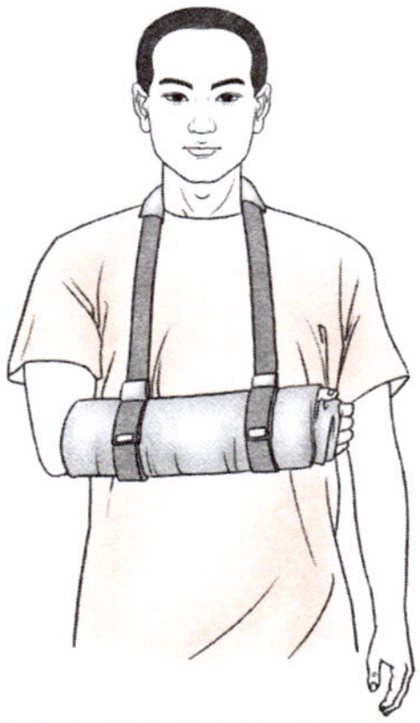

慢性劳损

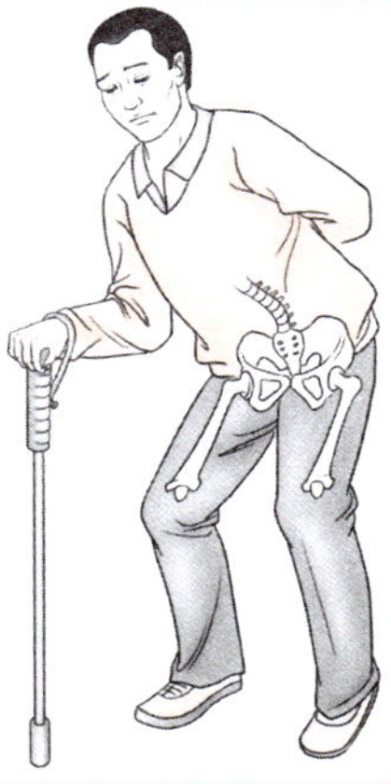

人体经筋长期的慢性劳损会降低筋肉的韧性活力，持久过度用力或强迫体位都可导致经筋拘急，筋膜失养，关节不利，从而引起一些劳损性的经筋疾病。

020 经筋疗法的功效

研究表明，经筋疗法外可以用于筋肉、骨骼和关节的损伤、痹、痿、瘫、疼痛、麻木等病症；内可以调节脏腑气血、虚实、阴阳，诸如脾胃运化不良、腹腔胀满作痛、便秘等常见症状，是中医临床比较实用的治疗手法。

经筋疗法是通过揉、按、推、拿等方法刺激穴位和筋肉以缓解病痛、治疗筋伤的中医治疗手法，它有以下作用：

◉松解经筋，畅通气血

许多经筋病症都是由于气血凝滞不通造成的。人体的四肢百骸和五脏六腑都受气血濡养，一旦气血淤滞，人体的经络就会受阻，从而导致相应部位的淤肿疼痛。所谓“通则不痛”，经筋疗法通过揉按推拿等手段可以促进人体血液循环，增进代谢物和淤肿的吸收，消除筋伤部位的肌肉痉挛，使经筋得到气血的濡养，以缓解和祛除病痛。

◉宣通散结，剥离粘连

人体遭受外伤或者风寒湿邪入侵都会导致患部组织充血、粘连、肿胀，以至形成筋结。经筋疗法可以宣通散结，剥离粘连的经筋，使紧张的肌肉得到放松，消除经筋的痉挛，软化阳性反应物，以消除炎症。

◉整复移位

经筋不同程度的错位是经筋疾病的常见病症，如筋出槽、骨错缝等，这些都是导致身体局部病痛的原因。经筋疗法可以通过理筋整复等手法及时对其进行纠正和整复，使筋脉复位，气血畅通，以促进受损组织的恢复。

◉强筋健体，防治痿废

除了用于消淤、行滞、散肿、止痛之外，经筋疗法对于松解筋肉、增进血液循环、防止肌肉萎缩废用也有独特的效果。当人久病体虚或者年老体衰的时候，人体的气血运行就会出现迟滞、凝淤，从而导致血不荣筋、肌肉萎缩、困倦无力。经筋疗法不仅可以疏通经络，加速人体血液循环，增进人体新陈代谢，使筋肉得到气血濡养，而且还能使机体恢复结构平衡、激发自愈能力，达到人体内在各组织之间生理机能的自然和谐，维持人体的整体健康状态。

四招让你快速诊断经筋疾病

望、闻、问、切是中医诊断疾病的常见方法，经筋疾病的诊断手法正是基于中医学的四诊并对其有所发挥而形成的。诊断疾病并不是医生的专利，只要读者掌握了基本的诊断原理，每个人都可以轻松诊断各种经筋疾病。

◉经络望诊

经筋发生病变的时候，会在相应的循行部位表现出一些病理变化，比如经筋循行部位的色泽、润燥和组织形态等方面会表现出病变的状态。经络望诊就是通过观察这些变化来诊断经筋疾病的。

经络望诊包括望脸、望全身、望脚掌背、望五官，以观察这些部位是否对称，经筋通路上是否有色斑、肿胀、肿块，以及血管是否扩张、皮肤是否粗糙等。

◉闻诊

听患者的说话声、走路声以判断相关病情，还可以借助听诊器听患者受伤部位的骨擦音等。

◉问诊

问诊主要是了解病者的症状（如疼痛、肢体功能受限或丧失等伤病的部位、性质和程度等）、治疗经过、既往疾病史、家族史和生活习惯等方面的情况。

◉经穴触诊

因为人的体表有病可以通过经络反映到有关脏腑，而脏腑有病也可以通过经络反映到体表的相应部位，所以在一定的经筋循行部位或有关腧穴上进行触扪、按压就可以判断病症的部位和程度。

主要包括以下内容：1. 触摸经筋循行部位是否有结节、索条、疼痛、酸胀，以及脏腑器官的功能是否障碍；2. 触摸和观察四肢及躯干的粗细、长短，观察四肢和躯干的活动度以及俯仰、屈伸、旋转、举抬、外展等功能是否正常。

此外，也可以用 X 线、CT 和磁共振及其他方法来检查经筋部位的病变。

依据患者的主述和望、闻、问、切四诊，再通过检查相关经筋通道的酸、痛、麻、胀、索条、结节等各种病症，很容易就能判定受阻不通的经筋。然后就可以顺着受阻经筋的走向进行检查，以了解相关肌腱、韧带上的异常点，找出造成结构失衡的原因，明确诊断，从而进行对症施治。

022 按法 你不可不学的理筋手法（一）

具体来说，经筋治疗的基本手法有按法、推法、点法、叩击法、揉法、拿法、滚法、摇法、拨法、擦法、传导法、反射法等 12 种治疗手法。不同的手法有其不同的施治范围和临床作用，读者若能熟练掌握这几种治疗手法，就可以在治疗经筋疾病的过程中收到神奇的疗效。

●按法及其分类

按法是指利用肢体某个部位，如指尖、手掌或肘部，在患者身体适当部位有节奏地按压的治疗方法。按法在作用区域皮肤表层无不良反应，而在深层产生感应。按法根据施力部位及手法强弱的不同可以分为指按法、掌按法和肘按法，各种急慢性经筋疾病皆可选用按法进行治疗。

●指按法、掌按法、肘按法

指按法：是指用拇指端或指腹按压筋结区的手法，指按法按压力度轻柔和缓，适用于按压经筋上的穴位和头面部的经筋。

掌按法：是指用手掌掌根或鱼际部或双手掌根重叠按压筋结区域的手法，掌按法按压力度比指按法强，作用面积大，适用于按压腹部、肩胛、腰臀部以及下肢肌肉丰厚的部位。

肘按法：是指以屈肘的肘尖为作用点，来按压相关经筋区域的手法。肘按法压力较大，刺激性较强，对解除肌肉淤滞效果较好，适用于下肢、腰背部的按压。在运用肘按法的时候，应缓慢用力，以患者能忍受为限度。

按法

按法是指利用肢体某个部位，如指尖、手掌或肘部，在患者身体适当部位有节奏地按压的手法。根据按法的不同可以将其分为指按法、掌按法和肘按法。

指按法

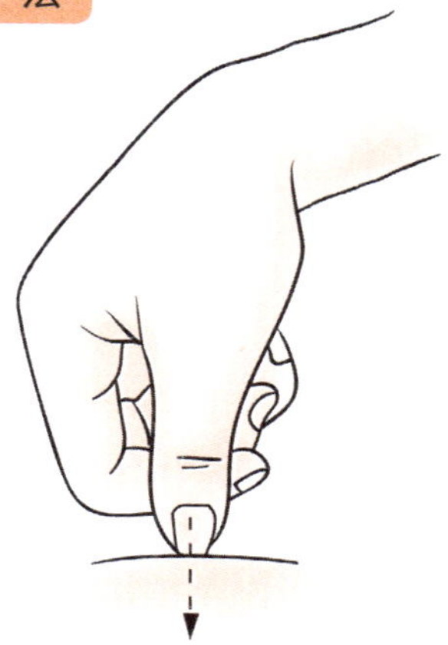

动作要领	用拇指端或指腹按压筋结区，应以轻柔和缓的力度按压患部。
适用范围	指按法力道轻柔，适用于按压经筋上的穴位和头面部的经筋。

掌按法

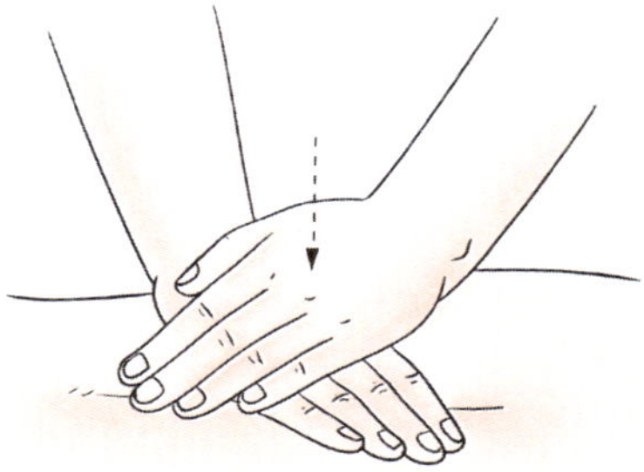

动作要领	用手掌掌根或鱼际部按压筋结区域，如果想要增加力道，可以双手掌根重叠按压。
适用范围	掌按法按压力度强，作用面积大，适用于按压腹部、肩胛、腰臀部以及下肢肌肉丰厚的部位。

肘按法

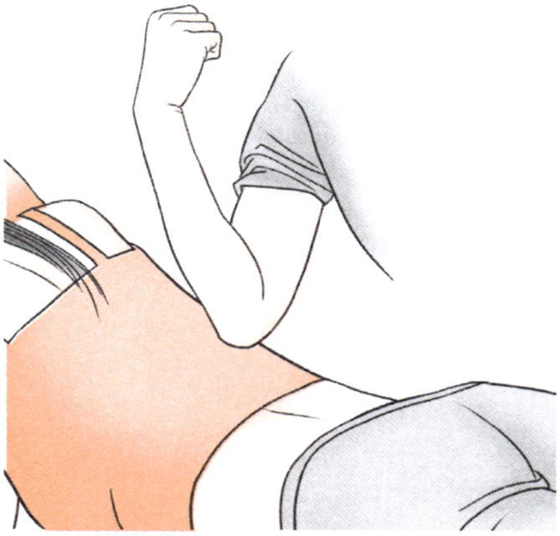

动作要领	屈肘，以肘尖为作用点来按压相关经筋区域，应以患者能够忍受为限度。
适用范围	肘按法压力较大，刺激性较强，对解除肌肉淤滞效果较好，适用于下肢、腰背部的按压。

按法在操作中的注意事项

按法操作时着力部位要紧贴体表，不可移动，用力要由轻而重，不可用暴力猛然按压。按法常与揉法结合应用，组成“按揉”复合手法，即在按压力量达到一定深度时，再作小幅度地缓缓揉动，使手法刚中兼柔，既有力又柔和。

023 点法和滚法 你不可不学的理筋手法（二）

点法和滚法是两种很常用的理筋手法。点法是指以拇指指尖或屈指用力点按的手法；而滚法则是以微屈的手掌在相应的身体部位进行滚动的手法。

◉点法

点法是指以拇指指尖或者屈指用力点按筋结区的手法。点法与指按法有相似之处，其区别在于指按法以指腹周力按压，而点法的用力部位则是指峰或者屈指之后的指关节。点法比按法力点深透，其力点可达筋骨深处或者脏器。

点法具有开通闭塞、活血止痛、调整脏腑功能的作用。以手指点压某条经筋，患者会有酸胀、麻木或者热、凉之感传导到肢体远端。点法常用于穴位或筋肉较薄的骨缝处。对于痛症常用点法来治疗。

◉点法的分类

点法可细分为拇指端点法、屈拇指点法和屈食指点法。

拇指端点法：施治者手握空拳，拇指伸直并紧贴于食指中节的桡侧，以拇指端为着力点，点压于治疗部位。

屈拇指点法：单手握拳，拇指屈曲抵住食指中节的桡侧，以拇指指间关节桡侧为着力点按压于治疗部位。

屈食指点法：单手握拳并突出食指，用食指近节指间关节为着力点按压于治疗部位。

◉滚法

如其名称所指，滚法就是以微屈的手掌在相应的身体部位进行滚动的手法。

施治时，滚法要求将手背近小指侧部分固定于体表，微屈四指，以腕部带动前臂做前后旋转运动，进行连续不断的滚动。滚动时掌背小指侧要紧贴体表，不可跳动或使手背拖来拖去，用力要均匀，动作要协调而有节律，不可忽快忽慢或时轻时重。

滚法接触面广、施加压力大，适用于肩背腰臀及四肢等肌肉较丰厚的部位。此法可以疏通经络、消除肌肉疲劳、调和人体营卫之气，对风湿痹痛、麻木不仁、肢体瘫痪、运动功能障碍等疾病有较好效果。

点法和滚法

点法

点法是指以拇指指尖或者屈指用力点按筋结区的手法。其具有开通闭塞、活血止痛的作用。

拇指端点法

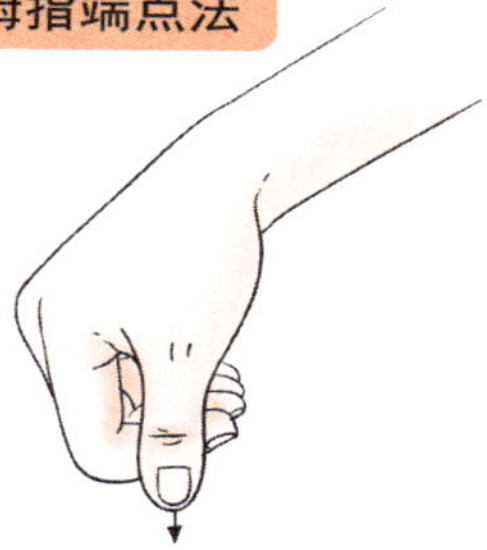

动作要领

手握空拳，拇指伸直并紧贴于食指中节的桡侧，以拇指端为着力点，点压于治疗部位。

屈拇指点法

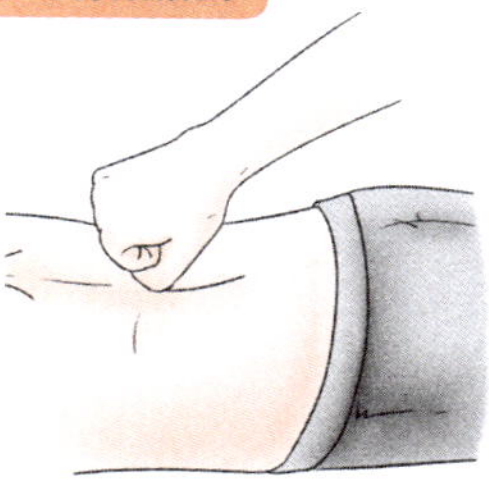

动作要领

单手握拳，拇指屈曲抵住食指中节的桡侧，以拇指指间关节桡侧为着力点按压于治疗部位。

屈食指点法

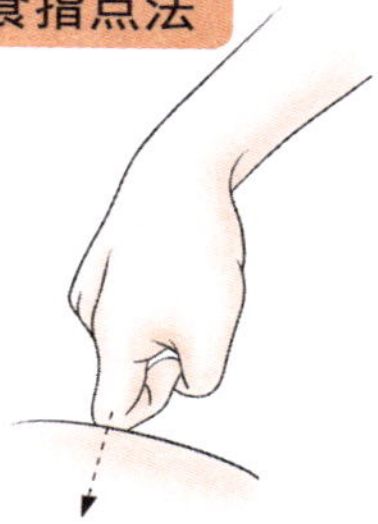

动作要领

单手握拳并突出食指，用食指近节指间关节为着力点按压于治疗部位。

适用范围	点法力点深透，可达筋骨深处或者脏器，以手指点压某条经筋，患者会有酸胀、麻木或者热、凉之感传导到肢体远端。点法常用于穴位或筋肉较薄的骨缝处，经常被用来治疗各种病症。
点法与指按法的区别	其区别在于指按法以指腹用力按压，而点法的用力部位则是指峰或者屈指之后的指关节。另外，按法的力道最多可达筋肉，而点法比按法力点深透，其力点可达筋骨深处或者脏器。

滚法

滚法就是以微屈的手掌在相应的身体部位进行滚动的手法，要求将小鱼际固定于体表，微屈四指，以腕部带动前臂在患处进行连续不断的滚动。滚法接触面广、施加压力大，适用于肩、背、腰、臀及四肢等肌肉较丰厚的部位。

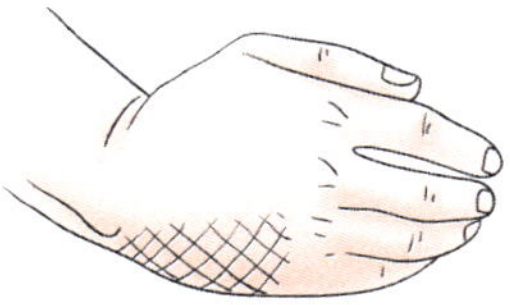

手掌鱼际部位

手掌背下方肉厚处，即图中所示网格状处即是。

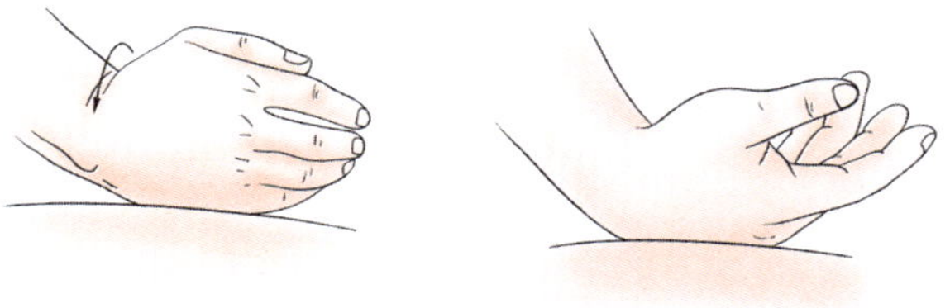

动作要领

①手指自然屈曲呈弧形，放于患处。②以小鱼际为着力点，以腕部带动前臂做前后旋转运动，进行连续不断的滚动。③滚动时用力要均匀，不可跳动或拖来拖去。④动作要协调而有节律，不可忽快忽慢或时轻时重。

024 推法 你不可不学的理筋手法（三）

推法是指用掌根、拳、肘等部位作用于筋结区域并进行单方向的直线移动。如果细分的话，推法又可分为指推法、掌推法、拳平推法和肘推法四种。

◉推法

推法的动作要领为，施治者用掌根、拳、肘等部位着力于筋结区域进行单方向的直线移动。推法可舒筋活络、分离粘连、兴奋肌肉，适用于人体各部位。推法在操作时作用点要紧贴皮肤，用力要稳，速度要缓慢而均匀，以肌肉深层松解透热而不擦伤表皮为宜。

◉推法的分类

推法可以分为指推、掌推、拳平推、肘推等。指推法多用于头、面部，掌推、肘推多用于肌肉丰厚的部位。

指推法：以拇指指腹为着力点作用于治疗部位，循着经筋的走向或者与肌纤维平行的方向，由一点推向另一点，其余四指并拢作支点以支持拇指发力。指推法可用来治疗脘腹胀满和颈、肩、腰腿等部位的疼痛，治疗落枕尤为有效，此法可适用于四肢、肩、背、腰、臀及胸腹等部位。

掌推法：掌推法以掌根为着力点按压于患部，沿着经筋走向缓缓推移，推移过程中若需要增大压力时，可用两手一起压在患部缓慢推进。掌推法可用来治疗腰背酸痛、食积、便秘等症，适用于腰、背、胸腹及下肢等部位。

拳平推法：握拳，以食指、中指、无名指和小指的近节指间关节为着力点按压于患部，缓慢向前推移。本法刺激力度较强劲，常用来理筋解痉、活血止痛，可治疗风湿痹痛、肌肉劳损等症，适用于腰背部、臀部、四肢部等肌肉丰厚的部位。

肘推法：以肘尖为着力点按压于患部，在对患部保持一定压力的同时缓慢推移。肘推法刺激力度特别强劲，有理筋活血、祛风散寒的功效，常用来治疗腰背风湿、强直性脊柱炎等症，适用于背部脊柱两侧的经筋。

推法

施治者用掌根、拳、肘等部位着力于筋结区域进行单方向的直线移动，此种经筋治疗手法就叫推法。推法可舒筋活络、分离粘连、兴奋肌肉，适用于人体各部位。推法可以分为指推、掌推、拳平推、肘推等。

指推法

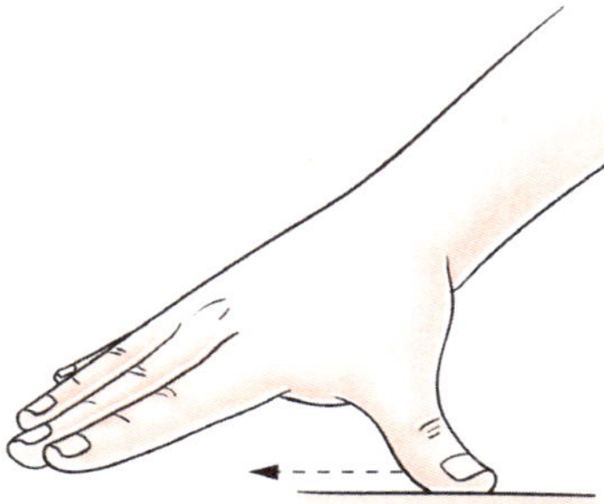

动作要领	循着经筋的走向，以拇指指腹为着力点作用于治疗部位，其余四指并拢作支点以支持拇指发力。
适用范围	指推法可用来治疗脘腹胀满和颈、肩、腰腿等部位的疼痛，治疗落枕尤为有效，适用于腰、背、胸腹及下肢等部位。

掌推法

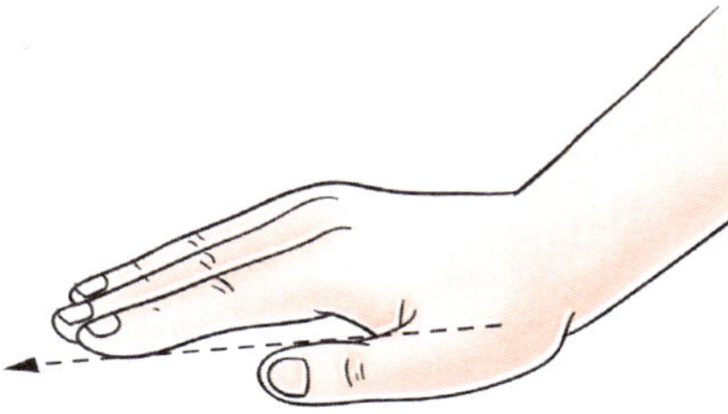

动作要领	以掌根为着力点按压于患部，沿着经筋走向缓缓推移，需要增大压力时，可用两手一起压在患部缓慢推进。
适用范围	适用于腰、背、胸腹及下肢等部位。

拳平推法

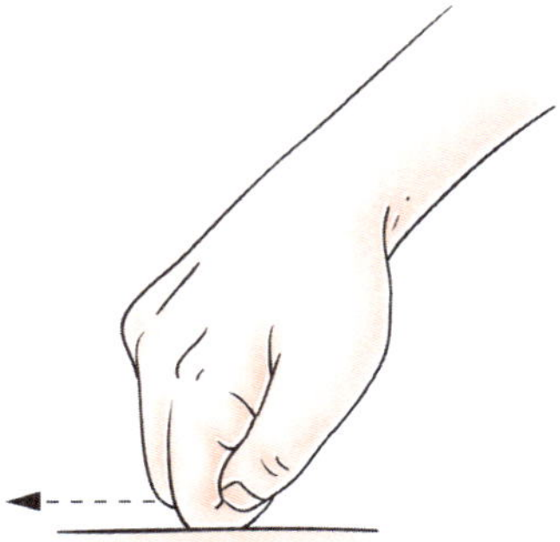

动作要领	握拳，以食指、中指、无名指和小指的近节指间关节为着力点按压于患部，缓慢向前推移。
适用范围	拳平推法力度较强，适用于腰背部、臀部、四肢部等肌肉丰厚的部位。

肘推法

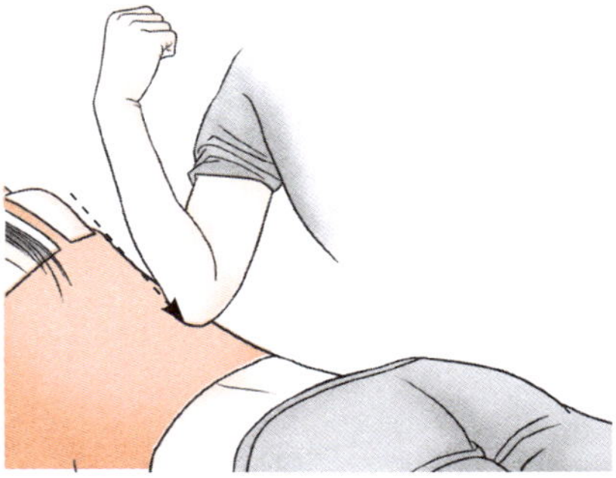

动作要领	以肘尖为着力点按压于患部，在对患部保持一定压力的同时缓慢推移。
适用范围	肘推法力道强劲，适用于背部脊柱两侧的经筋，常用来治疗腰背风湿、强直性脊柱炎等症。

025 叩击法 你不可不学的理筋手法（四）

叩击法是又一种重要的经筋治疗手法，是指用施术者的拳背、掌根、手掌小鱼际或指尖等部位有节奏地敲打体表的手法。按照发力部位的不同，叩击法又可分为侧击法、拳击法、掌击法和指尖击法等四种。

◉叩击法

叩击法又叫打法，是指用拳背、掌根、手掌小鱼际、指尖等部位有节奏地敲打体表的手法。叩击法具有舒筋通络、调和气血的作用，对风湿痹痛、局部感觉迟钝、肌肉痉挛或头痛等症状，常用叩击法配合治疗。具体操作时，应放松臂肘部肌肉，手腕要有弹性。叩击后患者局部有轻快感。

◉叩击法的分类

叩击法用到的主要是双手，较常用的叩击法有侧击法、掌击法、拳击法和指尖击法等。

侧击法：侧击法又称小鱼际击法，手指自然伸直，腕略背屈，用单手或双手小鱼际部击打体表，可以用两手一起一落交替进行。侧击法常用于腰背及四肢部。

掌击法：手指自然松开，腕伸直，用掌根部叩击体表。掌击法常用于头顶、腰臀及四肢部。

拳击法：手握空拳，腕伸直，用拳背平击体表。握拳时要轻松活泼，手指与掌间略留空隙，可以两拳交替叩击。此法常用于肌肉丰厚处，如腰腿部及肩背部。

指尖击法：用指端轻轻打击体表患处，有如雨点下落。指尖击法常用于头面部、胸腹部。

上述四种叩击法具有舒筋通络、调和气血的作用，对风湿疼痹痛、局部感觉迟钝、肌肉痉挛或头痛等症有显著疗效。叩击法用劲要快速而短暂，垂直叩击体表。对于叩打力量的掌握，应该先轻后重，再由重而轻。在叩击法速度的掌控上，一般是先慢后快，再由快至慢。

叩击法

叩击法又叫打法，是指用拳背、掌根、手掌小鱼际、指尖等部位有节奏地敲打体表的手法。叩击法用到的主要是双手，较常用的叩击法有侧击法、掌击法、拳击法和指尖击法等。

侧击法

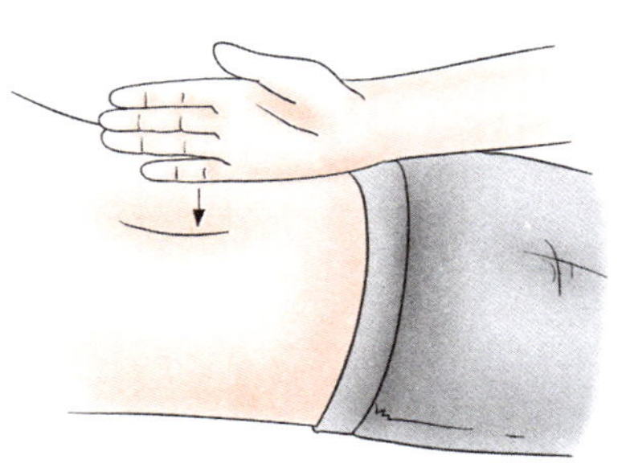

动作要领	手指自然伸直，腕略背屈，用单手或双手小鱼际部击打体表，可以用两手一起一落交替进行。
适用范围	侧击法常用于对腰背及四肢部位的叩击。

掌击法

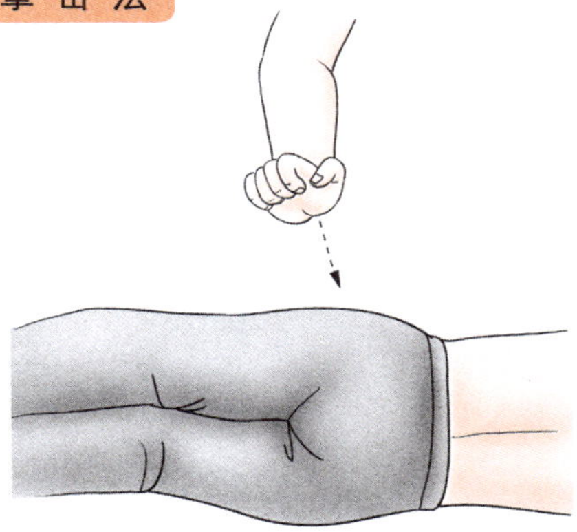

动作要领	手腕伸直，用掌根部叩击体表。
适用范围	掌击法常用于头顶、腰、臀及四肢等部位。

拳击法

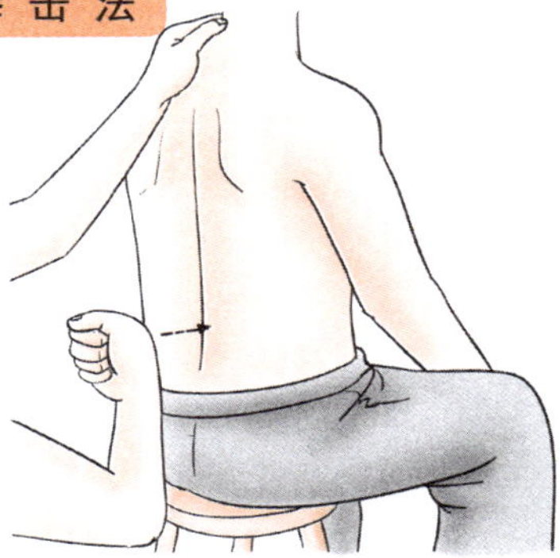

动作要领	空拳，腕伸直，以拳背平击体表。握拳时要放松，手指与掌间略留空隙，可以两拳交替叩击。
适用范围	拳击法常用于肌肉丰厚处，如腰腿部和肩背部等部位。

指尖击法

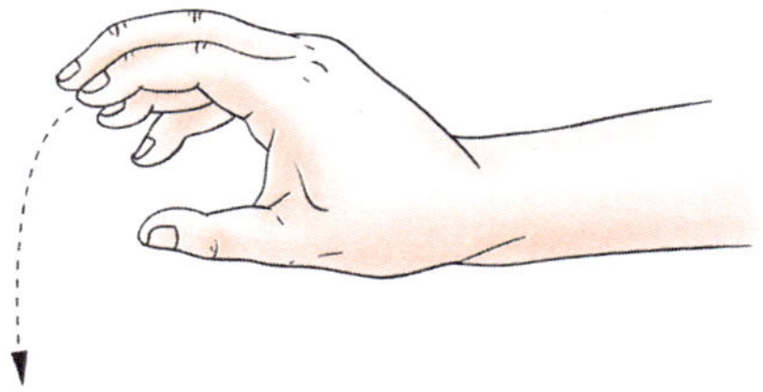

动作要领	手掌放松，以手指指端轻轻敲击患处，有如雨点下落。
适用范围	指尖击法力道轻柔，常用于头面、胸腹等部位。

026 揉法和拿法 你不可不学的理筋手法（五）

揉法是指用手部的某些部位紧贴着患者的皮肤，作轻微地旋转活动。按照发力部位的不同，其又可以分为掌揉法和大鱼际揉法。拿法，是指用手将患病部位的皮肤用力提捏起来的手法。按其具体方式的不同，其又可以分为拿捏法和弹筋法。

◉揉法

揉法是指用手贴着患者皮肤，做轻微旋转活动的经筋手法。其动作要领为，以手掌大鱼际或掌根或手指指腹螺纹面固定于一定部位或穴位上，在向下按压的基础上，进行转动。其操作的力度应该渐次增强，转动幅度也要逐渐加大，使深层肌肉产生感应。揉法具有消淤祛积、宽胸理气、消食导滞、活血通络等作用，适用于全身各个部位的治疗，对于局部痛点，使用揉法十分合适。此外，腹部揉法还对脏腑疾病有显著的治疗效果。

掌揉法：手腕放松，掌根着力，以腕关节连同前臂做小幅度的旋转运动。揉的时候动作要轻柔，揉动频率一般为每分钟 120 ~ 160 次。本法着力面积较大，刺激缓和舒适，老幼皆宜。对于便秘、腹部胀痛、胸闷胁痛等病症，以及因外伤引起的软组织损伤、肿胀等病症有显著疗效。

大鱼际揉法：放松肩部，用大鱼际着力，以腕关节连同前臂一起做旋转运动。这种方法轻快、柔和，多用于头面部，常用来治疗头晕、头痛、失眠、高血压等疾病。

◉拿法

用手把适当部位的皮肤稍微用力拿起来，叫做拿法。其具体手法为，将拇指和其余四指合成钳状，相对用力，在一定部位上进行提捏，进行短时间的挤压，或者拿起肌肉后迅速放手。前者称为拿捏法，后者称为弹筋法。施治时应该沉肩，放松肘部，均匀平衡地用力，以腕、指有力而不呆滞的配合完成手法。弹筋时将肌肉、筋膜等组织拿住并向上提捏，然后迅速松开，让组织快速弹滑回位。此手法在施治时应以患者能忍受为度，患者自感酸胀后即可松手。

拿捏法重于通经活血、解除肌肉疲劳、调和营卫之气；弹筋法重于松解粘连，祛风除湿，解痉止痛。如果患者因情绪紧张、恼怒等情况而突发气闷、胸中堵塞，甚至出现类似昏厥的情况，可在锁骨上方肩背相连的地方，用单手拿法，把肌肉抓起来放下，放下再抓起，以每秒钟拿两下的速度，连拿二十次，稍为休息，再连拿二十次，则患者会立刻感到胸中通畅，气息调和。

揉法和拿法

揉法

揉法是指用手贴着患者皮肤，做轻微旋转活动的经筋手法，通常以手掌大鱼际、掌根或手指指腹在向下按压的基础上，进行转动。揉法具有消淤祛积、宽胸理气、消食导滞、活血通络等作用，对于局部痛点的疗效十分显著。此外，腹部揉法还对脏腑疾病有显著的治疗效果。

掌揉法

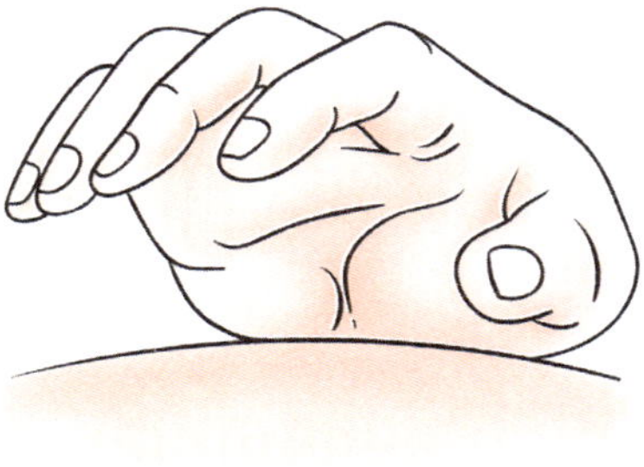

动作要领	手腕放松，掌根着力，在向下按的同时，以腕关节带动前臂做小幅度的旋转运动。
适用范围	掌揉法着力面积较大，刺激缓和舒适，适用于全身各部位。

大鱼际揉法

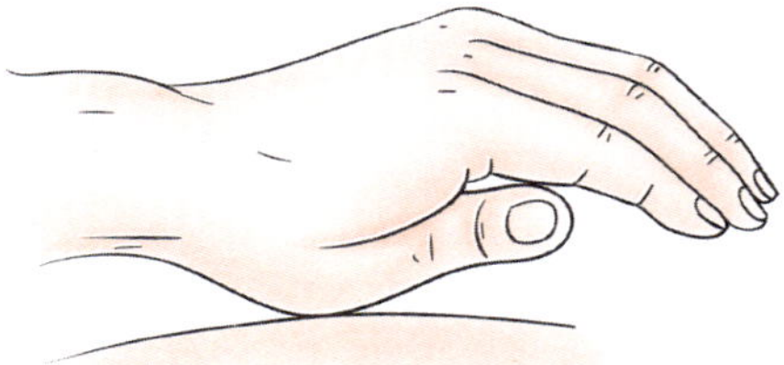

动作要领	肩部放松，以大鱼际为着力点，用腕关节带动前臂一起做旋转运动。
适用范围	此法轻快、柔和，多用于头面部，常用来治疗头晕、头痛、失眠等疾病。

拿法

拿法就是用手把适当部位的皮肤稍微用力拿起来的治疗手法。拿法刺激量较强，常与滚法配合应用，治疗头痛、项强、四肢关节肌肉酸痛等症。临床应用时，拿后需配合揉摩，以缓解刺激引起的不适之感。

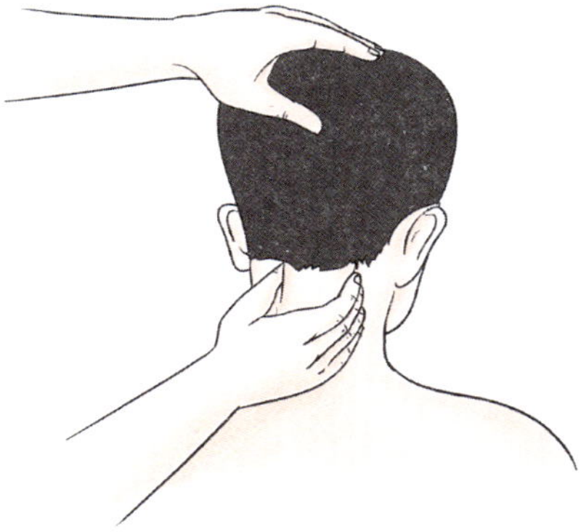

动作要领	放松肩臂和手腕，以指峰和指面为着力点，稍带有揉捏动作，用力要轻柔，不可突然用力。
适用范围	拿法主要用于治疗颈项部、肩背部及四肢部的筋伤。

拿法的注意事项

①操作时肩臂要放松，腕要灵活，以腕关节和掌指关节活动为主。

②操作动作要缓和，有连贯性，不能断断续续。

③注意拿捏时间不宜过长，次数不宜过多。

027 摇法 你不可不学的理筋手法（六）

摇法，是指施术者一手固定住受术者的关节，一手使之作被动性环形运动的治疗方法。按照施术关节的不同，其又可以分为头颈部关节摇法、肩关节摇法、髋关节摇法和踝关节摇法等四种。

摇法

使关节产生被动性的环形运动，称为摇法。其动作要领为：施治者以一手握住患者关节近端以固定，另一手握住关节远端，予以被动性的回旋运动，借以协助患者关节恢复正常功能活动。根据所摇部位的不同，摇法可分为颈部摇法、肩关节摇法、髋关节摇法和踝关节摇法。摇动的幅度应由小到大，摇动速度不宜过快，活动在生理范围内进行，适可而止。摇法有调和气血、滑利关节等作用，可以松解关节周围粘连，解除关节周围组织挛缩，主要适用于四肢关节、颈项、腰部等。常用于颈椎病、落枕、肩周炎、四肢关节扭挫伤等各关节疼痛、屈伸不利等症。

摇法的分类

头颈部关节摇法：病人取坐位，放松颈部，施治者立于一侧，一手托住下颌，一只手扶住其头顶，双手以相反方向用力，缓慢地摇动头部，左右各数次。本法常用于医治颈椎病、落枕和颈项部软组织扭挫伤等症。

肩关节摇法：患者坐位，屈肘，放松肩部。施治者站立一旁，一手扶住病人肩部，另一手托握住病人腕部或肘部，然后摇动肩关节，以逆时针或顺时针方向缓缓摇动，幅度以患者能够承受为限度。

髋关节摇法：患者仰卧，屈膝屈髋。施治者一手握其踝部，另一手扶按在其膝部，两手协调，使髋关节做顺时针或逆时针方向的转动。本法常用于治疗髋部疼痛、髋关节活动不利等症。

踝关节摇法：病人取仰卧位或者坐位，下肢自然伸直。施治者一手托住患者足跟，另一手握住踝趾关节处，使踝关节做顺时针或逆时针环转运动。本法常用于踝关节疼痛、踝关节活动受限等症。

摇法

摇法就是运用各种方法使关节产生环形运动的治疗手法。摇法可分为颈部摇法、肩关节摇法、髋关节摇法和踝关节摇法。摇法有调和气血、滑利关节等作用，主要适用于四肢关节、颈项、腰部等。常用于颈椎病、落枕、肩周炎、四肢关节扭挫伤等各关节疼痛、屈伸不利等症。

头颈部摇法

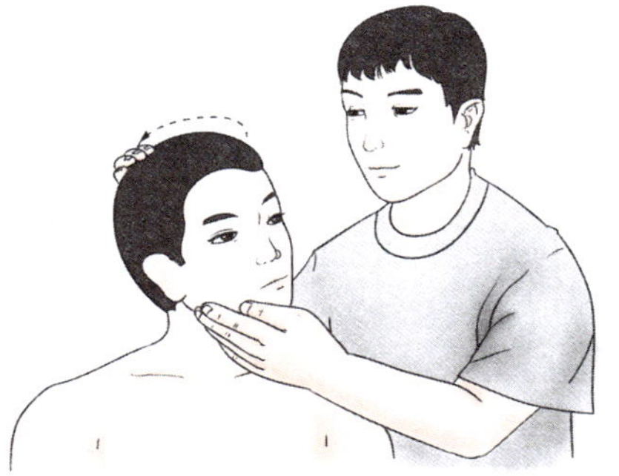

动作要领	一手托住患者下颌，一只手扶住其头顶，双手以相反方向缓慢地摇动头部，左右各数次。
适用范围	头颈部摇法常用于医治颈椎病、落枕和颈项部软组织扭挫伤等症。

肩关节摇法

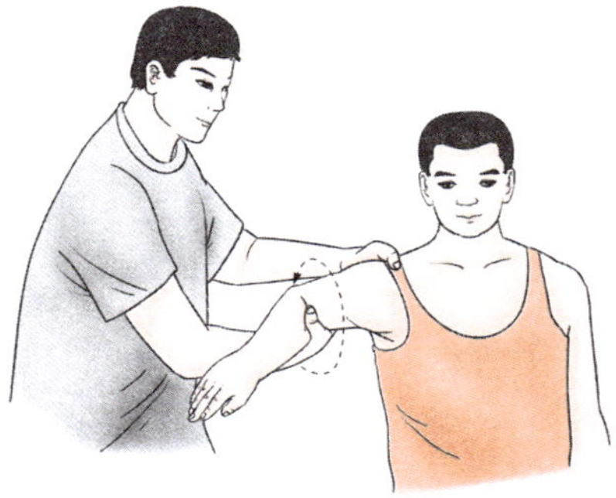

动作要领	一手扶住患者肩部，另一手托握住其腕部或肘部，然后摇动肩关节，做逆时针或顺时针方向的转动。
适用范围	肩部摇法常用来医治肩部筋伤，如肩关节疼痛、肩周炎、肩部扭挫伤等。

髋关节摇法

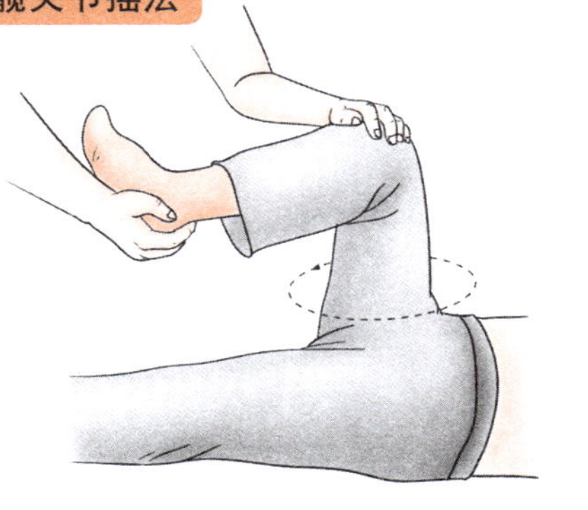

动作要领	一手握患者踝部，另一手扶按其膝部，两手协调，使髋关节沿顺时针或逆时针方向转动。
适用范围	髋部摇法常用于治疗髋部疼痛、髋关节活动不利等症。

踝关节摇法

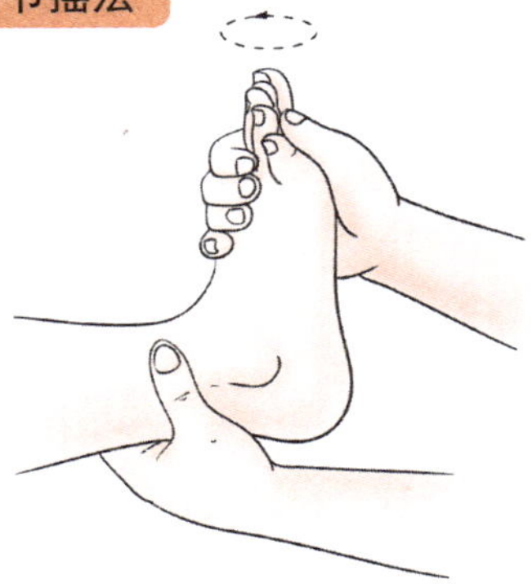

动作要领	一手托住患者足跟，另一手握其踝趾关节处，使踝关节做顺时针或逆时针环转运动。
适用范围	踝关节摇法常用于治疗踝关节疼痛、踝关节活动受限，如踝扭伤等症。

028 擦法和拨法 你不可不学的理筋手法（七）

擦法是指用手部的某个部位在皮肤上来回摩擦的一种手法。按发力部位的不同，其又可分为掌擦法、大鱼际擦法和小鱼际擦法三种。拨法，是指用手指在沿着与肌肉纤维垂直的方向来回拨动的一种手法。

擦法

擦法是用手指或手掌在皮肤上来回摩擦的一种手法，通常以手掌或大、小鱼际着力于体表治疗部位，直线往返、快速推擦，使治疗部位有温热感觉。擦法要求活动时着力于体表而不可带动深部组织，并且不论向哪个方向摩擦，必须保持直线往返，其动作也要连续不断而不能有较长的间歇和停顿。需要注意的是，擦法在操作过程中出力要均匀适中，不要擦伤皮肤，且以摩擦时不使皮肤产生褶皱为宜。擦法是比较常用的经筋治疗手法，具有舒筋通络、消肿止痛、祛风除湿的作用。擦法对皮肤引起的反应较大，常要擦到皮肤发红，故在操作时多用介质润滑，防止皮肤受损。

掌擦法：手指平伸，以掌面紧贴皮肤，做上下或左右方向的连续不断地直线往返摩擦。掌擦法作用面积较大，适用于肩、背、胸腹部等面积较大而又较为平坦的部位。常用作治疗呼吸道疾病、消化道疾病和体虚乏力等症。

大鱼际擦法：手指并拢，微微屈成虚掌，用大鱼际及掌根部紧贴皮肤，作直线往返摩擦。这种擦法作用面积相对较小，适用于四肢部位。此法常用来治疗四肢筋伤，尤其是上肢的筋伤以及软组织肿痛、关节活动不利等症。

小鱼际擦法：平伸手指，用小鱼际紧贴皮肤，作直线来回摩擦。本法接触面较小，如果操作技术熟练，摩擦后可使局部产生灼热感。本法适用于治疗肩、背、腰骶及下肢等部位的筋伤，也可用以治疗阳痿、痛经、月经不调等症。

拨法

拨法又名弹拨法、指拨法，是指用手指按于穴位或一定部位，沿着与肌肉纤维垂直的方向来回拨动，因其状如弹拨琴弦，故称为拨法。其动作要领为拇指用力，或拇指固定而其他四指用力，与经络循行方向成一定角度，或顺其走向平行拨动，弹拨肌束和肌腱。前者叫做分筋，后者叫做理筋。拨法的拨动频率可快可慢，但速度要均匀，要刚中带柔，用力要由轻到重，再由重到轻。

拨法适用于全身各部位，能够起到疏通经络、剥离粘连、消散结聚、解痉镇痛、理筋整复等作用，临床上常用与其他手法配合治疗各种筋伤。

擦法和拨法

擦法

擦法是用手指或手掌在皮肤上来回摩擦的一种手法，通常以手掌或大、小鱼际着力于体表治疗部位，直线往返、快速推擦，使治疗部位有温热感觉。

掌擦法

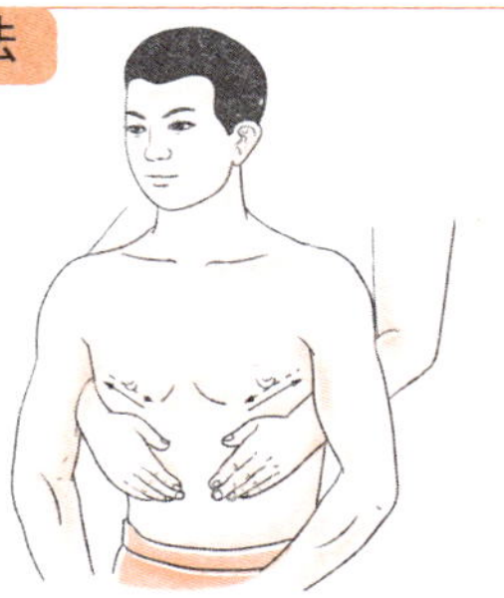

动作要领	手指平伸，以掌面紧贴皮肤，作上下或左右方向的连续不断的直线往返摩擦。
适用范围	适用于肩、背、胸腹部等面积较大而又较为平坦的部位。

小鱼际擦法

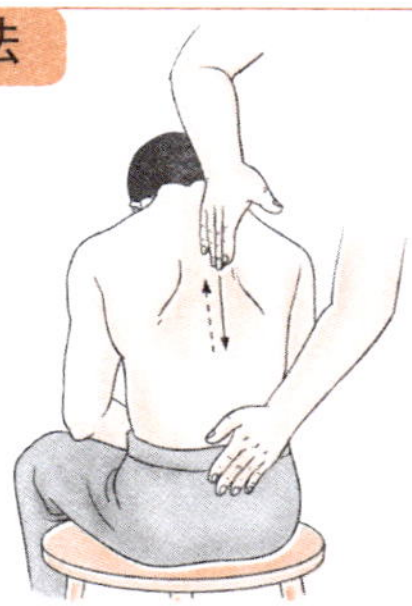

动作要领	平伸手指，用小鱼际紧贴皮肤，作直线来回摩擦。
适用范围	适用于治疗肩、背、腰骶及下肢等部位的筋伤。

大鱼际擦法

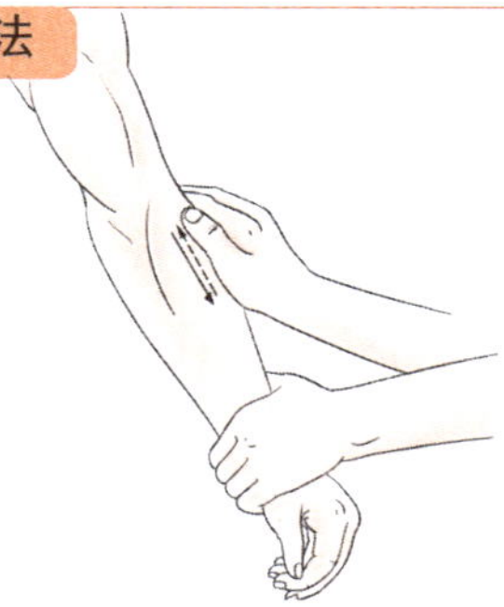

动作要领	手指并拢，屈曲呈虚掌，用大鱼际及掌根部紧贴皮肤，作直线往返摩擦。
适用范围	此擦法作用面积小，适用于四肢部位，尤其适用于上肢的筋伤。

拨法

拨法又名弹拨法，是指用手指按于患处，沿着与肌肉纤维垂直的方向来回拨动，因其状如弹拨琴弦，故称为拨法。

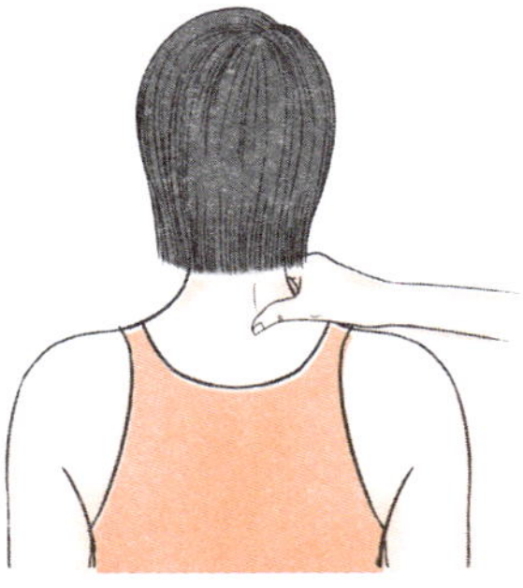

动作要领	拇指用力，或拇指固定而其他四指用力，与经络循行方向成一定角度，或顺其走向平行拨动，弹拨肌束和肌腱。
适用范围	拨法适用于全身各部位，常与其他手法配合治疗各种筋伤。

拨法的注意事项

①拨动的方向要与肌纤维的走向垂直。
②速度要均匀，不可时快时慢。
③用力要柔和，要由轻到重，再由重到轻。

029 坚持三项施治原则不动摇

任何疾病的治疗手法都有其施治原则，诊治疾病要在这些原则的约束下进行，以确保该手法能够最大程度上发挥其优势。像中医其他治疗方法一样，经筋疗法也有很多自身特殊的治疗原则，治疗经筋疾病要在这些原则的指导下进行。

整体观和辨证施治

经筋体系虽然是一个相对独立的系统，但在施治时却必须以整体观为主。经筋疾病虽有筋结出现，但仍需全面综合分析，找出病理本质，才能得到事半功倍的效果。

经筋系统的组成相当于现代医学的运动系统，治疗经筋疾病的时候要有筋骨并重的思想。筋伤与骨伤关系密切，两者可能同时发生，也可能单独发生却相互影响。所以，以筋病与骨病辩证施治就可收到“骨正筋柔，气血畅流”的效果。

以痛为腧

经筋疗法的施治应该以筋结之处为腧，而不必拘泥于具体经穴和经筋的具体走向，经筋所至，主治所及。

经筋上的结节是邪气在人体经筋中聚结之所，在病理状态下具有反映疾病的作用，这些筋结是防治经筋疾病的刺激点。根据解剖学观点来看，筋结往往在筋膜、肌肉的起止点和交界、交错之处，日常活动中所受压力较大，长期摩擦容易受伤，并且这些地方筋膜神经末梢分布丰富。损伤之后的筋结部位可能会有肌纤维断裂、韧带剥离、软组织粘连或纤维化等病理变化。大多数筋结就是损伤的部位，因此在治疗经筋疾病过程中一定要认真寻找筋结，力求定位准确，不要被大范围的扩散痛和传导痛所迷惑。

另外，由于经筋的循行大多是与经脉相伴行，且受经脉气血濡养和调节，因此许多经穴也可治疗经筋疾病。有时也可根据需要，选择适当的经穴辅助治疗。

以通为用

机体疼痛与组织缺血、缺氧密切相关。筋结必然会导致淤滞，淤滞一久，气血会失运，经脉就不能通畅地运行，进而脏腑的正常功能就会受到影响。治疗经筋疾病应根据不同筋结类型灵活施治，或按或揉，或补或泻，直达病所，消散筋结，使骨入其位，筋归其槽。

经筋疗法的适应症和禁忌症

经过数千年的积累和发展，经筋疗法已经发展成为一个非常成熟的中医治疗手法，经筋疗法治疗疾病的范围也变得越来越广泛。尽管如此，经筋疗法也有其治疗范围的限制，只有搞清楚经筋疗法的适应症和禁忌症，经筋疗法的疗效才能在具体地施治过程中得到真正发挥。

经筋疗法的适应症

1. 各种原因引起的经筋病症：急性筋伤、慢性筋伤、风寒湿邪侵袭致伤等。
2. 疼痛性疾病：偏头痛、面瘫、肩周炎、不明原因性胸痛、不明原因头晕、不明原因上肢发麻、急慢性腰肌劳损、网球肘、腹部手术后引起的肠粘连，以及各种仪器无法检测的疼痛病症。
3. 脊柱损伤性疾病：强直性脊柱炎、腰椎间盘突出、颈椎病、颈椎骨质增生、落枕等。
4. 机能衰退性疾病：关节炎、坐骨神经痛、慢性膝关节风湿头痛、类风湿等。
5. 生殖泌尿科疾病：月经不调、痛经、乳腺增生、内分泌失调、前列腺炎、阳痿等。
6. 运动功能障碍性疾病：中风、偏瘫、脑瘫、肌肉萎缩变形等。
7. 某些病后遗症：中风后遗症、车祸后遗症、意外损伤后遗症、脑病肢体后遗症等。
8. 其他各种比较常见的亚健康状态，如疲劳综合征、失眠、头痛、眩晕、疲乏等。

经筋疗法的禁忌症

1. 各种有出血倾向的疾病，如血小板减少性紫癜、血友病等患者慎用。
2. 有严重器质性病变患者、妇女妊娠期和月经期、年老体弱及婴幼儿等慎用。
3. 施治区域有皮肤病或者施治区域有开放性创伤的患者慎用。
4. 关节或软组织肿瘤、各种化脓性感染疾病、急性传染病患者慎用。
5. 精神病、水肿病、心力衰竭、活动性肺结核等病者慎用。
6. 极度疲劳、饱食、饥饿等状态下慎用。

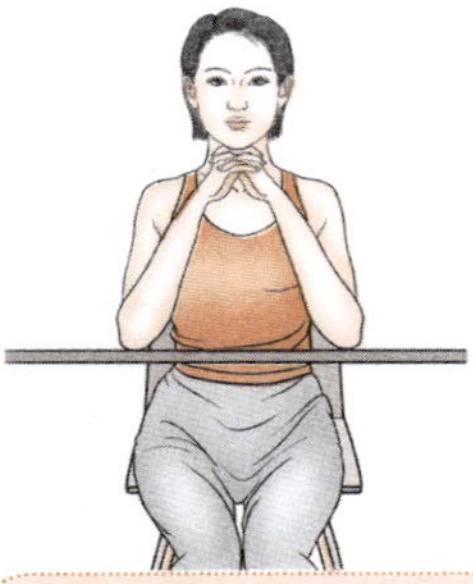

第三章

DISANZHANG

经筋保健养生

中医在疾病的治疗和预防上有『上工治未病』的原则，意思是在生活中时刻注重保健养生，将疾病扼杀在萌芽状态。具体到经筋疗法上来说，人们平时就应该注重对经筋的锻炼，避免各种经筋病症的发生，从而达到强身健体、养生保健的目的。另外，通过各种经筋痹症康复训练方法来治疗各种经筋病症，也可起到事半功倍的效果。

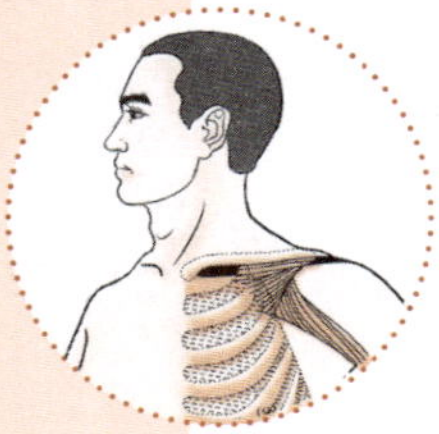

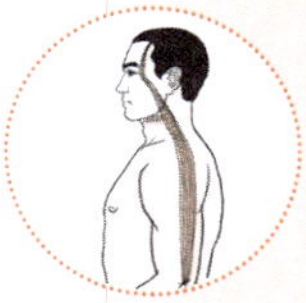
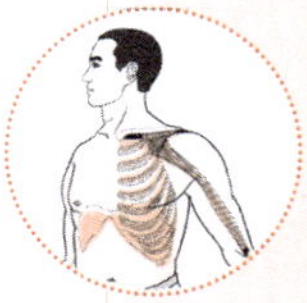
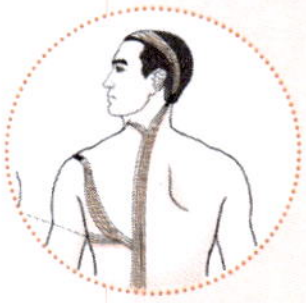
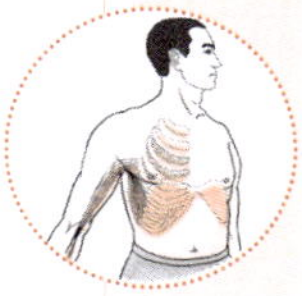

本章看点

- 十二经筋疏通法

  确保全身筋肉都得到气血滋养

- 经筋病症的康复训练方法

  不同体位的经筋采用不同的康复训练方法

031 十二经筋疏通法

中医认为，如果人体某处出现经筋淤结、经脉不畅，人体必然受病，所谓“不通则痛”。所以经筋保健养生的一项重要内容就是疏通十二经筋，打通人体气血运行通道，使全身的筋肉都得到气血的滋养，从而达到健身强体的目的。

手太阴经筋疏通法

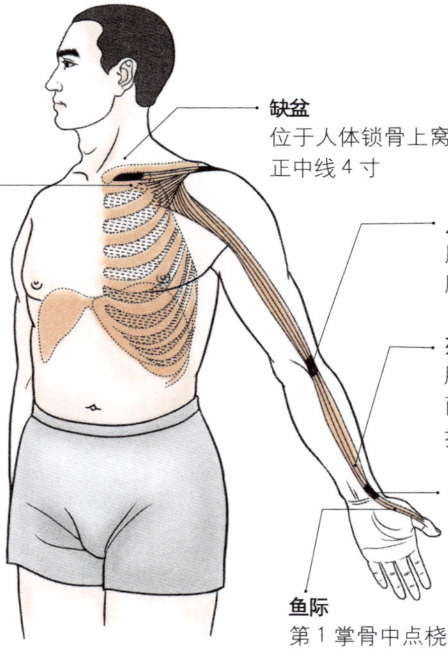

疏通步骤

第一步	患者取坐位或仰卧位，按缺盆穴，推中府穴。用大拇指从胸锁关节向肩锁关节推揉，再揉按肩前喙突处1～3分钟。
第二步	手托起患者肘部并固定，另一手沿着手太阴经筋循行路线，从尺泽穴按揉至太渊穴，反复进行3～5遍。然后再横向弹拨、纵向推擦前臂外侧的筋肉，操作1～2分钟。
第三步	点按列缺穴，按揉鱼际穴后部，反复操作3～5遍。然后揉捏大拇指掌指关节、指间关节及指手指末端各约10秒。

手阳明经筋疏通法

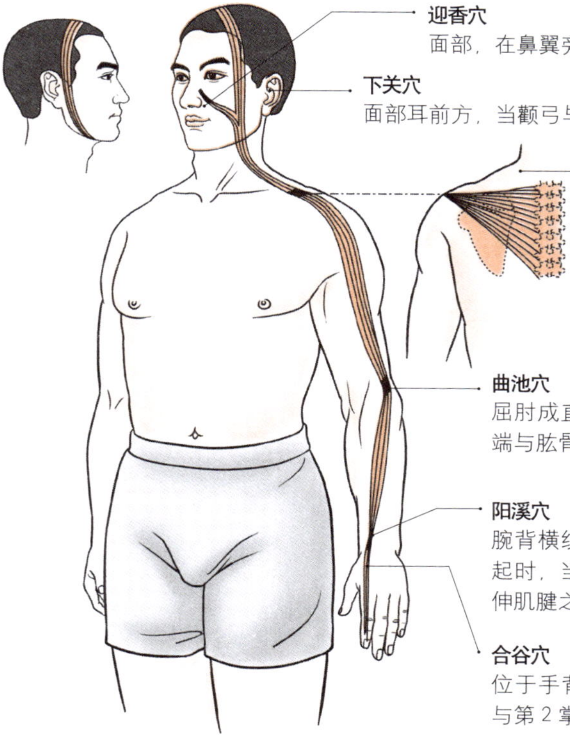

疏通步骤

第一步	两手同时按揉患者两侧鼻旁（迎香穴附近）、下颌关节（颊车穴和下关穴附近）、太阳穴和前额角各5～6秒。
第二步	两手先从上至下拿捏胸锁乳突肌及肩井穴附近筋肉，两手交替纵向推双侧颈部大筋1～2分钟。
第三步	揉按并拿捏患者肩峰部及肩锁关节处，然后再点按、推擦肩胛骨后缘及对应胸椎棘突旁1～3分钟。
第四步	循着手阳明经筋的循行路线，从肩髃穴至曲池穴进行揉按，反复操作3～5遍，然后横向拿捏上臂外侧三角肌1～2分钟。
第五步	一手手指扣住患者腕部阳溪穴和太渊穴，另一手握住患者手指，旋转摇摆腕部，持续3分钟。然后按阳溪穴、推合谷穴，再按揉掌指关节、指间关节和手指末端筋头两侧，操作3～5分钟。

手少阴经筋疏通法

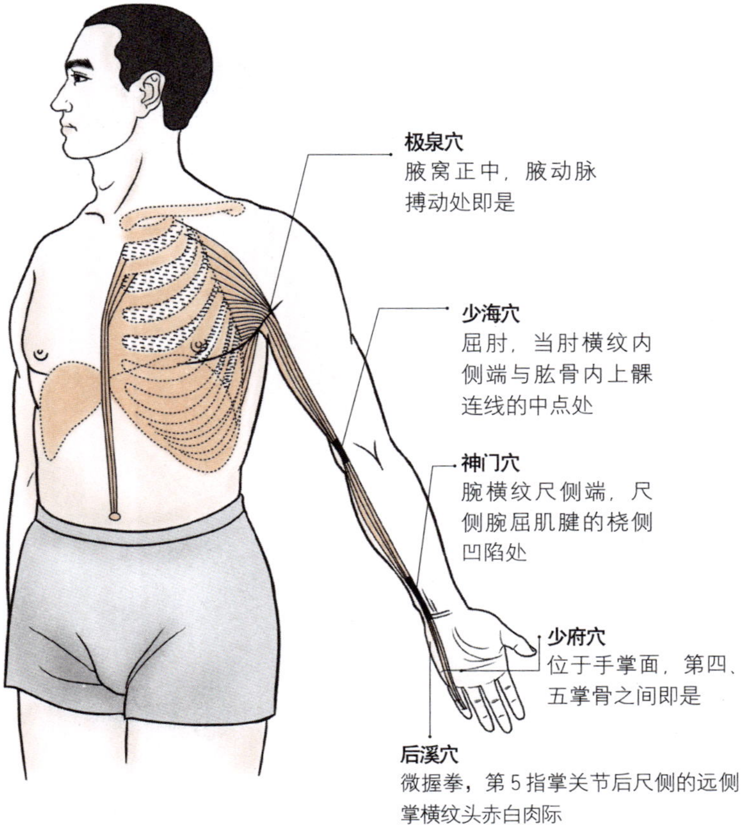

疏通步骤

第一步	一手托住患肢肘部并抬起上臂，另一手点按极泉穴2～3分钟，以出现酸麻感为止。
第二步	沿着上臂内侧手少阴经筋循行路线，从极泉穴按揉至少海穴，反复揉按3～5遍。
第三步	一手拇指扣住患者肱骨外上髁、中指扣住肘部鹰嘴上、小指及无名指扣住肱骨内上髁处，另一手对肱骨部位的经筋进行横向弹拨、按揉和拿捏。
第四步	一手以拇指和食指相对扣住患者后溪穴和少府穴，另一手从前臂内侧沿着经筋走向，从少海穴至神门穴反复揉按3～5遍，随后横向推拿、弹拨前臂尺侧经筋。

手厥阴经筋疏通法

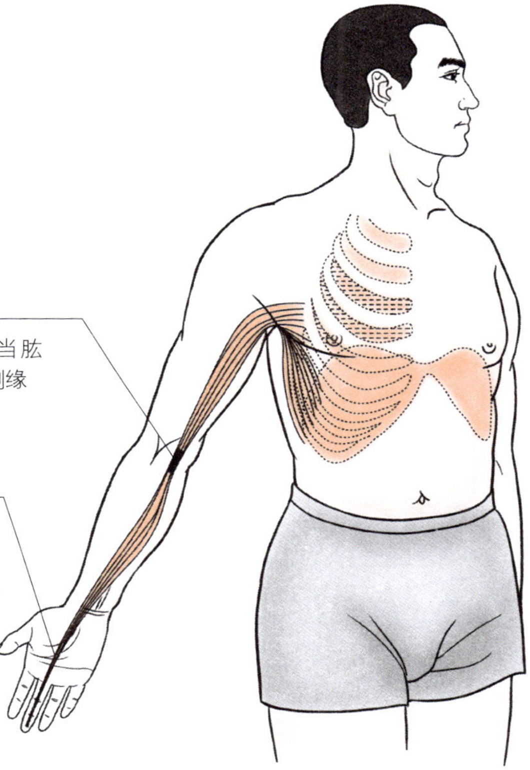

疏通步骤

第一步	患者取坐位或仰卧位，将患者手臂抬起，用拇指、食指或者中指指尖揉按手厥阴经筋在腋下的循行区域。
第二步	以大小鱼际或者掌根部推揉手厥阴经筋在胸部的分布区域。
第三步	沿着患者上臂内侧手厥阴经筋的循行路线进行揉按，直至曲泽穴，反复进行3～5遍，然后再横向弹拨上臂肱肌。
第四步	以拇指和食指、中指相对应，掐按患者掌心劳宫穴，持续约30秒。

手太阳经筋疏通法

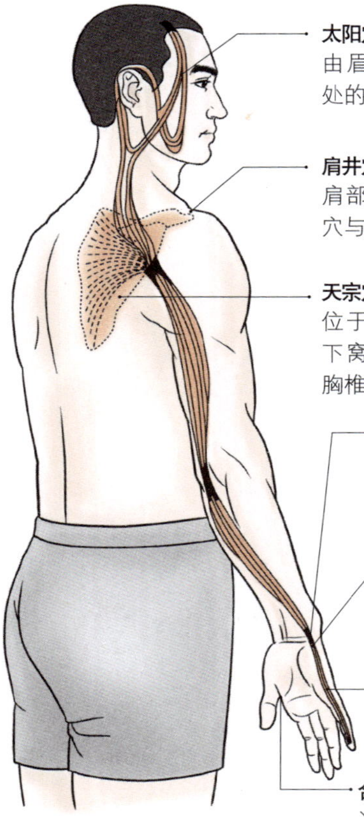

疏通步骤

第一步	患者取坐位，两手同时按揉患者两侧耳部周围的经筋，然后再揉按太阳穴5～6秒。
第二步	患者保持坐位，从耳后沿着颈椎两侧横突从上至下按揉到颈根处，反复揉按3～5遍。
第三步	一手扣住患者后溪穴和合谷穴附近，另一手沿着手太阳经筋的循行路线，从上至下揉按肩井穴和天宗穴，反复进行3～5遍，然后再对患者肩部的手太阳经筋进行揉捏。
第四步	一手扣住患者后溪穴和合谷穴附近，另一手沿着前臂后侧的手太阳经筋从小海穴至阳谷穴进行推揉，反复进行3～5遍。
第五步	一手握住患者阳谷穴和神门穴附近，另一手牵拉、揉捏小指和无名指，持续2～3分钟。

手少阳经筋疏通法

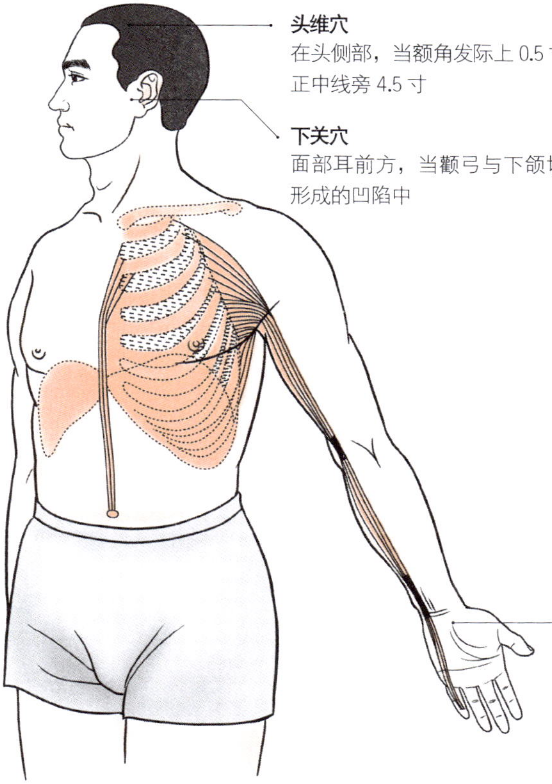

疏通步骤

第一步	点按患者两侧的下关穴和头维穴，然后再沿着手少阳经筋在颈肩部的循行区域进行揉按和推擦。
第二步	一手托住患者肘部，另一手沿着手少阳经筋循行路线，从肩髎穴揉按至天井穴，反复揉按3～5遍，然后再横向反复弹拨上臂三角肌。
第三步	沿着天井穴至阳池穴一线和曲泽穴至大陵穴一线，同时揉捏手少阳经筋和手厥阴经筋，然后再分别推擦手臂内侧和外侧的经筋，反复进行3～5遍。
第四步	拇指与食指、中指相对应，掐按患者腕部的阳池穴和大陵穴，持续30秒。然后，按揉患者的中指、无名指掌指关节和指间关节，并揉捏手指末端筋头两侧各约10秒。

足阳明经筋疏通法

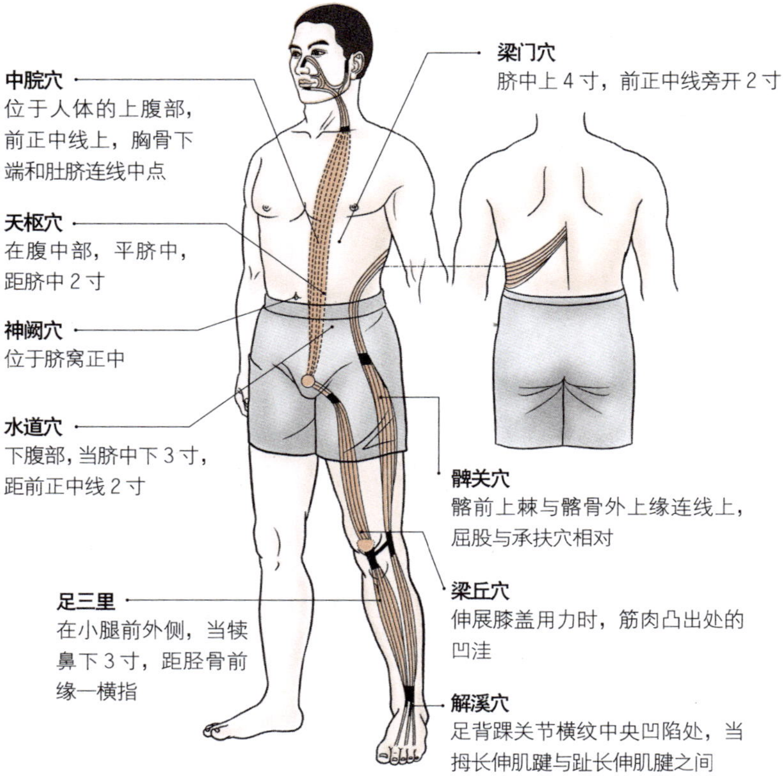

疏通步骤

第一步	先点按患者头面部的经筋，然后从上至下拿捏患者颈部两侧胸锁乳突肌，揉按至颈外侧中下部时，要持续按压，以出现肩臂酸麻为度，随后两手交替纵向推擦颈部桥弓，持续1～2分钟。
第二步	分别横向拿捏并点按患者梁门穴至中脘穴、天枢穴至神阙穴及水道穴至关元穴三条线，再纵向推擦腹肌。然后，推擦和弹拨腹股沟，点按会阴穴。
第三步	沿着患者足阳明经筋走向，用手指从髀关穴至梁丘穴进行按揉，反复进行3～5遍。然后再弹拨、推拿大腿前侧经筋1～2分钟。
第四步	一手握住患者膝关节，另一手握住踝关节进行旋转。内旋时向肚脐部按压，外旋时向同侧腹部尽量按压。随后再提拿、按揉髌骨，同时点按膝后委中穴5～6分钟。
第五步	沿着足阳明经筋走向，从患者胫骨前侧足三里至解溪穴进行揉按，同时做踝关节的屈伸和旋转活动。然后，再揉按掌趾关节和趾间关节。

足太阴经筋疏通法

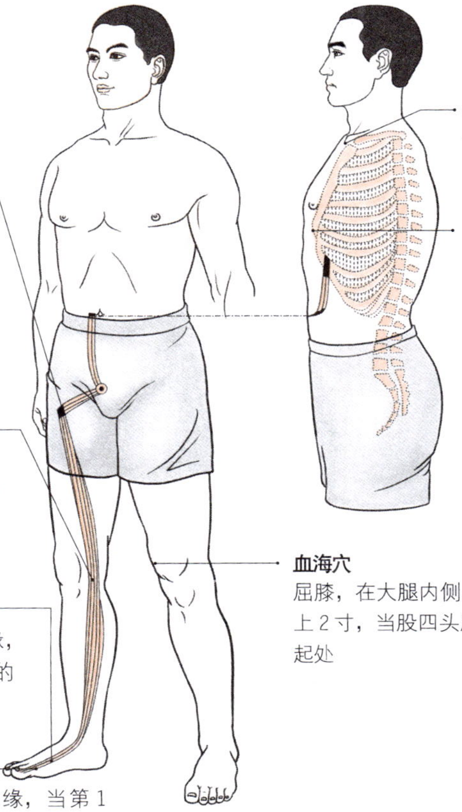

疏通步骤

第一步	患者仰卧，点按眶下、颧骨下和缺盆处，揉擦胸锁乳突肌，并横推锁骨下缘直至局部发热，然后点按乳根穴1～2分钟。
第二步	沿着足太阴经筋循行路线，从髀关穴推揉至血海穴，反复进行3～5遍之后，再横向弹拨、拿捏大腿前内侧足太阴经筋，操作1～2分钟。
第三步	循着患者足太阴经筋走向，从阴陵泉穴向下推揉，至脚踝为止，反复操作3～5遍，随后，对小腿部足太阴经筋进行弹拨、拿捏和推擦，进行5～6分钟。
第四步	点按患者的公孙穴和太白穴，每穴点按30秒，然后横向弹拨并轻叩足弓，并纵向推擦3～5分钟。

足太阳经筋疏通法

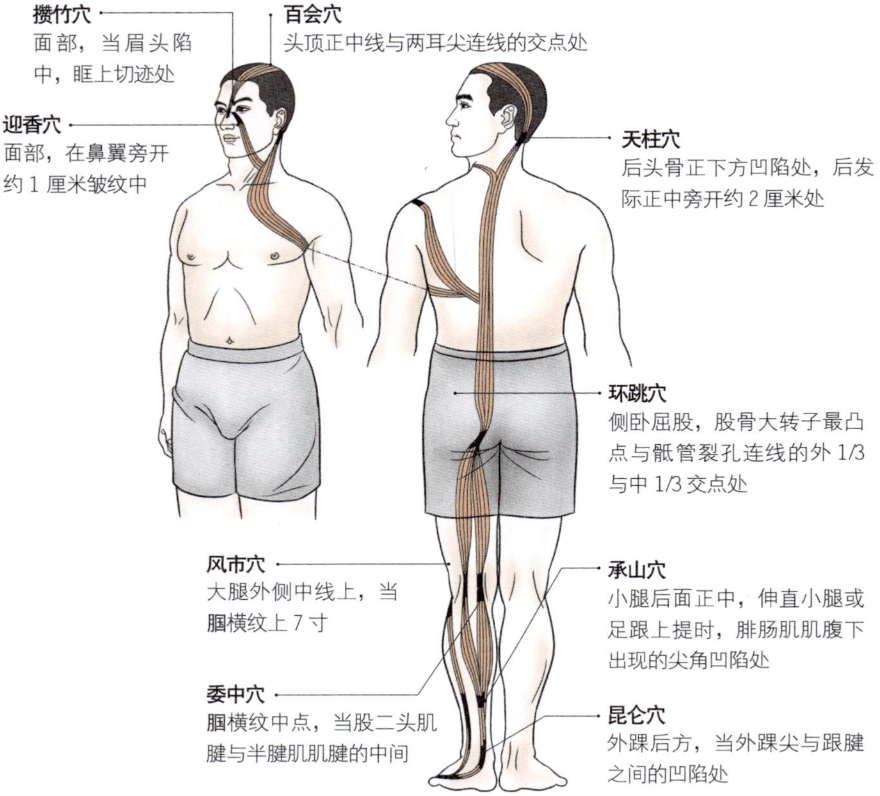

疏通步骤

第一步	患者坐位，双手点按患者两侧迎香穴和攒竹穴。接着，沿头部足太阳经筋走向进行按揉，经百会穴到天柱穴，反复揉按3～5遍。
第二步	推揉患者的肩锁关节和胸锁关节，并点按缺盆穴，横推锁骨下缘。然后，往后推揉肩胛部位筋结2～5分钟。
第三步	患者改为俯卧位，沿着足太阳经筋走向，横向拿捏并纵向推擦腰背部筋肉，以产生温热感为宜，进行3～5分钟。
第四步	沿着足太阳经筋走向，从上至下依次点按环跳穴和风市穴，并从承扶穴至委中穴进行推擦，反复操作3～5遍之后，再横向弹拨、拿捏穴位周围的肌肉。
第五步	沿着足太阳经筋走向，从患者的委中穴经承山穴至昆仑穴进行点按，反复进行5～8分钟，然后再推拿、弹拨周围筋肉。

足少阳经筋疏通法

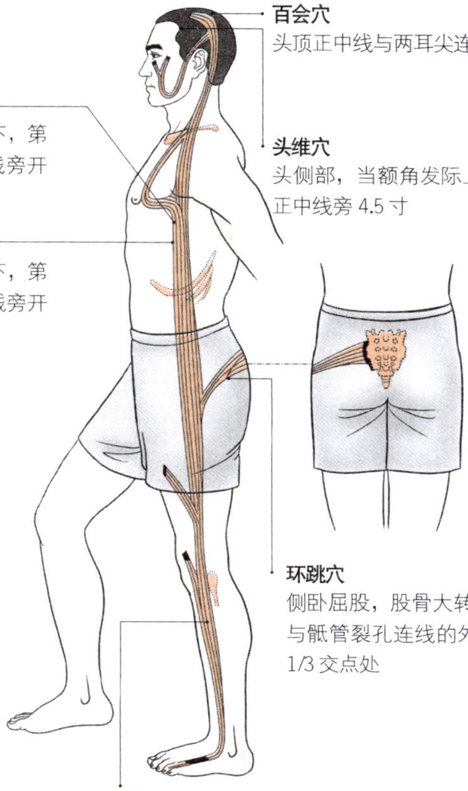

疏通步骤

第一步	患者取坐位，点按患者双侧眉弓、头维穴和百会穴，再循着足少阳经筋走向揉按头部筋肉，反复3～5遍。然后沿着颈侧向下揉按至颈根部。
第二步	点按并推揉患者腋前部和乳房外侧区域，操作3～5分钟，然后再点按期门穴和日月穴各30秒。
第三步	患者改为侧卧位，推擦、揉按患者腹股沟韧带至髂前上棘，按压、推擦患者骶椎外侧缘，操作3～5分钟。
第四步	沿着足少阳经筋走向，从环跳穴至阳陵泉进行推擦和点按，反复进行3～5遍，然后再弹拨、拿捏周围筋肉，操作2～5分钟。
第五步	弹拨、推擦患者膝外侧经筋，然后沿着足少阳经筋，从阳陵泉到足踝前部进行按揉，反复3～5遍，然后再推擦、拿捏周围筋肉，操作2～5分钟。

足少阴经筋疏通法

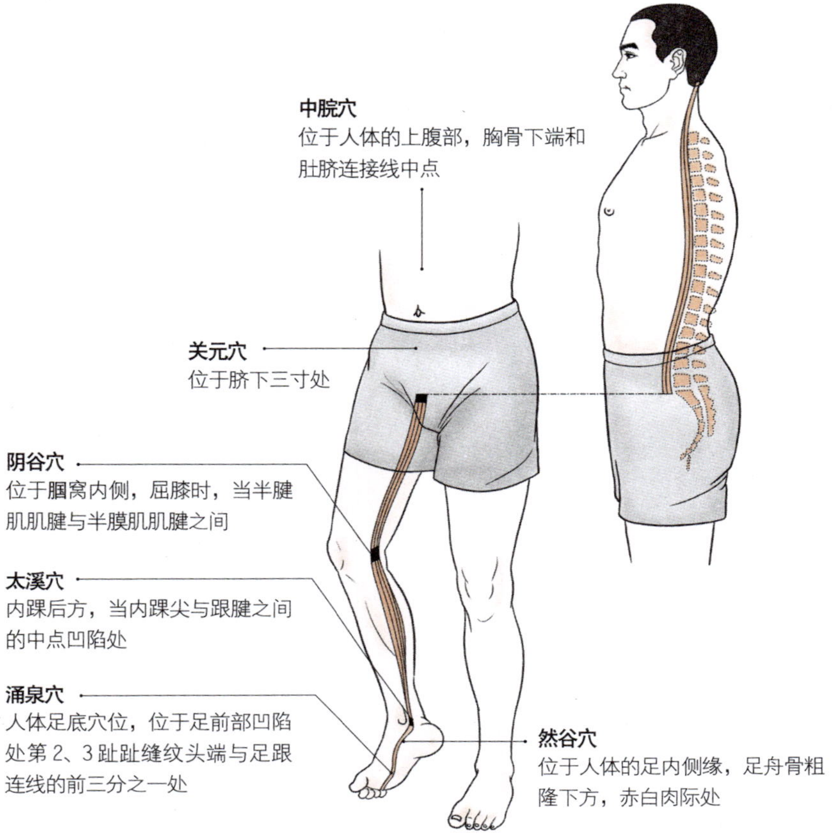

疏通步骤

第一步	患者仰卧，沿着足少阴经筋走向，从患者的中脘穴经肚脐到关元穴进行推揉，推揉时动作要轻缓，力度逐渐加大，以传导至背脊处为佳，操作3～5分钟。
第二步	横向按揉、弹拨患者耻骨、会阴部附近筋肉和腹股沟韧带，操作3～5分钟。
第三步	沿着患者大腿内侧足少阴经筋循行路线，从上至下推按至阴谷穴，反复进行3～5遍，然后再弹拨、推擦附近筋肉1～2分钟。
第四步	拇指和食指、中指相对用力，掐按太溪穴和昆仑穴，反复操作3～5遍，之后再横向拿捏、弹拨太溪穴附近筋肉1～3分钟。
第五步	点按涌泉穴、然谷穴，并横向推拿、弹拨足弓，纵向推擦足部经筋1～2分钟，然后再按揉小趾肚筋肉30秒。

足厥阴经筋疏通法

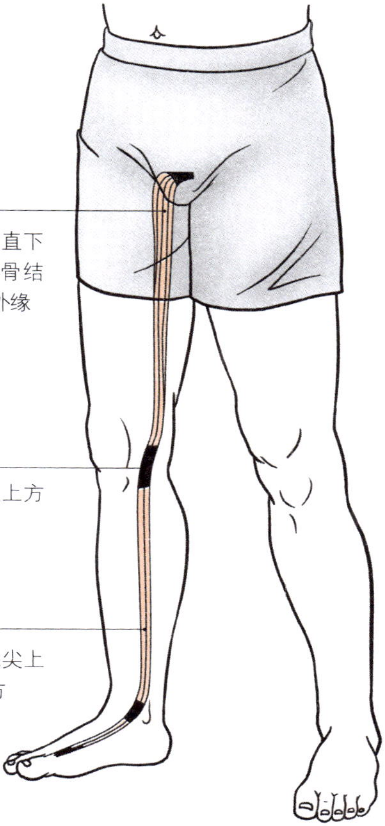

疏通步骤

第一步	用手指按揉、弹拨患者耻骨及会阴附近经筋，持续1～2分钟，然后再弹拨、推擦腹股沟韧带，反复3～5分钟。
第二步	沿着足厥阴经筋循行路线，从大腿内侧足五里向下退擦，至曲泉穴为止，反复进行3～5遍，然后再横向弹拨、拿捏附近筋肉，纵向推擦3～5分钟。
第三步	从患者胫骨内侧，沿着足厥阴经筋走向，从三阴交推揉至脚踝，反复3～5遍，之后再横向弹拨、推拿相关经筋，纵向推擦2～5分钟。
第四步	舒缓踝关节处经筋，然后按揉第1、第2掌趾间骨间肌、足大趾掌趾关节和末端筋肉两侧3～5分钟。

032 经筋病症的康复训练方法

经过实践证明，各种经筋病症都可以通过一些简单的康复训练方法进行恢复。根据不同体位的经筋损伤，可以采用不同的动作练习进行康复训练。

头面部病症经筋康复训练法

双掌搓脸

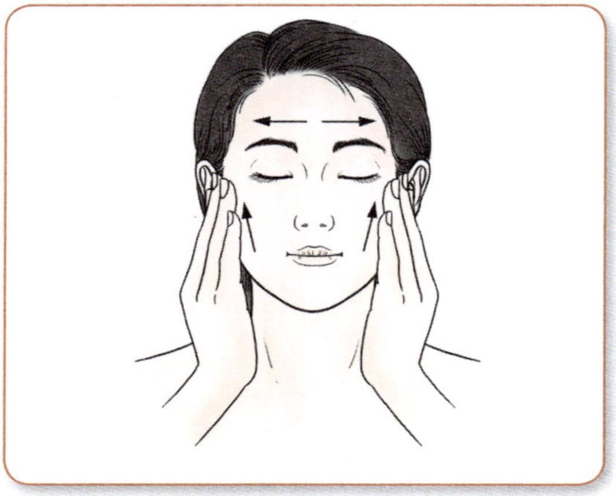

动作要领

双手伸直，对掌相搓，由快至慢，至两掌发热后，以双掌轻按面部。然后以两手上下搓面部，直至面部发热为止。

提　示

搓脸时可由下颌至鬓角斜向上直线搓，也可旋转向上搓。

梳理头皮

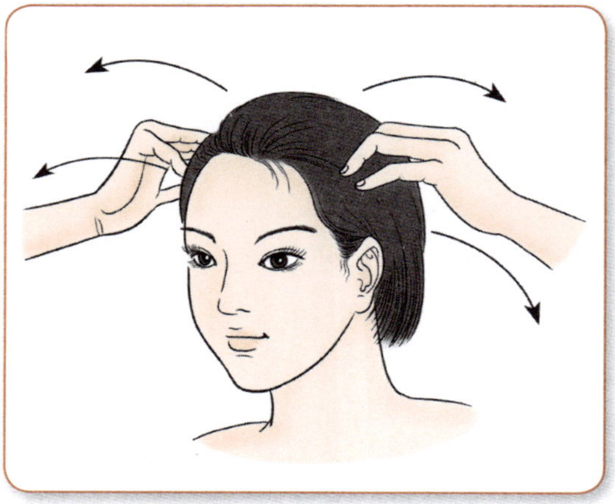

动作要领

双手各指稍微屈曲，呈鹰爪状，以各指指尖按于头部，从前额向后颈部梳理头皮下的筋肉组织，反复梳理30～50次。

提　示

梳理头皮时，动作要轻柔、缓慢、深沉，要顺着头发走向梳理，既能达到按摩头部筋肉的目的又不拉扯头发。

颈项部病症经筋康复训练法（一）

屈肘抬臂

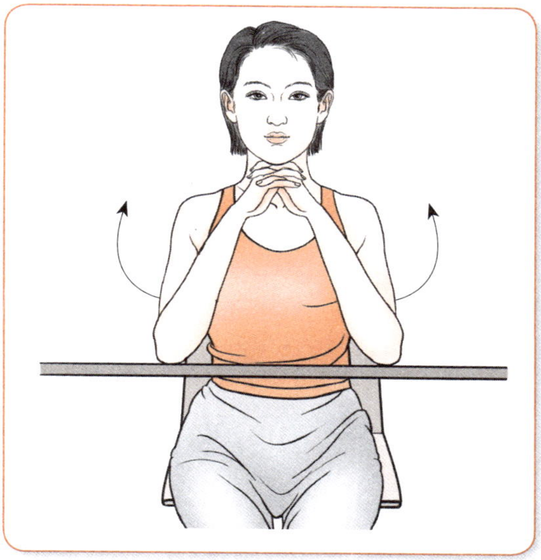

动作要领

两手手指互相交叉屈肘，手背置颌下为预备姿势不动，屈曲的两肘尽力向上抬起，使腋下收缩的肌肉放松。

提　示

抬臂时动作要轻柔，要以患肢能够承受为度，可以先在小范围内锻炼，然后再逐渐扩大动作幅度。

双手托顶

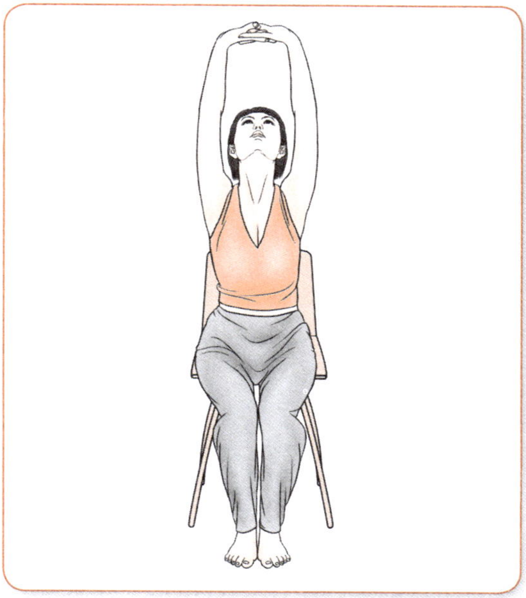

动作要领

站立或坐位，两手反转交叉手指，掌心向上，尽量伸直两上肢顶举，同时头部后仰，直视手背。此方法特别适合办公室工作人员操作。

提　示

刚做此动作双手交叉上举时，手臂可能不能完全伸直，初学者可不必苛求动作一次性到位，可以逐渐扩大动作幅度以达到锻炼目的。

颈项部病症经筋康复训练法（二）

转颈后望

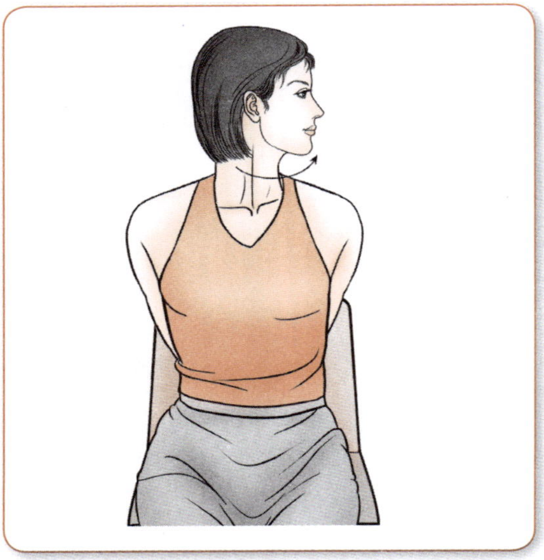

动作要领

取坐位，将头颈缓缓向一侧旋转，并尽量向后望，直至最大限度，然后再慢慢恢复到正中位，并向另一侧旋转头颈，再尽量向后望。如此交替操作10余次。

提　示

转颈不可过猛，以免伤到颈部筋肉。

双手提颈

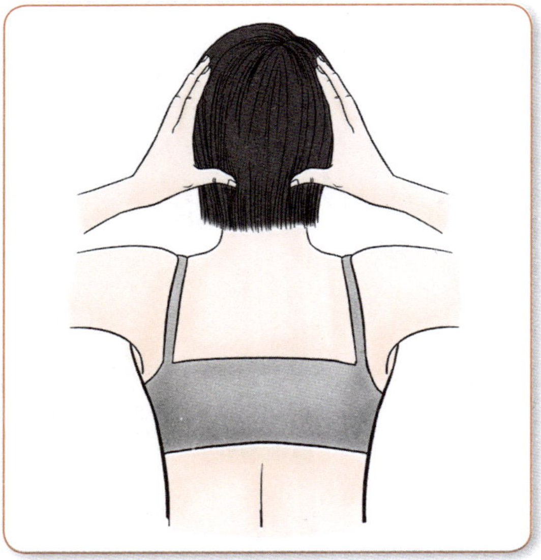

动作要领

先将一掌置于颈部，拇指放于一侧风池穴处，另一手拇指置于另一侧风池穴，两拇指同时做挤压动作，反复揉按颈后肌肉。

提　示

此动作也可用单手做，轮流用左右两手食指和其余四指挤按提拿颈项部肌肉。

肩部病症经筋康复训练法（一）

患肢上举

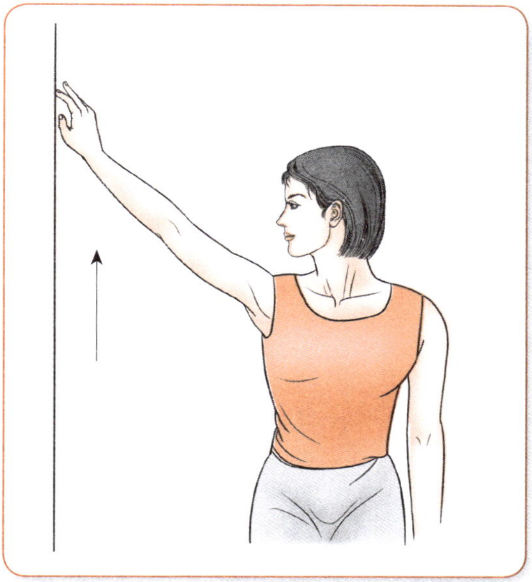

动作要领

患肢前伸上举练习常常用到“爬墙”动作，即患者面向墙站立，将患肢在墙上向上爬动，带动患臂向上举。每次站立的离墙距离可不断缩短，直至贴近墙壁，使上臂前伸幅度达到最佳效果。

提　示

每次练习时离墙的距离可不断缩短，以使手臂能够举得更高，从而充分锻炼肩部肌肉。

患肢外展

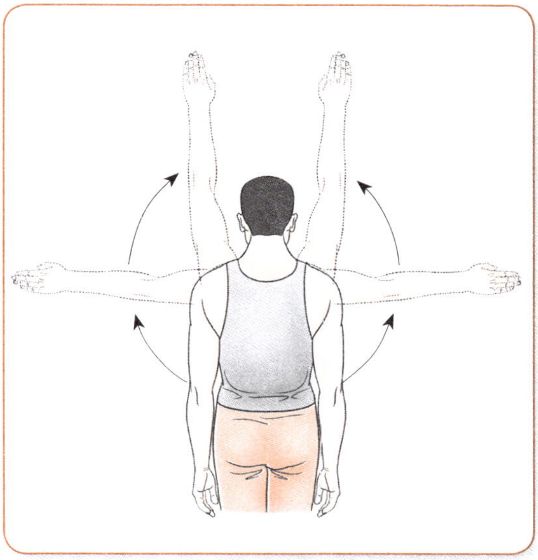

动作要领

将患肢做完整的180°外展运动，以锻炼肩胛部和胸廓部筋肉组织。运动时应用力上举，每次都要超越以前活动幅度，以达到最佳效果。

提　示

初做此动作时可先将患肢外展90°与肩平，然后再逐渐往上举。

肩部病症经筋康复训练法（二）

患肢前伸

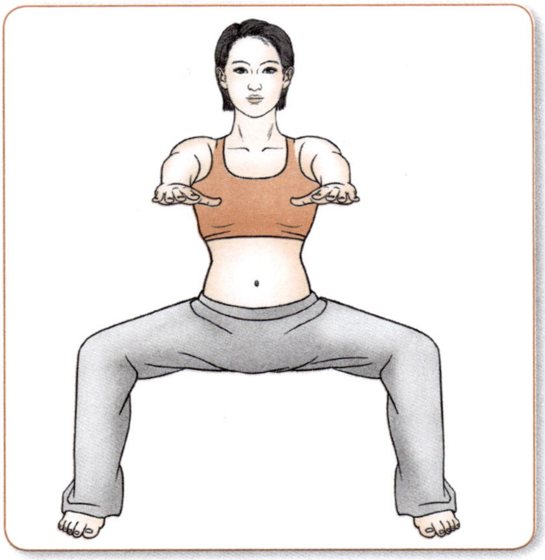

动作要领

双脚半蹲，双拳虚握，拳眼向上，置于腰两侧。然后单拳向前用力平伸，再用力收回。在伸拳和收拳的同时，可将前臂旋前或旋后，以达到最大效果。

提　示

此动作的准备动作与扎马步相似，如果患肢伤痛严重的话，可缓慢伸拳，再缓慢收拳，以后逐次加快动作。

患肢肩旋转

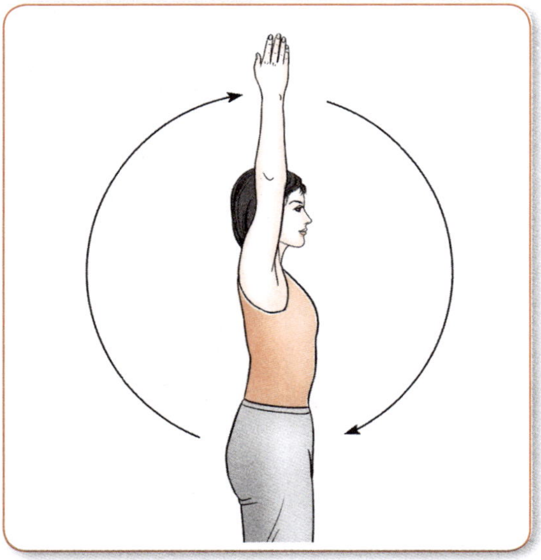

动作要领

双腿直立，两足分开与肩等宽，屈肘，用肘尖在身体外侧画圈，以带动肩关节做顺时针或逆时针旋转活动。

提　示

肘关节旋转之前，可先上下或左右活动，以松解筋肉粘连，然后再旋转。

肩部病症经筋康复训练法（三）

患肢内收

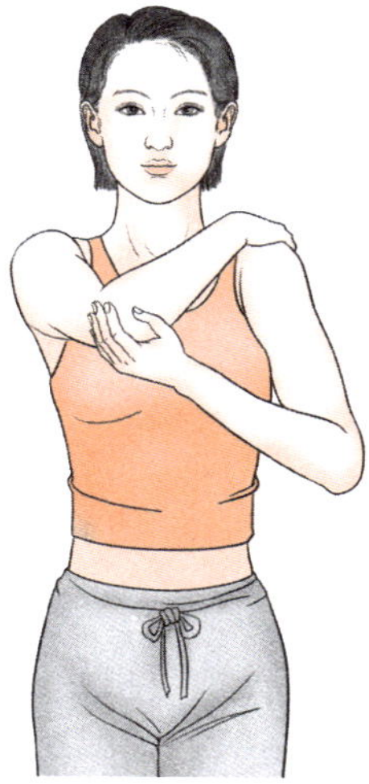

动作要领

下肢直立，用患肢手指尽力搭在对侧肩上，至极度时，再用另一侧手掌托顶患肢肘部，以加大患肢内收幅度。

提　示

患者也可以用患肢的手部握住对侧的手臂，然后再用另一只手将患肢的肘部往内侧托。

患肢滑车牵拉

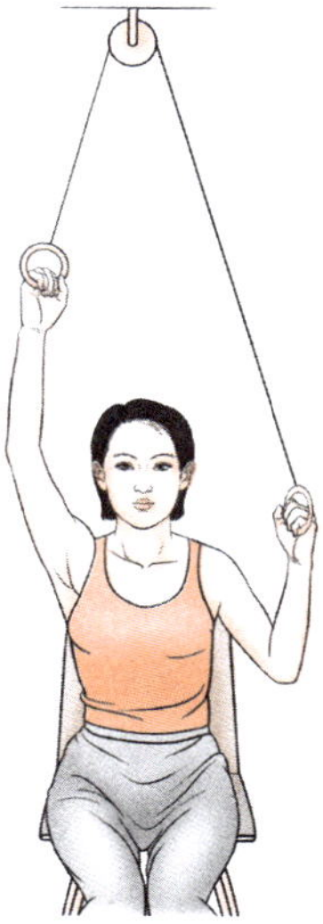

动作要领

将定滑轮固定于头部上方，将绳索穿入其中，双手持握绳索两端，然后用健肢牵拉患肢，使其尽力上举，加大肩关节活动幅度。

提　示

牵拉滑轮时，健肢用力要适度，动作要轻柔，不可猛烈用力。

肘部病症经筋康复训练法（一）

强力伸肘

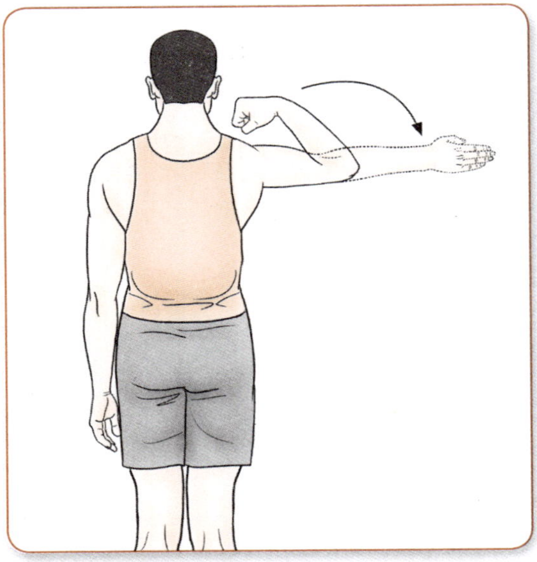

动作要领

患者将患肢前臂充分旋前，然后用力迅速伸直肘关节。如此反复练习多次可使肘关节外侧伸肌总腱附着处粘连拉开，从而缓解疼痛。

提　示

伸肘时要充分将手臂伸直，使肘关节完全伸展开来，以拉开肘部筋肉粘连。

前臂贴靠桌面

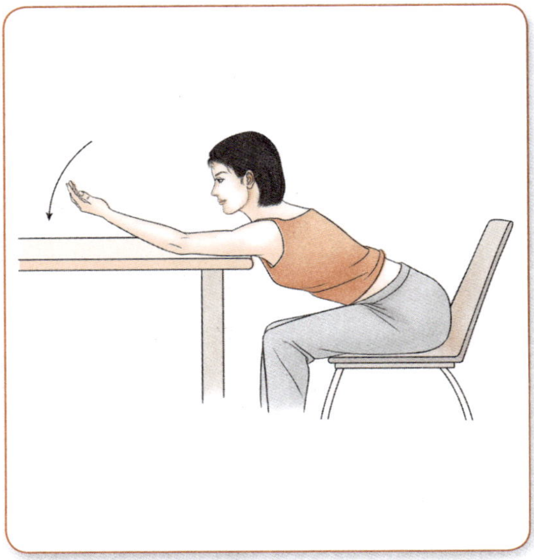

动作要领

取坐位，上臂完全平置在桌面上，将肩关节也放置在同一平面。然后伸直前臂，测量前臂与桌面间的角度。每次伸直练习都要使前臂不断向下靠拢桌面，直到前臂能够完全贴近桌面。

提　示

练习时要注意用健肢手部按压住患肢上臂，以避免患肢在伸展过程中移动，从而影响锻炼效果。

肘部病症经筋康复训练法（二）

旋转肘关节

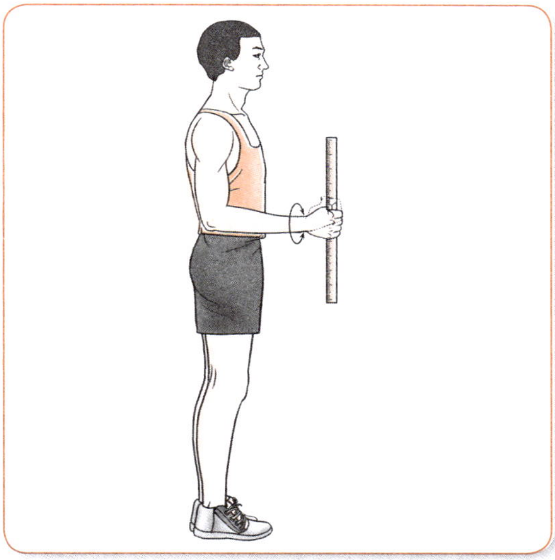

动作要领

将上臂贴紧身体一侧，以防止肩部旋转。肘关节屈曲呈90度，拇指对准自己鼻子，然后将前臂左右旋转。练习时可手握直尺，以计算旋转的幅度。

提　示

练习时，要将患肢上臂垂直紧贴身体一侧，防止肩部移动。

指腕部病症经筋康复训练法

旋转健身球

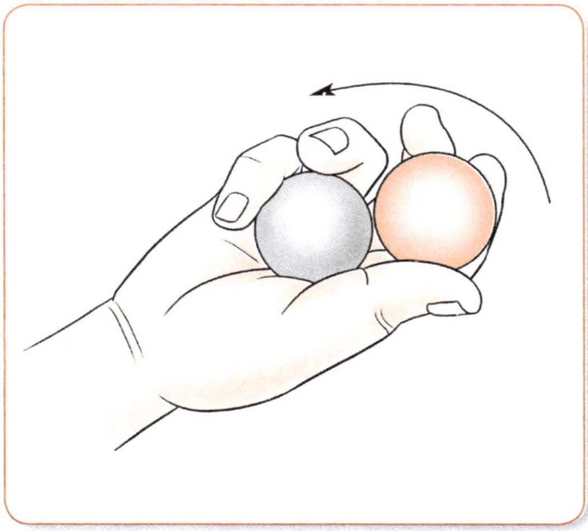

动作要领

患者手握两个健身球，在手掌和手指的配合活动下，使其不断在手中转动，以此方法来增进全部手指活动的协调能力。

提　示

为了达到锻炼效果，健身球的选用要大小合适，以手部能够握住为宜。

胸背部病症经筋康复训练法（一）

抱头挺胸

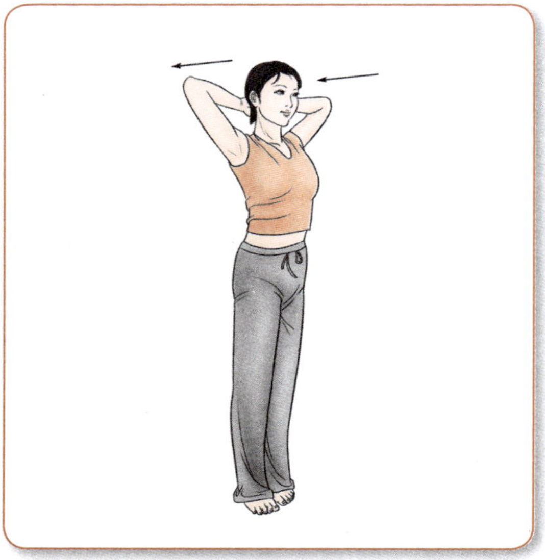

动作要领

立位，上身挺直，抬头挺胸。双手手指在脑后对插，掌心贴靠后脑，然后肘部尽量向后伸展，以达到扩展胸部的目的。

提　示

做该动作时，上身要挺直，挺胸抬头。

抱头旋身

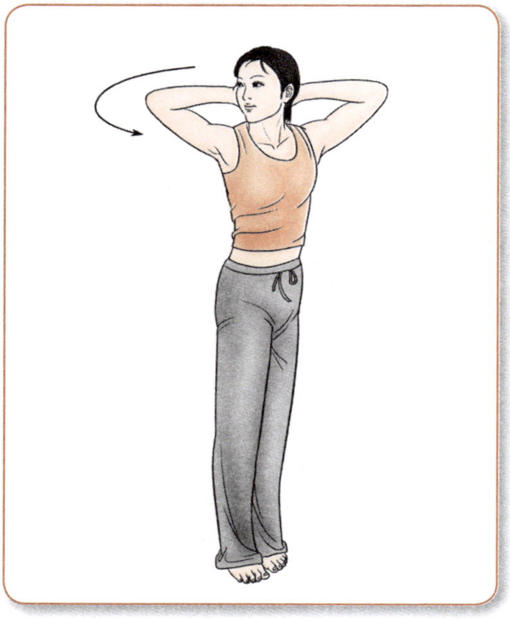

动作要领

保持抱头挺胸的动作不动，然后将躯干和抱头的双臂一起左右交替旋转，以锻炼胸部肌肉。

提　示

如果抱头困难，可双臂平举左右旋转。

胸背部病症经筋康复训练法（二）

单杠吊悬

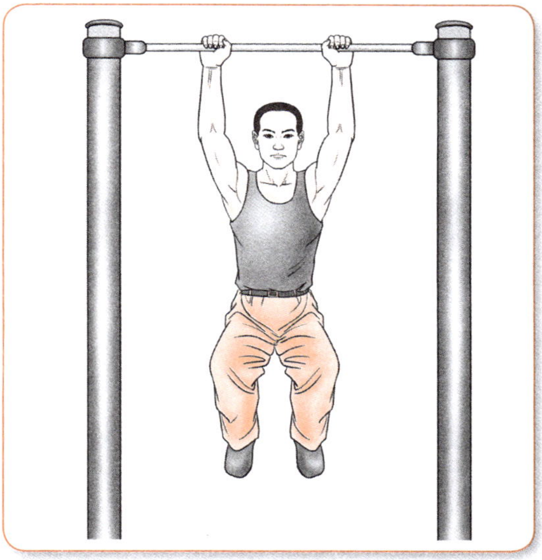

动作要领

双手握住单杠，屈曲双膝使双脚离地，以悬吊脊椎，使胸肋牵张。

提　示

单杠的高度要合适，要以伸手能够够到为宜。

双臂后旋

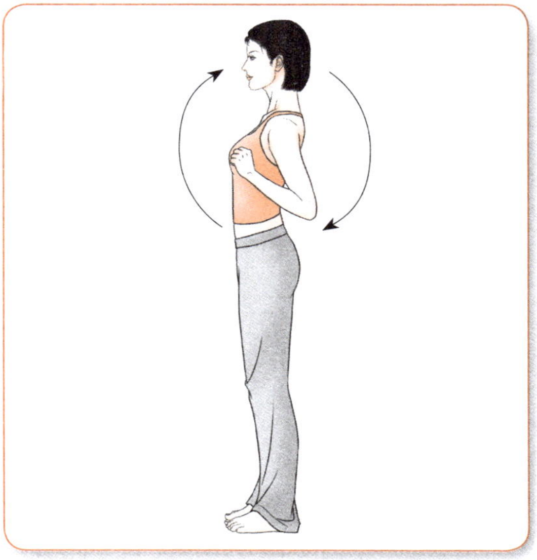

动作要领

前臂屈曲，双手握拳放于腰部。双拳以两侧的腰部为圆心进行旋转。先向前，再向上然后经过腋下，向后旋转至上前方。反复来回，使肩胸前挺。

提　示

做该动作时，双臂要同步向前或向后旋转，以达到扩胸的目的。

胸背部病症经筋康复训练法（三）

扩胸

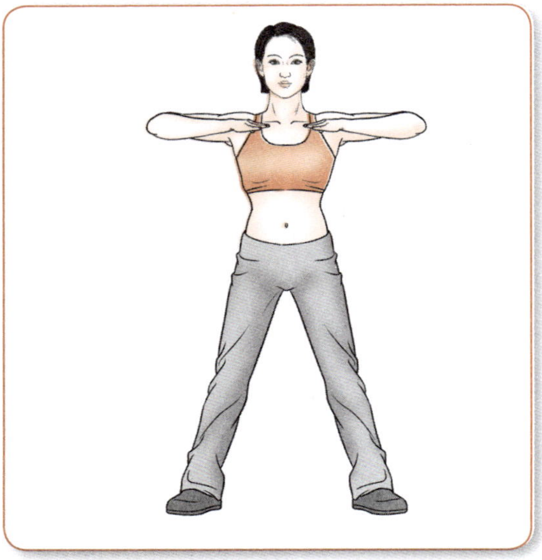

动作要领

双臂平举，外展并屈肘，向后做扩胸动作10余次，然后再用力伸肘，将手和前臂尽量向左右两侧扩伸。

提　示

扩胸和伸肘的动作可以交替进行，动作宜轻缓。

手臂后伸摩背

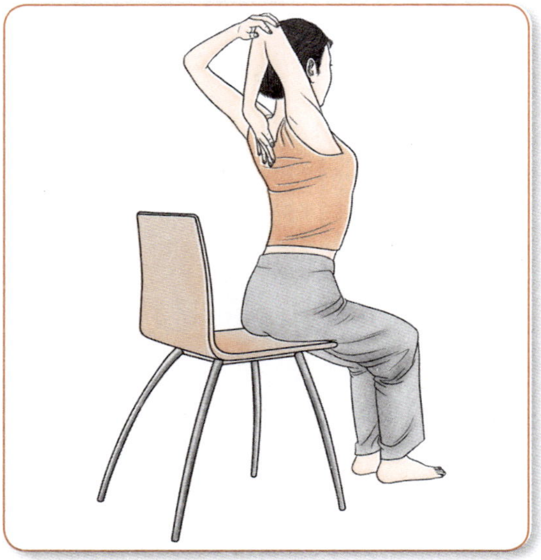

动作要领

单手向后伸到背部最高处，在另一手的辅助下依次从上至下按摩背部。

提　示

手臂可以越过对侧肩部后伸，也可越过同侧肩部后伸。

胸背部经筋病症康复训练（四）

双手过肩对握

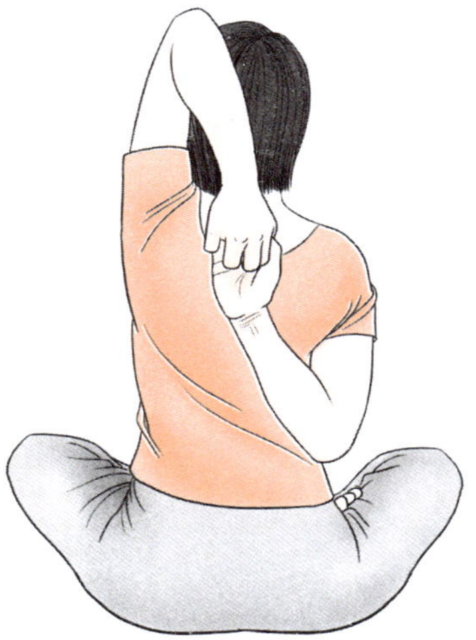

动作要领

将一只手经过同侧肩部往后伸，另一只手从下方伸向背后，两只手尽量在背部握住。之后，再做另一侧的动作。

提　示

初练时可不必达到双手对握的程度，只要两手指尖能够触碰到即可。

抱膝滚背

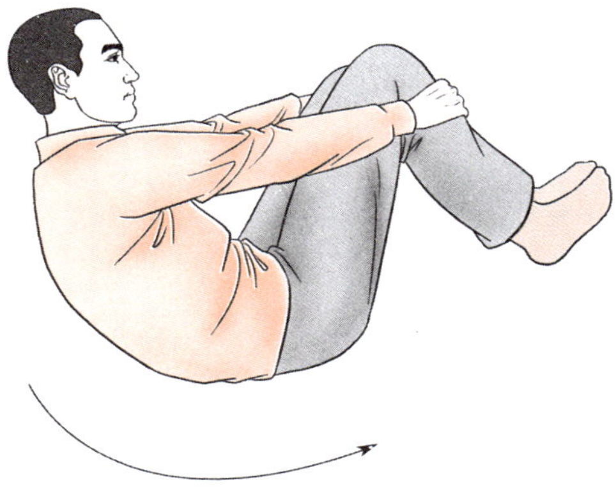

动作要领

患者屈曲四肢，双臂抱膝，使背屈成圆球状，将屈曲的背部在床褥上前后、左右或旋转滚动。

提　示

做该动作时，要垫上足够厚的垫子以防止滚背时伤到背部。

腰腹部病症经筋康复训练法（一）

托天摇体

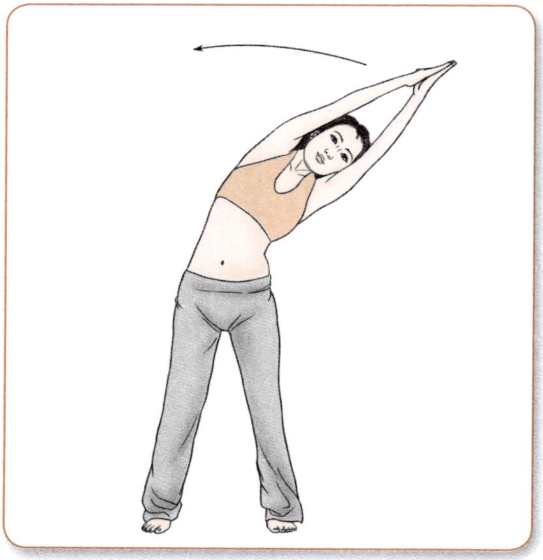

动作要领

站立位，两下肢分开，上肢上举，挺胸抬头。然后有节律地横向摇摆躯干，并与横向摇动的上肢相互配合，以带动腹部肌肉横向晃动。

提　示

做该动作时腰部要用力向左右摆动以带动上肢摇摆。

吐气吸腹

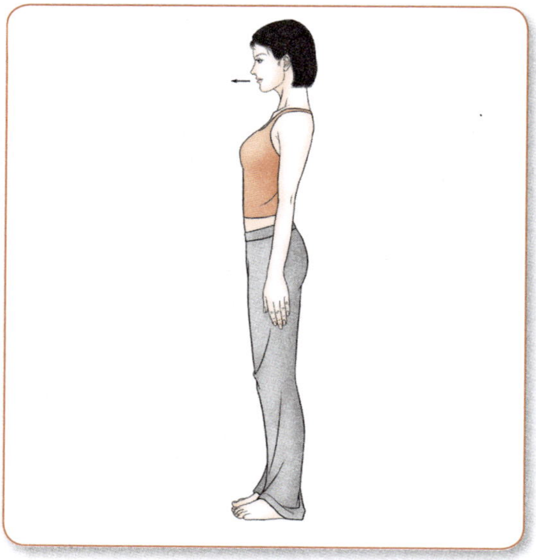

动作要领

站立位，两足微分开。慢慢吐气，同时将腹壁收缩，直至吐气和收腹至最大程度，停留片刻之后再慢慢吸气，同时将腹壁膨出，直至吸气和膨腹至最大程度并停留片刻。

提　示

吸气和呼气时要有意识地收缩腹部，而不是收缩胸腔。

腰腹部病症经筋康复训练法（二）

合掌划圈

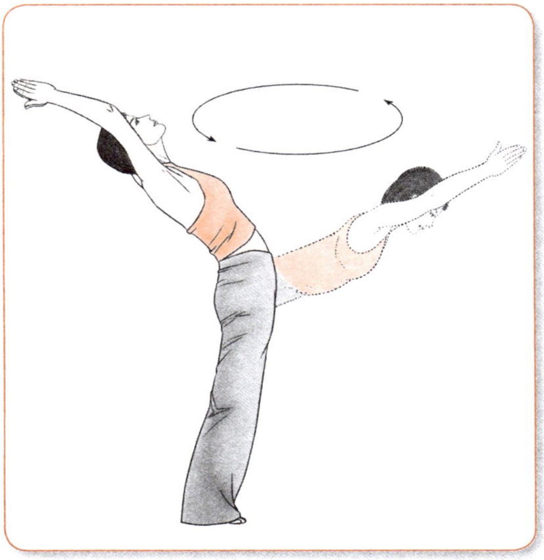

动作要领

站立位，双足双膝平行靠拢，手臂伸直上举，合掌之后配合腰部的旋转在空中画圈。

提　示

做该动作时要注意保持身体平衡，上肢外伸要适度。

俯卧伸腰

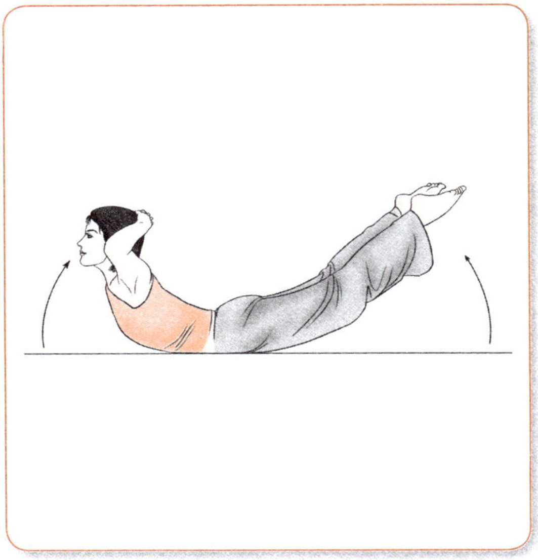

动作要领

取俯卧位，以腹部为支点，双上肢及胸部一起后仰离床，使背肌收缩。坚持片刻之后再恢复俯卧位。如此反复进行。

提　示

伸腰时上肢和下肢要同时离地，以更好地锻炼背部肌肉。

腰腹部病症经筋康复训练法（三）

仰卧起坐

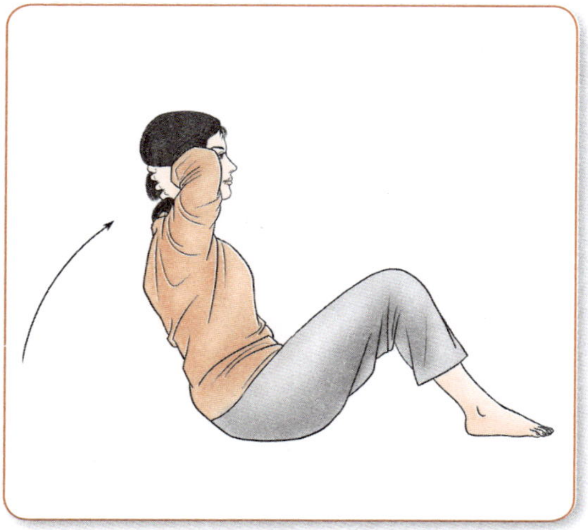

动作要领

仰卧位，双下肢微屈，双手抱头慢慢起坐以练习腹肌，增强腰腹部耐力。

提　示

此动作耗费体力，要在患者能够承受的范围内适当控制运动量。

膝部病症经筋康复训练法

膝关节屈伸

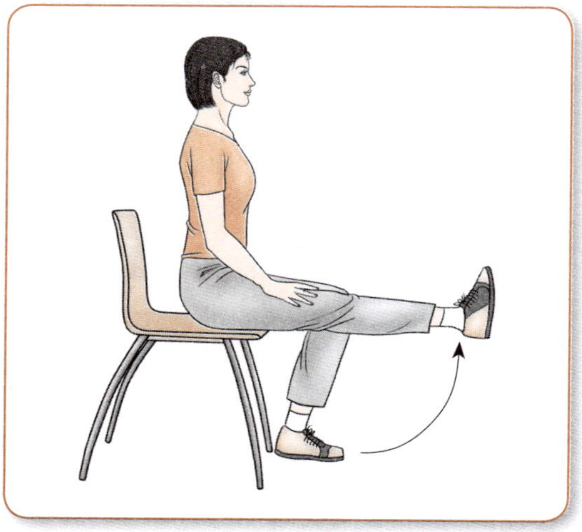

动作要领

患者取坐位，双手按压于患侧大腿以使其固定，然后脚尖缓缓上提，尽量提至与大腿相平。反复进行，以锻炼膝关节。

提　示

做动作时，要以脚尖带动小腿缓缓提起，逐次扩大膝关节屈伸角度。

骶髋部病症经筋康复训练法（一）

转腰

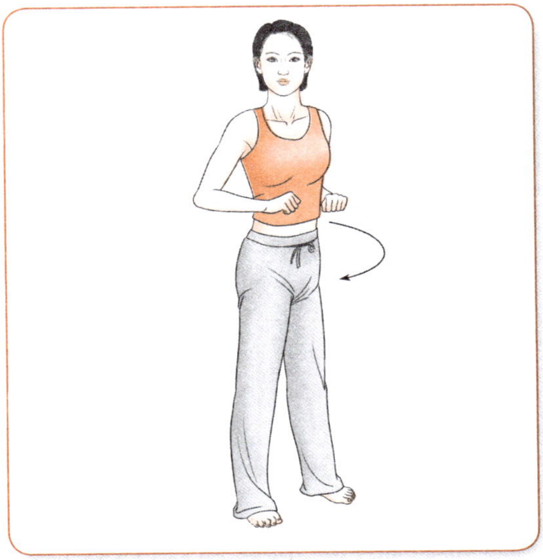

动作要领

站立位，双腿分开，在能够忍受的范围内尽量做转腰运动，范围由小至大，速度随各人情况决定。此动作可使骨盆、腰部统一协调，舒展关节。

提　示

做该动作时要腰部用力，向四周旋转。

髋关节背伸

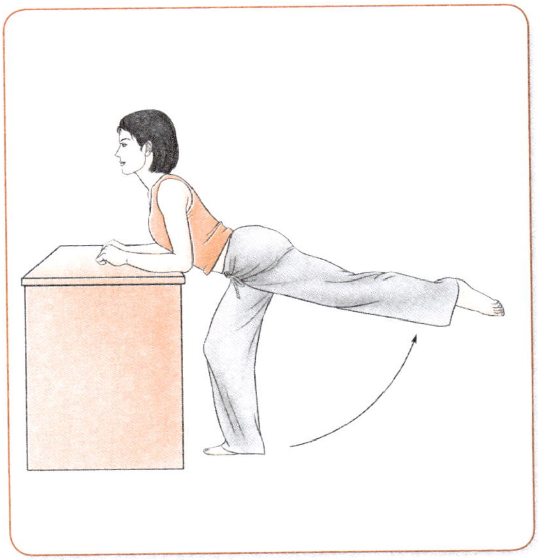

动作要领

俯卧在床边或桌子边，两腿在桌边屈曲站立，将一侧下肢作后伸提举动作，与俯卧躯干成一直线，然后再同法交替做另侧下肢后伸。

提　示

俯卧的床或者桌子的高度要适宜，要和下肢的高度相当。

骶髋部病症经筋康复训练法（二）

单侧抱膝

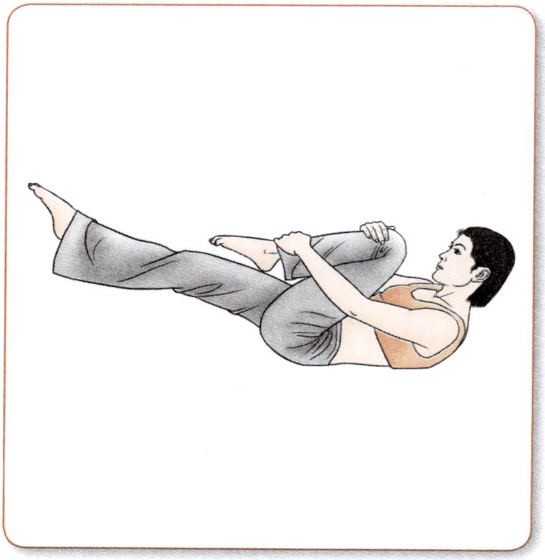

动作要领

仰卧，将一侧下肢屈曲，两手抱膝至腹部，另侧下肢尽量伸直。这样左右两下肢交替操作。

提　示

下肢屈曲的角度可以随着锻炼程度加大，以充分活动髋部筋肉。

下肢外展

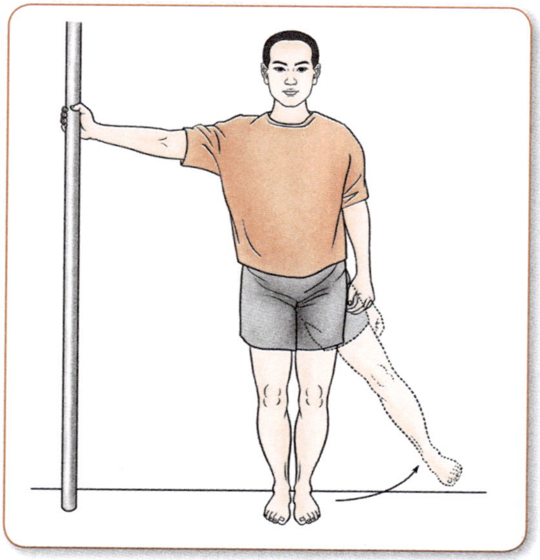

动作要领

站立位，一侧下肢固定不动，另一侧下肢向外做外展动作，如此两侧下肢交替轮流操作。

提　示

如果患者伤痛严重的话，可以取仰卧位，双腿伸直并拢，将患侧下肢向外侧伸展。

骶髋部病症经筋康复训练法（三）

仰卧举髋

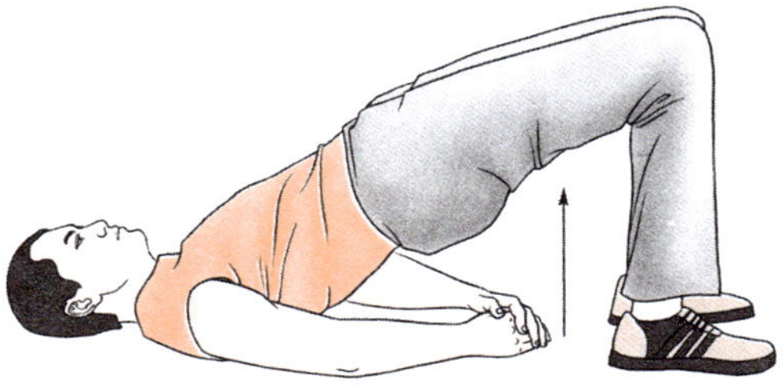

动作要领

仰卧，屈曲下肢，以两足为着力点支撑身体，接着慢慢抬起髋部直至最大限度，然后再落下，如此反复进行。

提　示

初练此动作时，可以用双手支撑身体以抬起髋部。

单侧下肢后伸平举

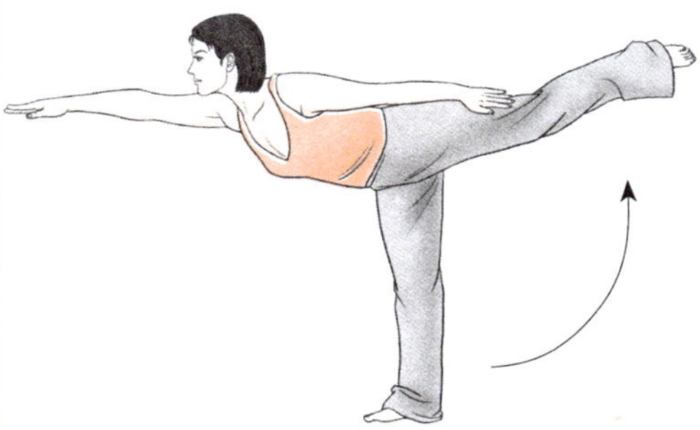

动作要领

站立位，上身逐渐前屈，尽量达90°。一侧上肢向前伸展，另一侧下肢做后伸平举动作，与躯干成一直线。稍维持片刻后，再以同样方法做另一侧下肢平举动作。

提　示

下肢后伸时要注意保持身体平衡。

趾踝部病症经筋康复训练法（一）

踮脚

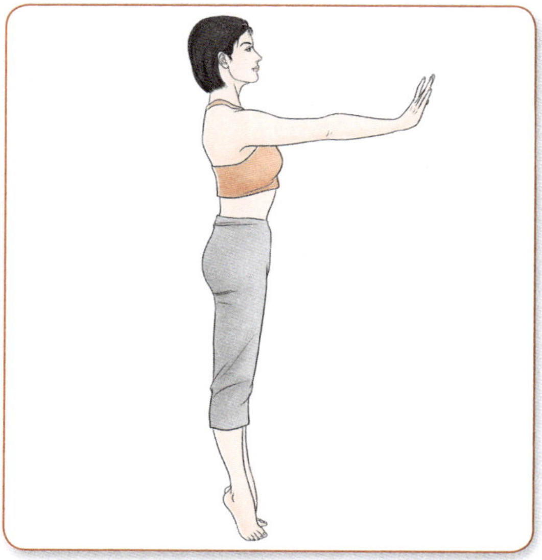

动作要领

取站立位，双脚脚尖慢慢踮起以翘起脚后跟，保持片刻之后将足跟落下。如此反复进行。

提　示

踮起脚尖之后也可行走几步，同样能够起到锻炼趾踝部筋肉的目的。

后背靠墙

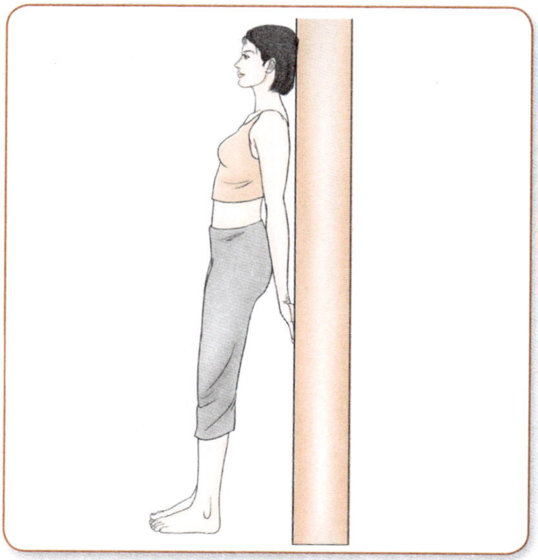

动作要领

站立位，背部倚墙而立，足跟与墙壁保持20cm的距离。以手指抵住墙壁，然后将身体尽量向后靠近墙壁，之后再恢复直立姿势。如此反复练习。

提　示

身体离墙的距离可视个人能力调整，并随着趾踝部筋肉力量的恢复而增加。

趾踝部病症经筋康复训练法（二）

提腿站立

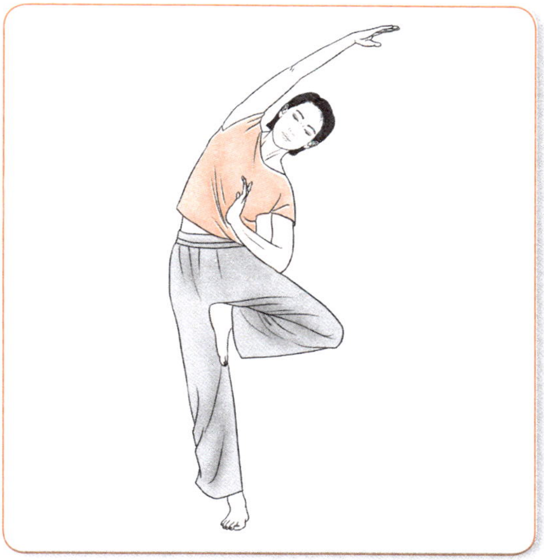

动作要领

站立位，一脚站立，另一脚提起，尽量使身体偏向一侧。此时脚踝会用力以保持身体平衡，从而达到锻炼踝关节的目的。

提　示

做此动作时，可伸展手臂以帮助保持身体平衡。

脚底踩球

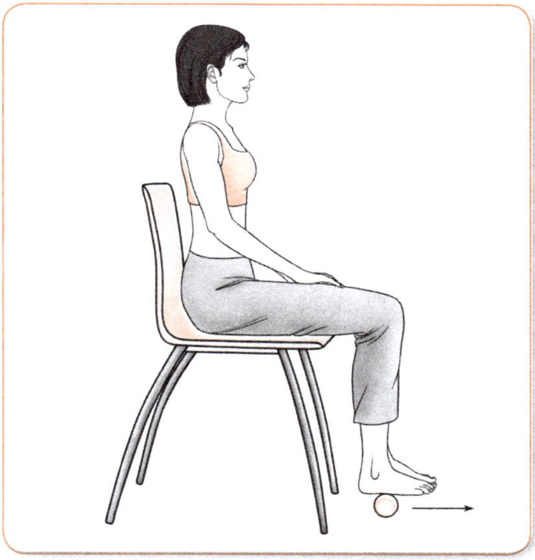

动作要领

取坐位，将圆球或者圆柱木棍置于脚底，在患者的忍受范围内踩动球体来回滚动，以锻炼趾关节和踝关节。

提　示

人体的脚底部位比较敏感，脚底踩木棍时，应选择光滑的木棍，以免伤到脚底筋肉。

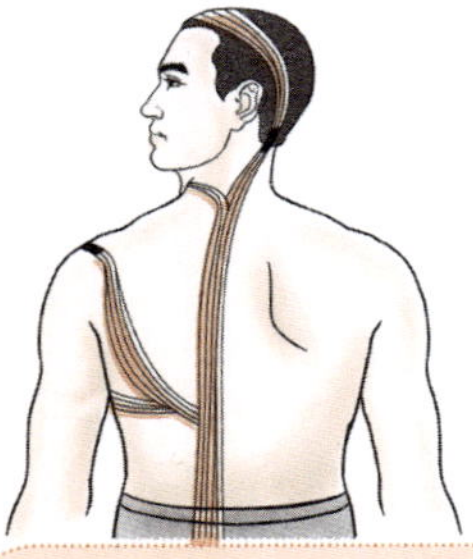

第四章

DISIZHANG

外科疾病经筋疗法

生活中，跌打损伤和慢性劳损是引起经筋疾病的主要原因，由这两种原因引起的经筋疾病在生活中十分常见。经筋疗法治疗外科经筋病症有非常显著的疗效，本章节选了生活中常见的外科疾病，并配以简单明了的图解，方便读者能够快速掌握这些常见病的治疗手法，从而进行自我诊断和治疗。

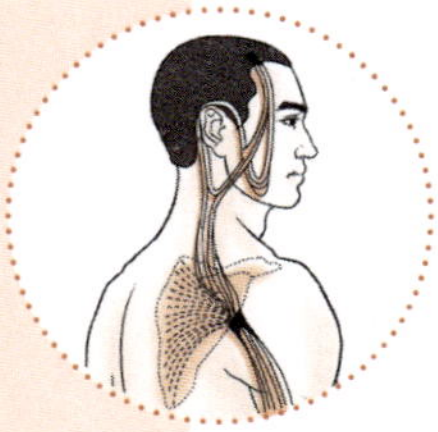

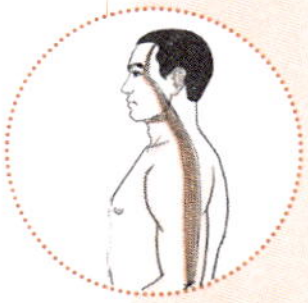

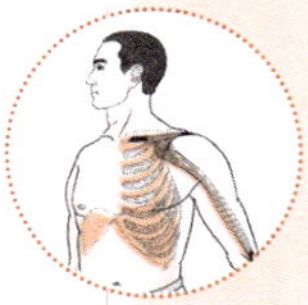

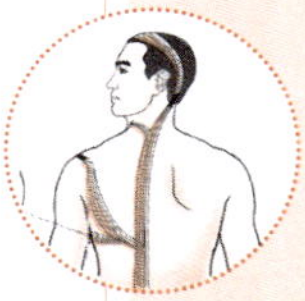

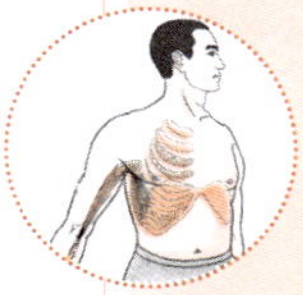

本章看点

- 偏头痛

  主要筋结区为头痛一侧的乳房靠近腋窝的地方

- 落枕

  主要筋结区为手少阳经筋行经颈肩部的区域

- 颈椎病

  主要筋结区为足太阳经筋行经颈肩部的区域

- 肩周炎

  主要筋结区为手少阳经筋和手太阳经筋行经肩部的区域

- 腰椎间盘突出

  主要筋结区为足太阳经筋或足少阳经筋行经腰部的区域

- 腰肌劳损

  主要筋结区为足太阳经筋行经腰部棘突、横突两旁的区域

- 颞颌关节紊乱症

  主要筋结区为手太阳经筋行经颞颌关节的部位

- 急性腰扭伤

  主要筋结区为足太阳经筋行经双腿和足部的区域

- 踝关节扭伤

  主要筋结区为足少阳经筋行经踝部的区域

- 肩部扭挫伤

  主要筋结区为手少阳经筋经过肩部的区域

- 牵拉肩

  主要筋结区为手阳明经筋行经肩部和臂部的区域

033 偏头痛

偏头痛是一种周期性发作的头痛，属众多头痛类型中比较常见的病症。偏头痛常常表现为偏侧搏动性头痛，伴随有恶心、呕吐及怕光等症状。在安静、黑暗环境内或睡眠后头痛一般会缓解，在头痛发生前或发作时常伴有神经和精神功能方面的障碍。

致病原因

偏头痛的确切病因目前尚不清楚，但以下原因通常会引起偏头痛：

1. 遗传因素：调查表明，约 60% 的偏头痛患者都有家族史，部分患者家庭中有癫痫病人。

2. 内分泌失调：血管性偏头痛多发于青春期女性，且在月经期间发作频繁，妊娠时发作停止，分娩后再发，而在更年期后逐渐减轻或消失。

3. 饮食不当：研究表明，经常食用奶酪、巧克力、刺激性食物或酗酒、抽烟的人更容易患血管性偏头痛。

4. 其他因素：工作压力过大、情绪紧张、忧虑、抑郁、失眠，甚至气候变化等因素也可诱发偏头痛。

检查筋结

先以拇指指尖在头部由前向后、由左至右、依次有规律地将头部表面点按一遍，以寻找疾病的筋结位置。点按时患者感觉胀痛最明显处即为筋结所在，但有时也可能没有找到局部筋结。

足少阳经筋行经腋窝、乳旁而至头部一侧，偏头痛在头痛一侧的乳房靠近腋窝的地方也会有一敏感点，但有的患者不明显，据此揉按也有利于迅速减轻头痛。

治疗方法

治疗偏头痛宜先采用按法，再用叩击法，最后用指推法。

施治者先以稳重有力的手法，用拇指或者用手的鱼际舒缓筋结 5~10 分钟。

然后，以掌击法或指击法叩击头痛部位，作用面宜广，以缓解头痛。

最后，沿上侧眉棱上以拇指指腹由内向外推抹，反复 10 余次即可。

预防措施

1. 制定一个适合偏头痛患者的食谱，要有营养意识，保持饮食平衡。
2. 有规律的锻炼可以减少紧张和压力。
3. 保持充足的休息，一般成人每天需要休息 7~9 个小时。
4. 避免工业废气环境，避免摄入过量的糖、咖啡。
5. 戒烟限酒。

偏头痛的经筋疗法

检查筋结

检查筋结方法：通常偏头痛的固定筋节点分布于头部，尤其是双侧太阳穴和风池穴周围。此外，偏头痛在头痛一侧的乳房靠近腋窝的地方也会有一敏感点，据此揉按也可迅速减轻头痛。

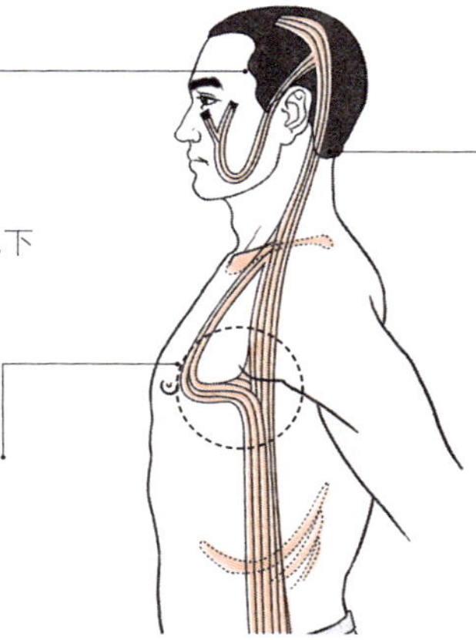

太阳穴
具体位置见下图所示

风池穴
位于后颈部，后头骨下，两条大筋外缘陷窝中，相当于耳垂齐平

头痛一侧的手少阳经筋行经乳房靠近腋窝的地方也会有一个固定筋结点

治疗步骤

1 按法

以稳重有力的手法，用拇指或者用手的鱼际舒缓筋结 5 ~ 10 分钟。

2 叩击法

以掌击法或指击法叩击头痛部位，作用面宜广，以缓解头痛。

3 指推法

沿上侧眉棱上以拇指指腹由内向外推抹，反复 10 余次即可。

穴位按摩辅助治疗

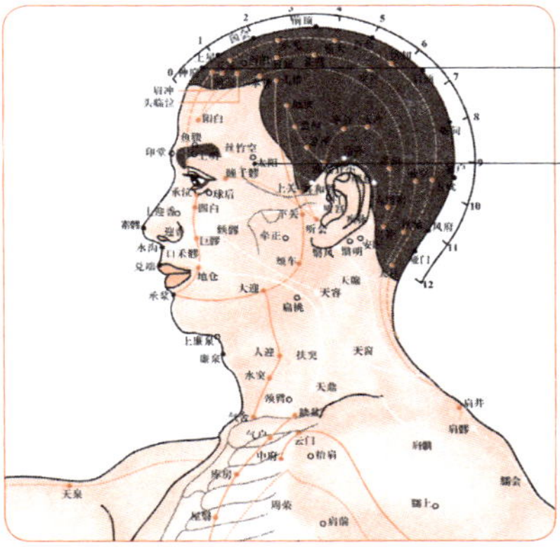

神庭穴
位于人体头部，当前发际正中直上 0.5 寸

太阳穴
位于耳廓前，前额两侧，外眼角延长线的上方，两眉梢后凹陷处

在采用经筋疗法治疗偏头痛的同时，可以用穴位按摩法进行辅助治疗。其具体方法为：用手指揉按患者的太阳穴和神庭穴，持续约 3 分钟。

034 落枕

落枕又叫“失枕”，是一种常见病，冬春季多见，好发人群一般为青壮年。落枕的常见发病经过是入睡前并无任何症状，晨起后却感到项背部明显酸痛，颈部活动受限。这说明病起于睡眠之后，与睡枕及睡眠姿势有密切关系。

◉致病原因

1. 睡眠时头颈姿势不当。
2. 枕头垫得过高、软硬不当或高低不平。
3. 颈部外伤。
4. 颈部受风着凉。
5. 如为颈椎病引起，则会反复“落枕”。

◉检查筋结

落枕的筋结一般集中在手少阳经筋行经颈肩部的区域。检查时，应观察颈肩部的手少阳经筋有无条索、结节。通常情况下，在颈肩部会触摸到紧张痉挛的胸锁乳突肌和斜方肌，肩胛骨内侧和肩胛内上角常会有压痛和酸胀感，这就是治疗落枕的敏感区，只要对这些敏感的筋结区域进行按揉，就会缓解疼痛。

◉治疗方法

治疗落枕先用指按法松解筋结，然后用掌揉法疏通经筋、消除疼痛。施治者用拇指端或指腹按压颈部筋结区域 1~3 分钟，动作要轻柔和缓，要以患者能够忍受为度。

筋结得到松解之后，改用掌揉法。施治者放松手腕，以掌根着力于筋结区域，用腕关节连同前臂作小幅度的旋转运动。揉的时候动作要轻柔，揉动频率一般为每分钟 120 ～ 160 次。在患者颈部揉 5 分钟左右即可。

◉预防措施

1. 枕头的高度应符合人体的颈椎生理曲度，以中间低，两头高的枕头最好。
2. 枕芯应选择质地柔软、通气性能好的填充物。
3. 养成良好的睡眠姿势，可平卧或侧卧位。平卧时，最好在腘窝下垫枕头，使膝盖稍屈曲。
4. 如果患者本身患有颈部软组织疾患而导致落枕反复发作的话，则要及时治疗。

落枕的经筋疗法

检查筋结

检查筋结方法：经筋疗法治疗落枕，要先循着手少阳经筋走向检查筋结。

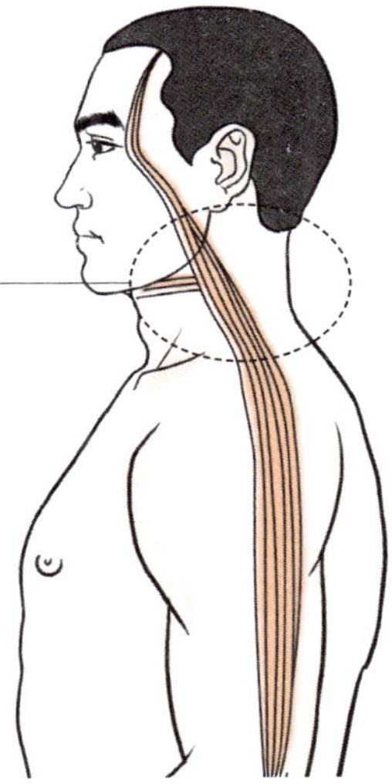

治疗步骤

1 指按法

施治者用拇指端或指腹按压颈部筋结区域1～3分钟，动作要轻柔和缓，以患者能够忍受为度。

2 掌揉法

施治者放松手腕，以掌根着力于颈部筋结区域，用腕关节连同前臂作小幅度的旋转运动。动作要轻柔，频率为每分钟120～160次，揉5分钟左右即可。

穴位按摩辅助治疗

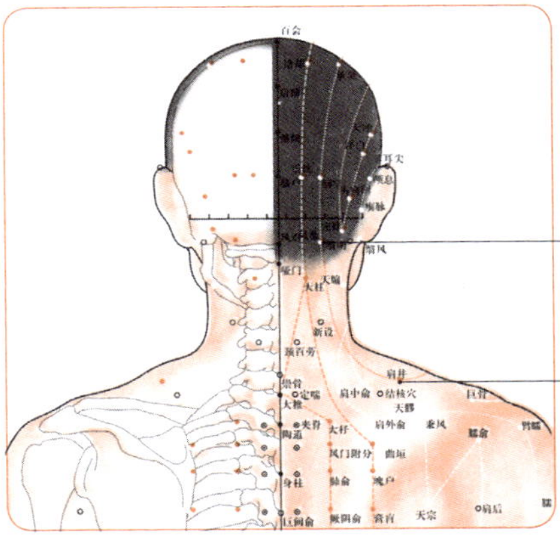

风池穴

位于后头骨下，两条大筋外缘凹陷处，与耳垂齐平

肩井穴

前直对乳中，大椎与肩峰段连线的中点，即乳头正上方与肩线交接处

在采用经筋疗法治疗落枕的同时，可以用穴位按摩法进行辅助治疗。其具体方法为：用手指揉按患者的风池穴和肩井穴，持续约3分钟。

034

035 颈椎病

颈椎病又叫颈椎综合征，常见的症状是颈部僵硬、活动受限，头、颈、肩、背、手臂酸痛，酸痛可放射至头枕部和上肢，有的患者还可伴有头晕、恶心等症状。如果疾病久治不愈，会引起心理伤害，产生失眠、烦躁、易怒、焦虑、忧郁等症状。

◉致病原因

不良睡眠体位，工作姿势不当，不适当的体育锻炼都是颈椎骨关节退变的常见原因。尤其长期低头伏案工作，会使颈椎长时间处于屈曲位，这样，颈椎间盘内的压力就会增高，颈肩部肌肉持续紧张从而引发颈椎病。颈椎病随着年龄的增长而成倍增加，轻者造成病痛，重者可致残。

◉检查筋结

患者一般取坐位，施治者站立其后，以两手鱼际部位或者用拇指、食指指腹检查颈部、肩部和上肢，并嘱咐患者缓慢转动头部并向上下左右摆动，以查找具体筋结部位。一般来说，颈椎病的固定筋结部位通常会在足太阳经筋行经颈肩部的区域，所以在检查的时候要把足太阳经筋作为检查重点。

◉治疗手法

治疗颈椎病先后要用到拨法、点法、拿法和叩击法。

首先，施治者用拇指或者食指点拨筋结 1~2 分钟以松解筋结，出现麻胀感为宜，要注意仔细检查足太阳经筋上的筋结。

然后，采用点法对筋结区域进行仔细点按，直至麻胀感传导至手指指端 2~3 分钟。

接着，施治者再以双手或者单手提拿颈后、颈部两侧和肩部的肌肉，反复进行 3~5 次。

最后，以叩击法分别在患者的项背部和肩胛部位进行拍打、叩击，反复进行 3~5 次，使筋骨和肌肉得到舒展。施治的时候要注意动作轻柔和缓，注意控制力度，不宜粗暴猛烈地转动头部。

◉预防措施

1. 长期伏案工作者，应定时改变头部体位，按时做颈肩部肌肉的锻炼。在工间或工余时，做头及双上肢的前屈、后伸及旋转运动，可缓解疲劳，增强颈肩部肌肉的韧度。

2. 避免高枕睡眠的不良习惯，高枕使头部前屈，增大下位颈椎的应力，有加速颈椎退变的可能。

3. 注意颈肩部保暖，避免头颈负重物，避免过度疲劳，坐车时不要打瞌睡。

颈椎病的经筋疗法

检查筋结

检查筋结方法：检查筋结时患者可以缓慢转动头部并向上下左右摆动，以查找具体筋结部位。要重点检查患者的颈部、肩部和上肢部位。

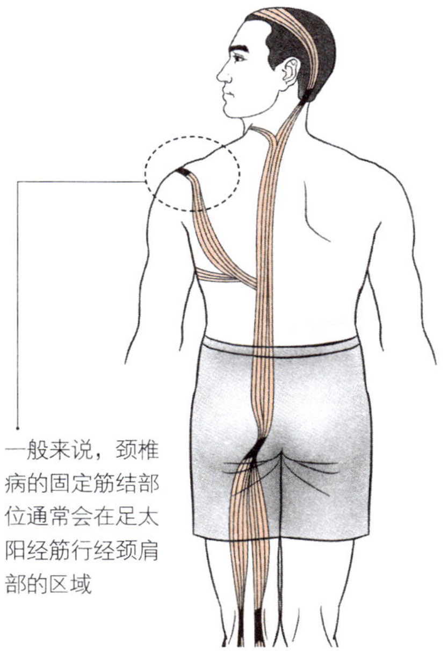

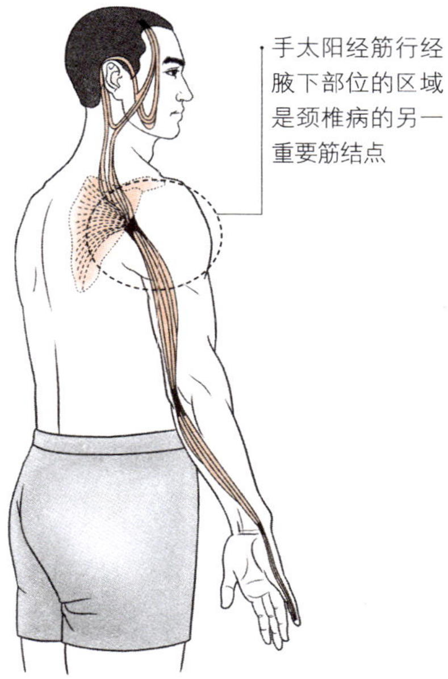

治疗步骤

1 拨法

先用拇指或者食指点拨筋结 1 ~ 2 分钟以松解筋结，出现麻胀感为宜，要注意仔细检查足太阳经筋上的筋结。

2 点法

采用点法对手太阳经筋在腋下的结聚区域进行仔细点按，直至麻胀感传导至手指指端 2 ~ 3 分钟。

3 叩击法

以叩击法分别在患者的项背部和肩胛部位进行拍打、叩击，反复进行 3 ~ 5 次，使筋骨和肌肉得到舒展。

4 拿法

以双手或者单手提拿颈后、颈部两侧和肩部的肌肉，反复进行 3 ~ 5 次。

036 肩周炎

肩周炎是肩关节周围炎的简称，是以肩关节疼痛和活动不便为主要症状的常见病症，多见于50岁左右的中年人，故俗称“五十肩”。肩周炎早期常表现为肩关节阵发性疼痛，会因天气变化或劳累而诱发，以后逐渐发展为持续性疼痛，并逐渐加重，昼轻夜重，夜不能寐，肩周炎如果不能得到有效的治疗，就会严重影响肩关节的功能活动，妨碍日常生活。

◉致病原因

1. 肩部软组织退行性病变会导致人体对各种外力的承受能力减弱，这是肩周炎发病的基本原因，也是本病多发在50岁左右中老年人身上的主要原因。

2. 长期过度活动，姿势不良等所产生的慢性致伤力是激发肩周炎的主要原因。

3. 肩部急性扭挫伤、牵拉伤后治疗不当。

4. 上肢外伤后肩部固定过久，导致肩周软组织继发萎缩、粘连。

◉检查筋结

检查筋结时，患者取坐位，捏拿揉按肩部肌肉以探查筋结所在。由于经过肩部的经筋很多，所以要仔细检查，以正确判断哪条经筋受损。一般来说，肩周炎患者的手少阳经筋和手太阳经筋经过肩部的区域常会发现筋结。

◉治疗手法

治疗肩周炎应先用拨法缓解肩部周围软组织的疼痛和痉挛。运用拨法之前，可以先用指腹或者大小鱼际对筋结部位按压推拨，之后再用指尖或者指腹与局部肌肉纤维垂直或者一致进行拨揉。

然后，以食指或者中指在患侧锁骨中点之上1厘米处进行按压，直至患侧手臂远端出现麻木感为止，每次操作1~2分钟。

◉预防措施

1. 注意防寒保暖，特别是避免肩部受凉，以避免寒邪侵袭，使肩部肌肉收缩功能产生障碍而引发肩周炎。

2. 加强肩部关节的运动，可经常打太极拳、太极剑、门球，或在家里进行双臂悬吊，使用拉力器、哑铃或双手摆动等运动，但要注意运动量。

3. 经常伏案工作或双肩经常处于外展体位的人，应注意调整姿势，避免长期不良姿势所造成的慢性劳损和积累性损伤。

肩周炎的经筋疗法

检查筋结

检查筋结方法：以轻柔的手法捏拿揉按患者肩部肌肉以探查筋结所在。由于经过肩部的经筋很多，所以要仔细检查，以正确判断哪条经筋受损。

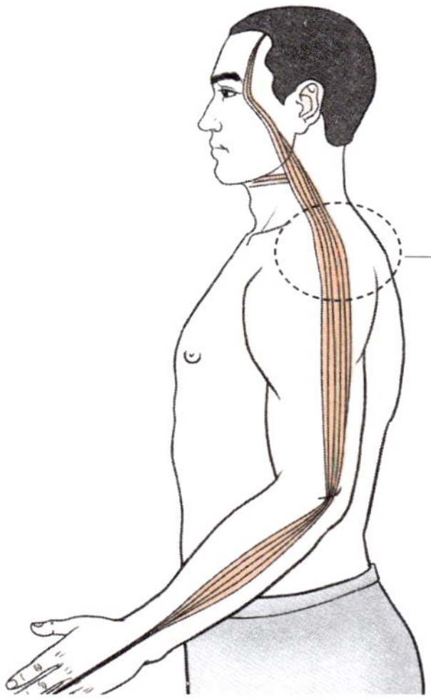

经筋疗法的实践证明，肩周炎患者常常会在手少阳经筋经过肩部的区域产生筋结

经过肩部的经筋很多，手太阳经筋在肩部的分布区域也是肩周炎的常见筋结区

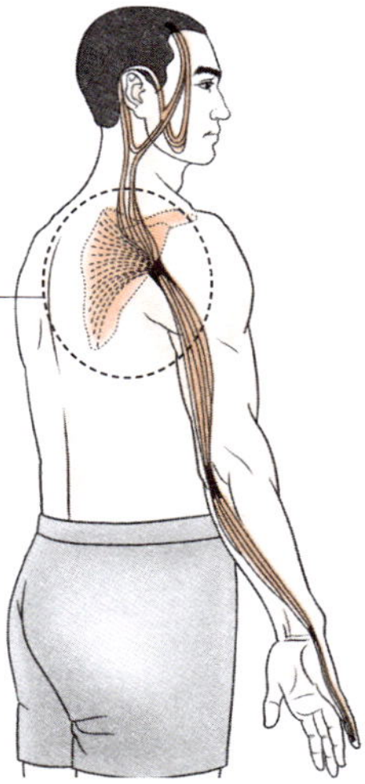

治疗步骤

1 拨法

先用指腹或者大小鱼际对筋结部位按压推拨，之后再用指尖或者指腹与局部肌肉纤维垂直或者一致进行拨揉。

2 按法

以食指或者中指在患侧锁骨中点之上1厘米处进行按压，直至患侧手臂远端出现麻木感为止，每次操作1～2分钟。

穴位按摩辅助治疗

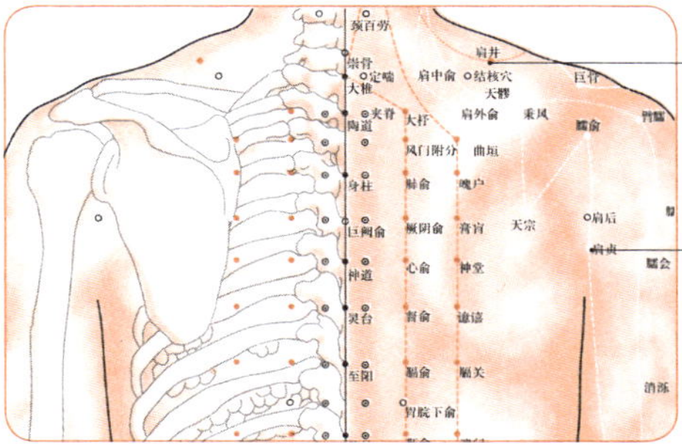

肩井穴

在肩上，前直对乳中，当大椎穴与肩峰端连线的中点。

肩贞穴

位于人体的肩关节后下方，手臂内收时，腋后纹头上1寸。

在采用经筋疗法治疗肩周炎的同时，可以用穴位按摩法进行辅助治疗。其具体方法为：用手指按按患者的肩贞穴和肩井穴，持续约3分钟。

037 腰椎间盘突出

腰椎间盘突出是西医的诊断病名，中医可归于“腰痛”、“腰腿痛”、“痹症”等范畴。腰椎间盘突出症是一个多发病、常见病，好发于20~45岁的青壮年，男性比女性多见。患者常有腰部扭伤史，而无外伤诱发因素的患者，一般起病较慢，有数周或数月的腰痛史，或有反复腰痛史。

◉致病原因

1. 腰椎间盘的退行性变：随着年龄的增长，腰椎间盘的水分丧失、弹性降低及结构松弛，容易导致腰椎间盘突出。

2. 姿势不良引起的腰部损伤：长期的前倾坐姿、反复的弯腰、下蹲时弓腰搬抬重物都会很容易引起腰椎间盘突出，所以本病与职业有关。司机、会计、长期坐办公室的人都易患此病。

3. 妊娠期妇女或肥胖腹围较大者腰骶部承受的重力比平时大，因而也容易患腰椎间盘突出症。

◉检查筋结

检查筋结时，患者取俯卧位，施治者站立其旁，以拇指探查腰部、臀部和下肢远端以检查筋结。如果患者的症状以大腿后侧症状为主，则应侧重于检查足太阳经筋；如果患者的症状以大腿外侧症状为主，则应侧重于检查足少阳经筋。

◉治疗手法

经筋疗法治疗腰椎间盘突出，先后采用肘按法、推法和摇法。

找到筋结之后，先用拇指按揉筋结，然后用肘部鹰嘴点按患部，每处施治1~3分钟，以患者能够忍受为度。

之后，用手掌大小鱼际或者掌根部在腰背部位从上至下沿足太阳经筋进行推揉，反复10次左右，再沿着两侧髂胫束自上推按至膝下，反复5~6次。

最后，患者取仰卧位，双髋双膝屈曲，施治者扶住患者膝部和踝部将腰部转动1~2分钟。每天做1次，4~5次为一个疗程，一般要做2~4个疗程。

◉预防措施

1. 保持饮食均衡，注意补充蛋白质、维生素，防止肥胖，戒烟限酒。
2. 工作中注意劳逸结合，姿势正确，不宜久坐久站，剧烈体力活动前先做准备活动。
3. 卧床休息宜选用硬板床，保持脊柱生理弯曲。
4. 避寒保暖。

腰椎间盘突出的经筋疗法

检查筋结

检查筋结方法：施治者用拇指探查患者腰部、臀部和下肢远端以检查筋结。

如果患者的症状以大腿后侧症状为主，则应侧重于检查足太阳经筋在腰部的分布区域

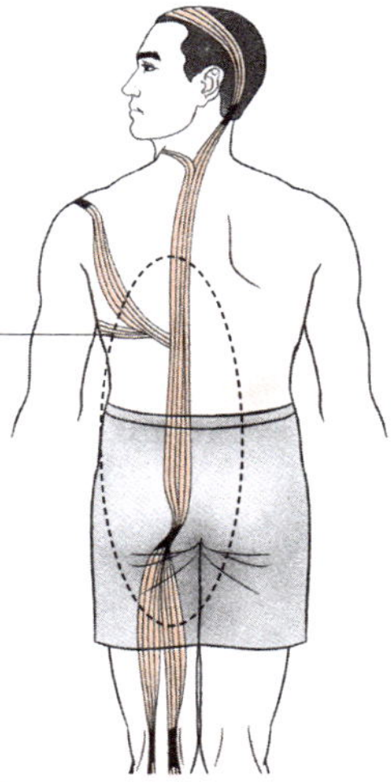

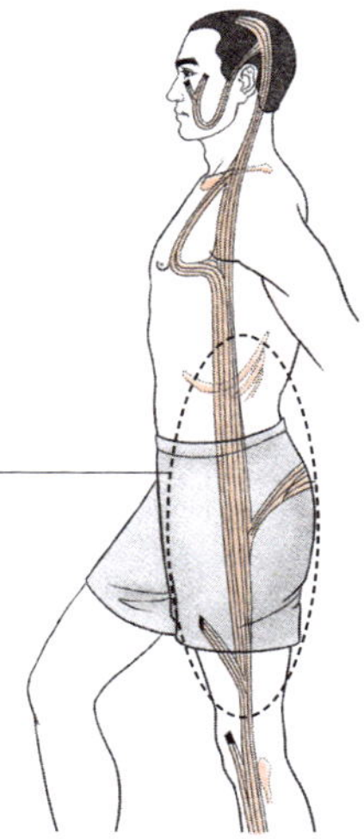

如果患者的症状以大腿外侧症状为主，则应侧重于检查足少阳经筋行经腰部的区域

治疗步骤

1 肘按法

用拇指按揉筋结，然后用肘部鹰嘴点按患部，每处施治 1 ~ 3 分钟，以患者能够忍受为度。

2 推法

用手掌大小鱼际或者掌根部在腰背部位从上至下沿足太阳经筋进行推揉，反复 10 次左右，再沿着两侧髂胫束自上推按至膝下，反复 5 ~ 6 次。

3 摇法

最后，患者取仰卧位，双髋双膝屈曲，施治者扶住患者膝部和踝部将腰部转动 1 ~ 2 分钟。

穴位按摩辅助治疗

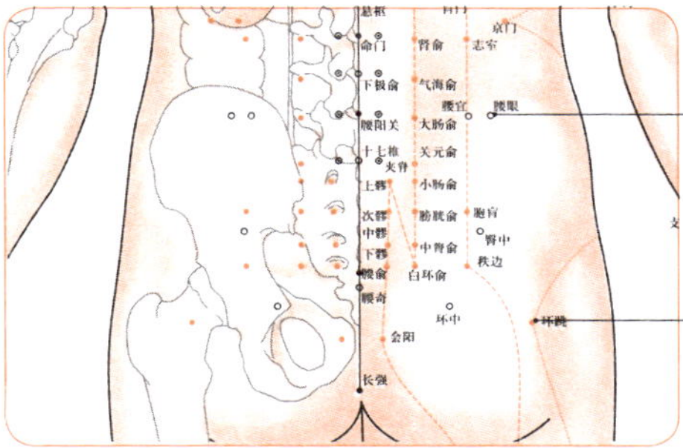

腰眼穴

位于第 4 腰椎棘突下，旁开约 3.5 寸

环跳穴

侧卧屈股，股骨大转子最凸点与骶管裂孔连线的外 1/3 与中 1/3 交点

在采用经筋疗法治疗腰椎间盘突出的同时，可以用穴位按摩法进行辅助治疗。其具体方法为：用手指揉按患者的腰眼穴和环跳穴，持续约 3 分钟。

038 腰肌劳损

腰肌劳损又称“功能性腰痛”或“腰背肌筋膜炎”，主要是指腰骶部肌肉、筋膜等软组织慢性损伤，是一种常见的腰部疾病。腰肌劳损的主要症状为腰或腰骶部疼痛，反复发作，疼痛可随气候变化或劳累程度而变化，时轻时重，缠绵不愈。腰肌劳损造成的疼痛其性质多为钝痛、酸痛或胀痛，疼痛范围可局限于一个部位，也可散布整个背部。

◉致病原因

1. 急性腰扭伤后没有彻底治愈，迁延日久引发腰肌劳损。

2. 长期反复的过度腰部运动及过度负荷，如长时期坐位、久站或从弯腰位到直立位、手持重物、抬物肥胖均可使腰肌长期处于高张力状态，久而久之可导致慢性腰肌劳损。

3. 慢性腰肌劳损与气候环境条件也有一定关系，气温过低或湿度太大都可促发或加重腰肌劳损。

腰肌劳损是局部软组织的损伤，而腰椎间盘突出症是神经受压迫导致的症状。这两个病症最明显的区别就是前者疼痛局限在腰部，后者的疼痛会放射到臀部、大腿、小腿或是脚。

◉检查筋结

以揉按的手法对腰、腿、背部夹脊做广泛性的探查，以检查隐蔽劳损的肌筋。先让患者取俯卧位，两手自然放置于身旁，施治者站立其旁，从腰部起向下沿足太阳经筋检查筋结所在，着重在腰部棘突、横突两旁寻找压痛点。

◉治疗方法

施治者先以滚法往返治疗足太阳经筋的腰段，稍微带点力道。

然后用按法以较重的力量疏解各筋结，每处各 1~2 分钟。

之后，再推揉腰椎两侧的骶棘肌，进行按腰扳腿。施治者一手按住患者腰部，另一手前臂及肘部托患者一侧小腿的上段，双手协调配合，相对用力同时按压腰部、托提下肢，反复数次，有时会有响声。两侧均做，要轻柔和缓，幅度由小至大。

◉预防措施

1. 加强体育锻炼，使肌肉、韧带、关节囊经常处于健康和发育良好的状态。

2. 劳动中注意体位，对单一劳动姿势者应坚持工间锻炼，注意保护腰部。

3. 慢性病、营养不良、肥胖等患者，要注意休息，加强治疗；病后初愈、妊娠期、分娩后、月经期的患者应注意休息，避免过劳。

腰肌劳损的经筋疗法

检查筋结

检查筋结方法：施治者以揉按的手法对患者腰、腿、背部夹脊作广泛性的探查，检查时要从腰部起向下沿足太阳经筋检查筋结区域。

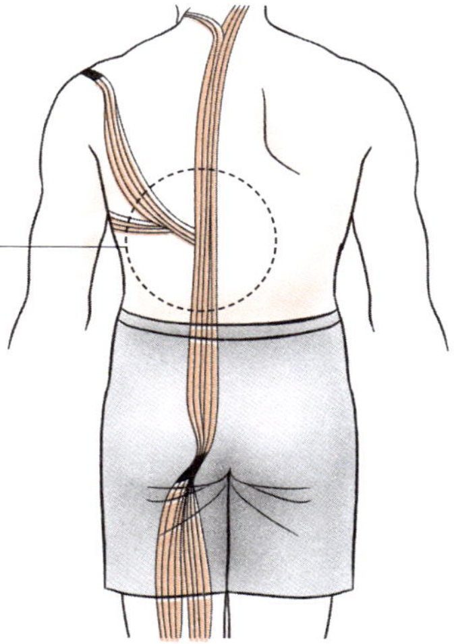

腰肌劳损的筋结一般存在于足太阳经筋行经腰部棘突、横突两旁的区域

治疗步骤

1 滚法

将手背近小指侧部分固定于腰部，微屈四指，以腕部带动前臂做前后旋转运动，进行连续不断的滚动，滚动要稍微带点力道。

→

2 按法

以掌按法或者肘按法按压腰部筋结，每处各1～2分钟。按压力道要稍大一点以疏散筋结。

→

3 按腰扳腿

推揉腰椎两侧的骶棘肌，进行按腰扳腿。一手按住患者腰部，另一手前臂及肘部托患者一侧小腿的上段，双手协调配合，相对用力同时按压腰部、托提下肢，反复数次，两侧均做。

穴位按摩辅助治疗

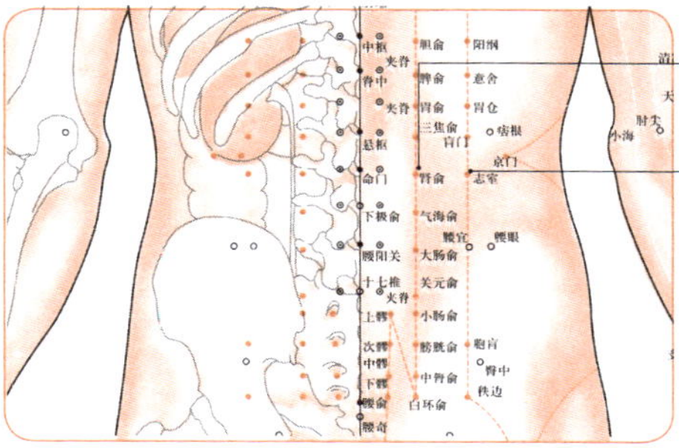

肾俞穴

背部，第2腰椎棘突旁开1.5寸处

志室穴

腰部，当第2腰椎棘突下，旁开3寸

在采用经筋疗法治疗腰肌劳损的同时，可以用穴位按摩法进行辅助治疗。其具体方法为：用手指揉按患者的肾俞穴和志室穴，持续约3分钟。

039 颞颌关节紊乱症

颞颌关节紊乱症是口腔颌面部常见的疾病之一，好发于青壮年，以 20 ~ 30 岁患病率最高。其主要症状有一侧或者双侧颞颌关节酸胀或疼痛，尤以咀嚼及张口时明显。常见的运动阻碍为张口受限，甚至说话不清晰，口流涎。此外，还可伴有颞部疼痛、头晕、耳鸣等症状。

致病原因

1. 创伤因素：打哈欠张口过大、外力撞击、突咬硬物、夜间磨牙、经常咀嚼硬食以及习惯单侧咀嚼等，这些都是导致颞颌关节挫伤或者劳损的因素。

2. 咬合因素：很多患者有明显的咬合关系紊乱，如牙尖过高、牙齿过度磨损、磨牙缺失过多、不良的假牙、颌间距离过低等。咬合关系紊乱可损害颞颌关节内部结构功能的平衡，促使颞颌关节紊乱的发生。

3. 神经精神因素：神经精神因素也与颞颌关节紊乱症有一定关系，如有些患者有情绪急躁、精神紧张、容易激动等情况。此外，有的患者有风湿病史，有的发病与受寒有关。

检查筋结

让患者取低凳坐位，头微向后仰，由施治者扶持固定或靠于椅背。施治者站患者对面，以双手拇指、食指或中指揉按两侧下颌关节处，在使颞颌关节放松的同时探查突出位置和筋结所在。手太阳经筋自颈部向上循行，出耳朵上侧，蜿蜒于下颌、面部和眼角。所以，颞颌关节紊乱症的筋结一般在手太阳经筋行经颞颌关节的部位。

治疗手法

治疗颞颌关节紊乱症，要先以拇指置于面部耳前方揉按。探查到具体筋结位置之后，可视病情揉按筋结周围，待患者自觉局部酸软后两手拇指用力向后下方推。同时，其余四指向上托，如果听到“喀”的一声，即可复位。如未能复位，则可重复以上步骤 2~3 次，必要时可将颞颌关节左右推按 1~2 次即能复位。

颞颌关节复位后，要以大鱼际或小鱼际部轻揉患侧的颞颌关节周围及筋结处，用以疏通气血、解除局部痉挛。

预防措施

1. 调节生活节奏和秩序。
2. 合理饮食、保持口腔清洁，锻炼身体。
3. 定期口腔检查，警惕口腔及耳部恶性肿瘤。

颞颌关节紊乱症的经筋疗法

检查筋结

检查筋结方法：施治者以双手拇指、食指或中指揉按患者两侧下颌关节处，在使颞颌关节放松的同时探查突出位置和筋结所在。

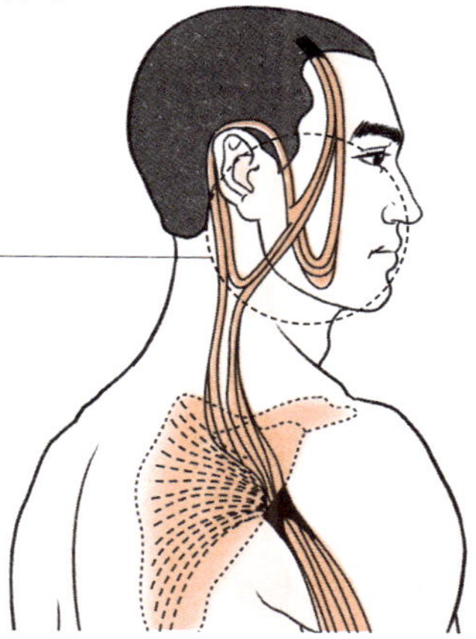

治疗步骤

1 揉法

将手背近小指侧部分固定于腰部，微屈四指，以腕部带动前臂做前后旋转运动，进行连续不断的滚动，滚动要稍微带点力道。

2 关节复位

两手拇指用力向后下方推。同时，其余四指向上托，如果听到“喀”的一声，即可复位。如未能复位，则可重复以上步骤2～3次，必要时可将颞颌关节左右推按1～2次即能复位。

3 揉法

以大鱼际或小鱼际部轻揉患侧的颞颌关节周围及筋结处，用以疏通气血、解除局部痉挛。

穴位按摩辅助治疗

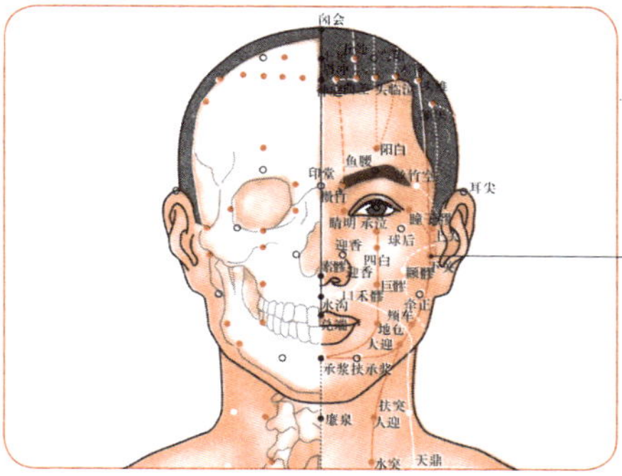

下关穴
在面部耳前方，当颧弓与下颌切迹所形成的凹陷中

在采用经筋疗法治疗颞颌关节紊乱症的同时，可以用穴位按摩法进行辅助治疗。其具体方法为：用手指揉按患者的下关穴，持续约3分钟。

040 急性腰扭伤

急性腰扭伤是腰部肌肉、筋膜、韧带等软组织受到过度牵拉而引起的急性撕裂伤，是常见的一种经筋疾病。腰扭伤后一侧或两侧当即发生疼痛，有时可以受伤后半天或隔夜才出现疼痛及腰部活动受阻，静止时疼痛稍轻，活动或咳嗽时疼痛较甚。

◉致病原因

1. 在缺乏准备活动的情况下，腰椎突然进行大负荷运动。

2. 劳动或运动时腰部用力方式不当，会引起相应的肌肉、韧带撕裂伤，如转身泼水、单手提物等。在需要两人或多人进行配合的劳动或活动时，动作配合不协调也会导致急性腰扭伤。

3. 从高处跌落、平地滑倒、交通事故等意外损伤情况下，肌肉、韧带瞬间受到异常强大的压力，会导致部分肌肉、韧带纤维断裂，从而造成急性腰扭伤。

◉检查筋结

扭伤早期，患者一般会有明显的局限性压痛点，找到压痛点即找到了损伤部位。所以，在急性腰扭伤的早期，以经筋查找手法确定筋结位置对于诊断治疗非常重要。急性腰扭伤一般多发生在腰骶、骶髂、椎间关节等部位，检查筋结时通常以探查足太阳经筋双下肢和足部走向的压痛点为主，同时也要探查肢体远端的筋结。

◉治疗手法

经筋疗法治疗急性腰扭伤，需要先后采用滚法、点法、按法和推法。

首先，患者取俯卧位或者坐位，以拇指指尖或指腹探查压痛点，采用滚法在压痛点周围治疗，可以放松肌肉、缓解肌肉痉挛，然后再逐渐移至压痛点。

接着，用拇指指端点按各压痛点，手法宜轻柔和缓，以酸胀为度，并点按肢体远端筋结点。

然后，再用双手掌相叠沿腰背部从上至下实施按法。

最后，运用推法在伤侧顺着骶棘肌纤维方向进行推按操作，往返 3~4 遍。同时，视患者承受力给予按腰扳腿，两侧均做，幅度由小到大。

◉预防措施

1. 在剧烈运动前要做好准备活动。

2. 体育运动时要保持正确的姿势，用力得当，腰部用力要逐渐加强，动作要协调平衡不要过猛。

急性腰扭伤的经筋疗法

检查筋结

检查筋结方法：检查筋结时通常以探查足太阳经筋双下肢和足部走向的压痛点为主，同时也要探查肢体远端的筋结。

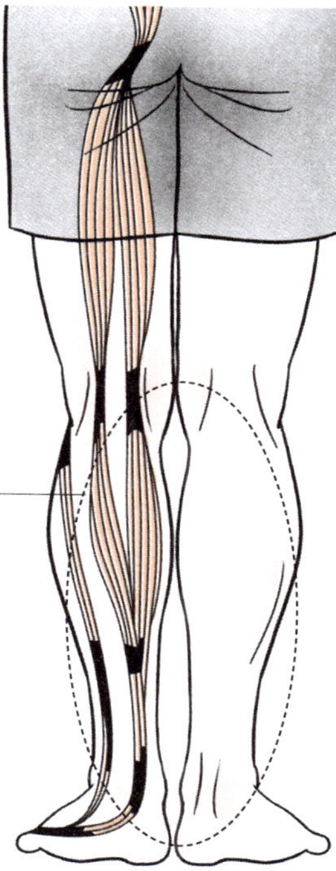

急性腰扭伤的筋结点一般主要集中在足太阳经筋行经双腿和足部的区域

治疗步骤

1 滚法

患者取俯卧位或者坐位，以拇指指尖或指腹探查压痛点，采用滚法在压痛点周围治疗，并逐渐移至压痛点。

2 点法

用拇指指端点按各压痛点，手法宜轻柔和缓，以酸胀为度，并点按肢体远端筋结点。

3 按法

用双手掌相叠沿腰背部从上至下实施按法。

4 推法

运用推法在伤侧顺着骶棘肌纤维方向进行推按操作，往返3～4遍。

041 踝关节扭伤

踝关节扭伤是十分常见的经筋疾病，其常见症状为，踝部明显肿胀疼痛，不能着地，不能负重行走，轻者仅有部分韧带纤维撕裂、重者可使韧带完全断裂或韧带及关节囊附着处的骨质撕脱，甚至发生关节脱位。

◉致病原因

踝关节扭伤一般在身体失去重心、落地时踩在别人的脚上或脚被绊时出现。现代医学认为，行走在不平路面、高处跌下、跑跳时落地不稳等原因是踝关节扭伤的主要原因，尤其以内翻损伤造成外侧副韧带拉伤撕裂甚至断裂的情况最为常见。踝部包括踝关节和距骨下关节，是下肢承重关节。下坡时，踝跖屈位，突然向外或向内翻，外侧或内侧副韧带受到强大的张力作用，致使踝关节的稳定性失去平衡与协调，而发生踝关节扭伤。

◉检查筋结

患者的踝部通常会有局部淤肿瘢痕，应首先通过 X 片检查排除骨折及韧带严重撕裂导致的踝关节不稳定。检查筋结时应依据淤瘢来探查筋结。患者仰卧，施治者站于患者足下方，两手指腹按压在两脚的内、外踝部。检查筋结时要比较两侧肌肉结构，肿胀或压痛点即是筋结点。检查筋结时要重点检查足少阳经筋循行路线的踝部外侧，中封穴和照海穴附近是踝部扭挫伤的固定筋结点。

◉治疗手法

治疗踝关节扭挫伤，探明筋结位置之后，应依次采用按法、摇法和揉法来治疗。

首先，患者取侧卧位，伤肢在上，施治者用点、按、揉、拨等方法按摩各筋结，以缓解疼痛。用拇指指端按压外踝部，直至患者感到酸痛麻木为止。

之后，采用摇法以松动关节。施治者一手托住患者足跟，另一手握住踝关节处，使踝关节做顺时针或逆时针环转运动。

最后，在外踝部筋结以手掌大小鱼际施行揉法，使筋骨离而复合。

也有医生认为急性扭伤 72 小时内禁止按摩，应以冰敷制动，外用止血消肿药品物为主。

◉预防措施

1. 下坡、下楼要注意。
2. 走不平坦的路或运动时，应穿高帮鞋，以保护踝关节。
3. 尽量少穿高跟鞋走不平的路或运动。

踝关节扭伤的经筋疗法

检查筋结

检查筋结方法：肿胀处或压痛点是踝关节扭伤的筋结点。此外，足少阳经筋行经的踝部外侧以及中封、照海两穴附近也是此症的固定筋结点。

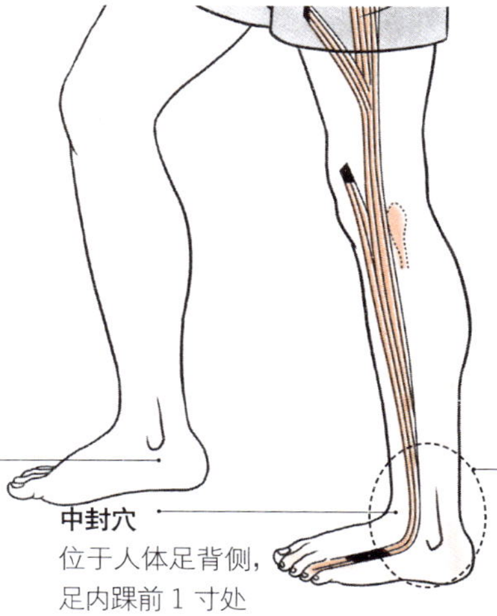

照海穴
位于足内侧踝部正下方凹陷处

中封穴
位于人体足背侧，足内踝前 1 寸处

足少阳经筋行经踝部的区域

治疗步骤

1 按法

患者取侧卧位，伤肢在上，施治者用点、按、揉、拨等方法按摩各筋结，以缓解疼痛。用拇指指端按压外踝部，直至患者感到酸痛麻木为止。

→

2 摇法

采用摇法以松动关节。施治者一手托住患者足跟，另一手握住踝关节处，使踝关节做顺时针或逆时针环转运动。

→

3 揉法

在外踝部筋结以手掌大小鱼际施行揉法，使筋骨离而复合。

穴位按摩辅助治疗

解溪穴
足背与小腿交界处的横纹中央凹陷处，当拇长伸肌腱与趾长伸肌腱之间

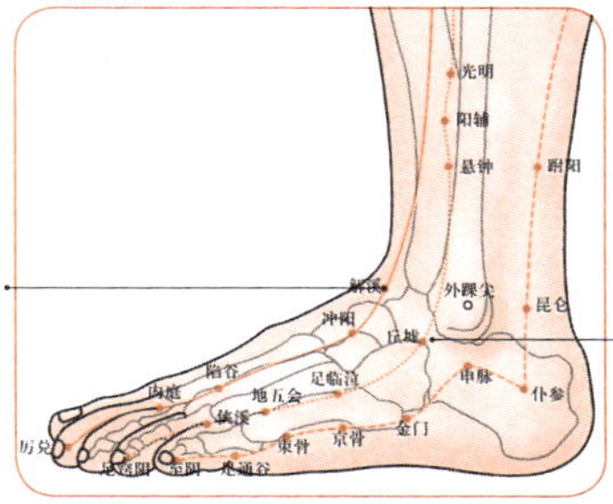

丘墟穴
在足背，外踝前下方，当趾长伸肌腱的外侧，距跟关节间凹陷处

在采用经筋疗法治疗踝关节扭伤的同时，可以用穴位按摩法进行辅助治疗。其具体方法为：用手指揉按患者丘墟穴和解溪穴，持续约 3 分钟。

042 肩部扭挫伤

肩关节是人体活动范围最大的关节，扭挫跌倒很容易引起肩部扭挫伤。肩部扭挫伤可发生于任何年龄，损伤的部位多见于肩部的上方或外上方，以闭合伤为常见。肩部扭挫伤可并发于脱位或骨折，也可能会引起肌肉或脉络的损伤，导致气血淤滞，局部肿胀疼痛，功能障碍。如伤筋严重，淤肿难以消除，可形成继发性肩周炎。

●致病原因

1. 肩关节过度扭转，可引起肩关节囊、筋膜的损伤或撕裂。

2. 重物直接打击肩部，可引起肌肉或脉络的损伤或撕裂，致使淤肿疼痛，功能障碍。

3. 上肢突然外展或已外展的上肢受外力作用突然下降，均可使冈上肌腱部分或全部断裂。如损伤严重，肿痛剧烈，往往导致淤肿难以消除，疼痛不易缓解，可能造成肩关节周围软组织广泛粘连，迁延难愈。

●检查筋结

肩部受伤后应先排除骨折（以肱骨大结节撕脱最好常见）。检查筋结时首先取俯卧位，全身放松。施治者站于患者侧方，用两手的食指和中指指腹在肩部轻按以查找筋结。由于经过肩部的经筋很多，所以要仔细检查，以正确判断哪条经筋受损。一般来说，患者的手少阳经筋和手太阳经筋经过肩部的区域常会发现筋结。所以在检查筋结的时候要着重探查这两条经筋在肩部的循行部位。

●治疗手法

治疗肩部扭挫伤，先让患者取坐位。施治者沿患者的颈部、肩部和背部自上而下采用掌按法揉按筋结，每处按揉 2~3 分钟。

然后，待患者肩部出现酸胀麻木感后，采用拿法沿着肩前部、肩胛内部上角处和腋下拿弹手太阳经筋，以松解肌肉，缓解痉挛。

接着采用摇法摇动患者肩部。施治者立于患者身后，右手虎口托住患者右腕，施治者屈肘内收带动患者屈肘，由下向胸前上举，再外旋、外展后放下，如此重复数次。

最后，施治者双手握患侧手腕，肩外展 60°，肘关节伸直做轻微牵抖 10~20 次即可。

对于肩部扭挫伤较重者，伤后要及时用绷带包扎，再用三角巾将患肢屈肘 90° 悬挂胸前，以限制患肩活动。2 ~ 3 周后肿痛减轻，应做肩关节外展、外旋、内旋、前屈、后伸及自动耸肩等锻炼，使之尽早恢复功能活动。

肩部扭挫伤的经筋疗法

检查筋结

检查筋结方法：施治者用两手的食指和中指指腹在患者肩部轻按以查找筋结。肩部是很多条经筋经过的区域，要仔细检查，以正确判断哪条经筋受损。

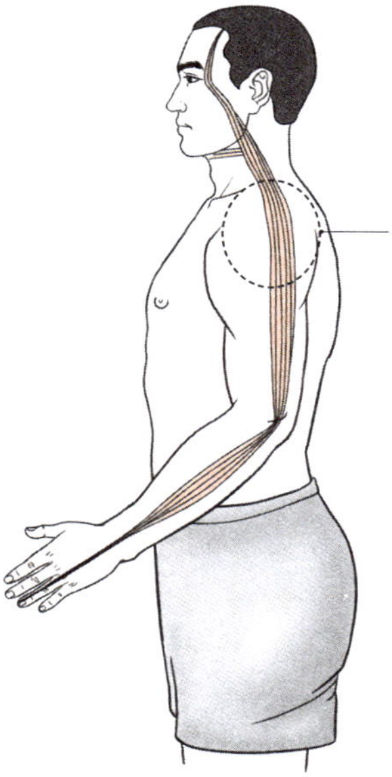

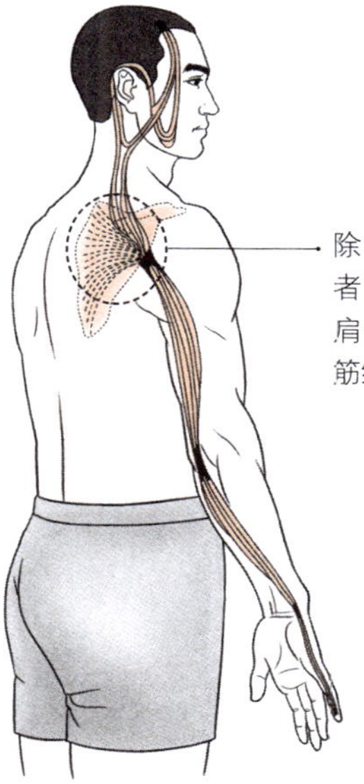

治疗步骤

1 按法

沿患者的颈部、肩部和背部自上而下采用掌按法揉按筋结，每处按揉 2 ~ 3 分钟，直至患者感到酸胀麻木。

2 拿法

采用拿法沿着肩前部、肩胛内部上角处和腋下拿弹手太阳经筋，以松解肌肉，缓解痉挛。

3 摇法

施治者立于患者身后，右手虎口托住患者右腕，施治者屈肘内收带动患者屈肘，由下向胸前上举，再外旋、外展后放下，如此重复数次。

4 外展牵抖

施治者双手握患侧手腕，肩外展 60°，肘关节伸直做轻微牵抖 10 ~ 20 次即可。

043 牵拉肩

牵拉肩又称肱二头肌短头肌腱扭伤，此病多发生于小儿，上肢剧烈活动的运动员也多发此病。中医称牵拉肩为“筋拉伤”或者“筋脱槽”，经脉受损，经络不通则痛；肌筋受损，功能失调。牵拉肩损伤出现后会引起肩部的疼痛，导致肩关节功能障碍，患儿拒绝活动患肢，哭闹；成人可自觉肩部、上背部疼痛，严重者肩部肌肉痉挛疼痛可呈持续性的钝痛。

◉致病原因

1. 小儿的手臂在受到突然牵拉时，肱二头肌短头肌腱会产生轻微错缝，从而产生损伤。

2. 成年人患牵拉肩的多由于动作不协调，在上臂做过度外展或后伸时，如投掷重物时，肱二头肌短头肌腱在突然牵拉、扭转外力的作用下发生肌腱扭转损伤，甚至发生喙突部位附着点的撕裂伤。

◉检查筋结

检查筋结时患者取仰卧位，全身放松。施治者站于患者一侧，用两手的食指和中指指腹在肩部轻轻按压以查找筋结。在按压患者肩部肌肉的时候，要比较两侧肌肉的结构，发生病变的软组织一定会有筋结或者压痛点存在。肩部是众多经筋汇集的地方，要仔细检查，以正确判断哪条经筋受损。一般来说，牵拉肩患者手阳明经筋经过喙突的区域常会发现筋结，所以在检查筋结的时候要着重探查手阳明经筋在肩部和臂部的循行部位。

◉治疗手法

患者取坐位，自然放松，屈曲肘关节。施治者一手握住患者患侧前臂，使患者上臂略微后伸、外展，另一手拇指按压于喙突处，采用拨法沿着外下方向弹拨肌筋，复平交叉和旋转的肌腱纤维。

然后，握患者手臂，采用肩关节摇法，使上臂做各个方向的回旋和摇动。

最后，施治者可在患部采用推法进行推滚，以理顺经筋。

依以上步骤治疗之后，多数患者会感觉疼痛锐减，但多数小儿不能自由拿物。对于严重的患者，治疗之后应给予必要的手法进行上肢制动。

牵拉肩的经筋疗法

检查筋结

检查筋结方法：通常，牵拉肩的筋结点位于手阳明经筋行经肩部和臂部的区域，尤其是行经肩部喙突的区域。

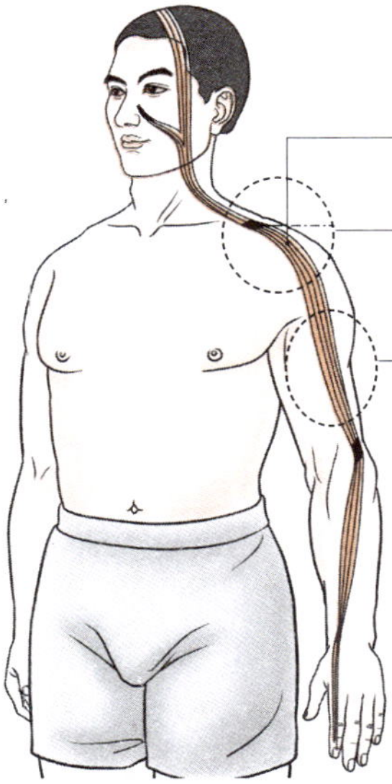

治疗步骤

1 拨法

施治者一手握住患侧前臂，屈曲患者的肘关节，另一手拇指按压于喙突处，采用拨法沿着外下方向弹拨肌筋。

2 肩关节摇法

在按压的同时，再以摇肩法使上臂做各个方向的回旋。

3 掌推法

在患部采用推法进行推滚，以理顺经筋。

穴位按摩辅助治疗

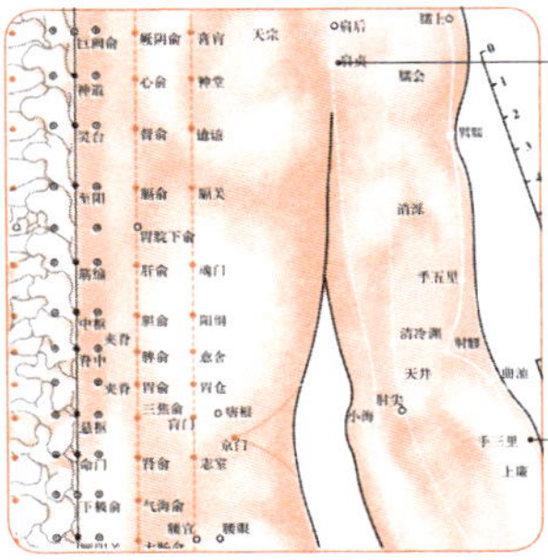

肩贞穴

位于人体肩关节后下方，手臂内收时，腋后纹头上1寸

手三里

在前臂背面桡侧，当阳溪与曲池连线上，肘横纹下2寸

在采用经筋疗法治疗牵拉肩的同时，可以用穴位按摩法进行辅助治疗。其具体方法为：用手指揉按患者的肩贞穴和手三里穴，持续约3分钟。

043

044 膝部滑囊炎

膝部滑囊炎是常见的经筋疾病，多发于中青年，其主要表现是膝部肿胀、疼痛和活动受限。急性膝部滑囊炎疼痛往往逐渐发生，滑囊部位有局限性压痛，痛部多位于关节附近骨突起处，活动时疼痛加重，严重者夜间不能安睡，疼痛剧烈时疼痛可沿肌肉放射至肢体远端。如不及时治疗，可导致慢性膝关节损伤。

●致病原因

急性膝部滑囊炎多由外伤，如扭挫碰撞等直接或间接损伤膝部滑囊所致，可引起膝部血肿或者挫伤。慢性膝部滑囊炎则通常是因为膝部持久用力，致使膝部滑囊壁受到过度摩擦而导致的积累性损伤。不论是急性还是慢性损伤，都会使膝部滑囊渗出液增多，滑膜囊肿胀、粘连，从而影响膝关节正常活动。

●检查筋结

患者仰卧，全身放松，施治者站于患侧脚下方，以两手拇指指腹按压在患者膝部，对称探查筋结。检查时，对称比较两侧指腹下的肌肉结构，如果有病变的软组织，就必然会有筋结或者压痛点存在。足阳明经筋的一条分支经小腿前方行经膝部，检查筋结时应着重检查足阳明经筋在膝部的循行区域。

●治疗手法

经筋疗法治疗膝部滑囊炎要先后用到揉法、拨法和按法。

首先，探明筋结之后，以掌根或大小鱼际在筋结处轻轻揉按 3~5 分钟。

接着，运用拨法对患处进行弹拨，以松解膝部滑囊周围的粘连。实施拨法的力道要由轻到重，时间控制在 2 分钟左右。

然后，用手捏紧髌骨，进行上下推动，反复数次，以酸胀为度。摇动髌骨之后，再以指腹或者掌根轻按膝部肿胀区域，以使滑囊液得到流动和吸收。最后，要屈曲膝关节，并内外旋转小腿。

●预防措施

1. 避免在潮湿处睡卧，膝关节不要过于劳累或负荷过重。
2. 休息是解决任何关节疼痛的首要方法，所以应让关节得到很好的休息。

膝部滑囊炎的经筋疗法

检查筋结

检查筋结方法：施治者以指腹按压患者膝部，对称探查筋结。检查时，对称比较两侧指腹下的肌肉结构，如果有病变的软组织，就必然会有筋结或者压痛点存在。

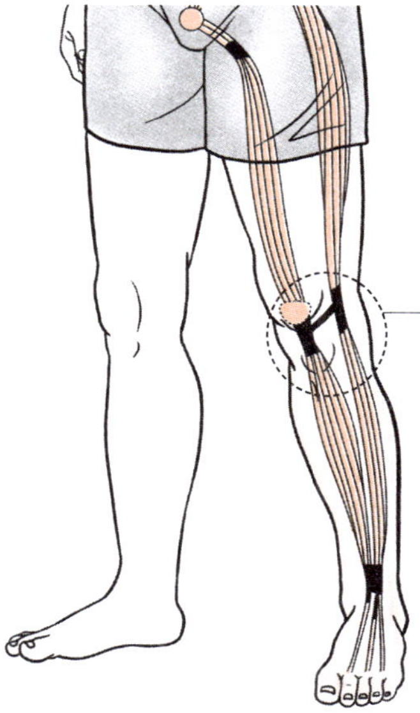

足阳明经筋的一条分支经小腿前方行经膝部的区域是膝部滑囊炎的固定筋结区

治疗步骤

1 揉法

以掌根或大小鱼际在筋结处轻轻揉按3～5分钟。

2 拨法

运用拨法对患处进行弹拨，力道要由轻到重，时间控制在2分钟左右。

3 按法

以指腹或者掌根轻按膝部肿胀区域，然后再突然放手，以使滑囊液得到流动和吸收。

穴位按摩辅助治疗

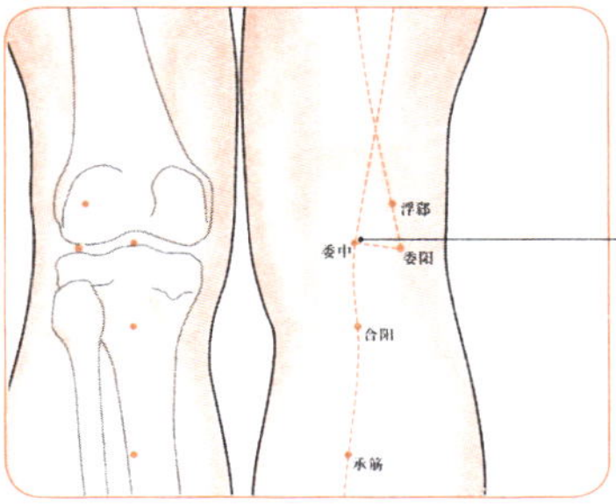

委中穴

腘横纹中点，当股二头肌腱与半腱肌肌腱的中间

在采用经筋疗法治疗膝部滑囊炎的同时，可以用穴位按摩法进行辅助治疗。其具体方法为：用手指揉按患者的委中穴，持续约3分钟。

045 膝关节损伤

膝关节损伤是比较常见的经筋疾病，可以分为内侧副韧带损伤和外侧副韧带损伤。内侧副韧带损伤：轻者膝内侧局部疼痛、肿胀、压痛，重者局部肿胀、皮下淤血、青紫、触痛，以及膝关节功能活动受限。外侧副韧带损伤：膝关节外侧可有肿胀、疼痛、皮下出血和压痛。二者均可引起膝关节侧伤不稳定。

◉致病原因

当膝关节半屈位时，两副韧带会松弛，导致关节稳定性较差，如果突然遭受到强大的侧方撞击，就会超过韧带能够承受的最大极限，就很可能会引起膝关节外侧或内侧的副韧带损伤。一般来说，韧带的损伤可分为三种，第一种是韧带扭伤，第二种是部分撕裂，第三种是完全撕裂伤。

◉检查筋结

患者取仰卧位，施治者站于患者小腿外侧，以两手拇指指腹按压患者两膝内侧并对称探查筋结。在正常状态下，膝部肌肉结构是对称的，如果一侧发生软组织病变，就必然会出现筋结和压痛点。检查膝部损伤的筋结点时，其重点在于检查足少阳经筋行经膝部和大腿的区域。

◉治疗手法

患者取仰卧位，确定筋结之后，施治者以手掌大小鱼际揉按膝部筋结，对于关节间隙处有压痛感的筋结点需要揉按更长时间。然后，采用滚法在患者的膝关节周围及大腿前部进行滚按。最后，屈曲膝关节并内外旋转小腿。

除了以上方法之外，锻炼股四头肌也是治疗膝部损伤的有效措施，直腿抬高可促进血液循环，有利于关节积液吸收，轻度膝关节滑膜炎一般不必卧床休息，可短距离行走，若积液量多，应适当休息，抬高患肢，在床上做膝关节功能锻炼。

◉预防措施

1. 控制体重，减少膝关节的负担。

2. 避免长时间下蹲，因为下蹲时膝关节的负重是自身体重的 3 ~ 6 倍。

3. 走远路时不要穿高跟鞋，以减少膝关节所受的冲击力，避免膝关节发生磨损。

4. 参加体育锻炼时要做好准备活动，轻缓地舒展膝关节，让膝关节充分活动开以后再参加剧烈运动。

5. 天气寒冷时应注意保暖，必要时戴上护膝，防止膝关节受凉。

膝关节损伤的经筋疗法

检查筋结

检查筋结方法：施治者以两手拇指指腹按压患者两膝内侧，并对称探查筋结。在正常状态下，膝部肌肉结构是对称的，如果一侧发生软组织病变，就必然会出现筋结。

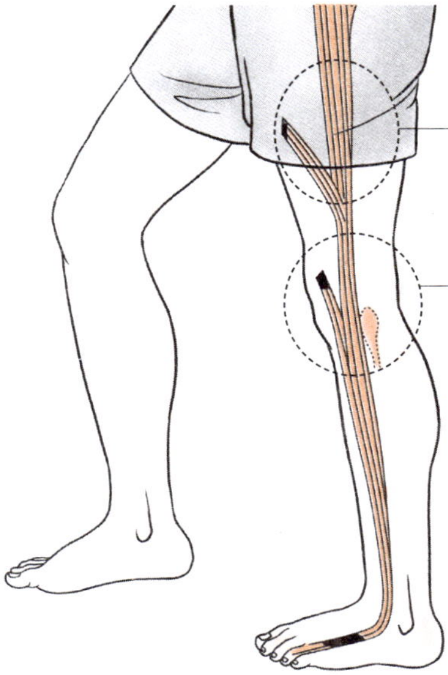

治疗步骤

1 揉法

患者取仰卧位，施治者以手掌大小鱼际揉按膝部筋结，对于关节间隙处有压痛感的筋结点需要长时间揉按。

2 滚法

用滚法在患者的膝关节周围及大腿前部进行滚按，以舒解筋结，缓解疼痛。

穴位按摩辅助治疗

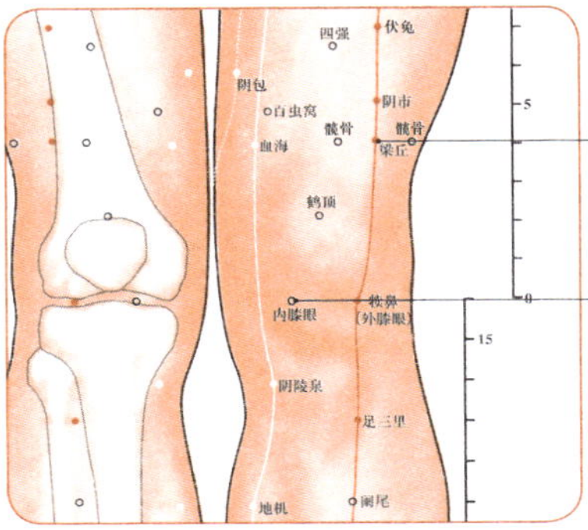

梁丘穴

屈膝，在髂前上棘与髌骨外上缘连线上，髌骨外上缘 3 寸

膝眼穴

在髌韧带两侧凹陷处，内侧的称内膝眼，外侧的称外膝眼

在采用经筋疗法治疗膝关节损伤的同时，可以用穴位按摩法进行辅助治疗。其具体方法为：用手指揉按患者的梁丘穴和膝眼穴，持续约 3 分钟。

046 足跟痛

足跟痛又叫跟骨痛或跟痛症，是中老年人的一种常见病，尤以女性多见。足跟痛是由多种原因引起的跟骨疼痛，多与劳损和退行性变有密切关系，除了女性、肥胖者以及老年人常发此病之外，过度负重及长时间行走者也是易发此症的高危人群。

◉致病原因

足部跟骨下脂肪垫损伤可引发足跟痛，外伤、行站过久特别是负重行走、爬山等原因也都可能导致足跟痛。人到老年，足部血管弹性减低，影响供血，足跟受凉，也可引起足跟痛。经筋学认为，足跟痛多由肝肾阴虚、痰湿、血热等因所致。肝主筋、肾主骨，肝肾亏虚，筋骨失养，复感风寒湿邪或慢性劳损便导致经络淤滞，气血运行受阻，使筋骨肌肉失养而发病。

◉检查筋结

患者取俯卧位，两手臂上抬，放松全身。施治者站于患者足下方，用两手拇指与指腹按压患者足跟的内外两侧。检查时对比足跟两侧的深层肌腱结构，如果足跟有肌腱病变发生的话，深层必然会有筋结和压痛点。足太阳经筋有一分支自足小趾经脚背循行至脚跟，通常情况下，足跟痛会在此区域有筋结存在，应对这一区域仔细检查。

◉治疗手法

治疗足跟痛需要先后采用揉按法和叩击法。

首先，患者取俯卧位，患侧下肢屈曲，足底朝上。施治者在有压痛感的筋结处进行轻缓揉按，以减轻疼痛。

然后，运用叩击法叩击患部 3~10 次，也可用木棒或者木锤代替手部进行叩击，但用力要适当，要以患者能够忍受为度。治疗完成之后，需在足跟部做轻柔的按摩，若配合中药薰洗则疗效更好。

◉预防措施

1. 选择轻软合适的鞋子，使用海绵跟垫，减轻足跟压力，防止跟骨损伤。
2. 防止过度负重及用力，控制体重。
3. 老年人注意补钙，防止骨质疏松，避免重体力活动。
4. 坚持足部锻炼，以增强肌肉韧带的力量和弹性，如赤脚在沙地上行走。
5. 坚持每晚用温水泡脚 30 分钟左右，或者给足部做简单的按摩，促进局部血液循环。

足跟痛的经筋疗法

检查筋结

检查筋结方法：施治者用两手拇指与指腹按压患者足跟的内外两侧，对比足跟两侧的深层肌腱结构，以发现筋结和压痛点。

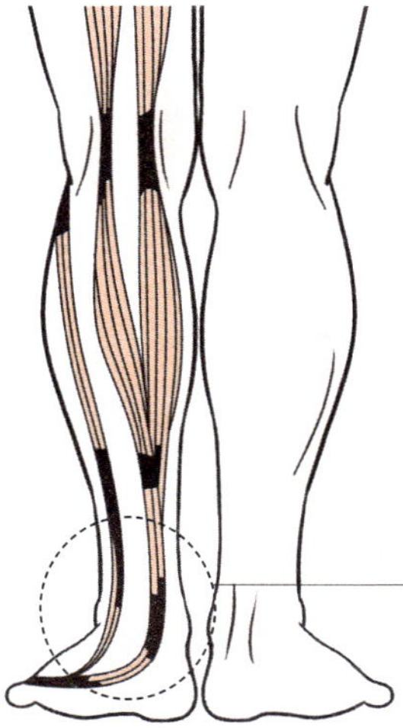

治疗步骤

1 揉法

患者取俯卧位，患侧下肢屈曲，足底朝上。施治者在筋结处进行轻缓地揉按，以减轻患者疼痛。

2 叩击法

采用侧击法或者指尖击法叩击患部3～10次，也可用木棒或者木锤代替手部进行叩击，但用力要适当。

穴位按摩辅助治疗

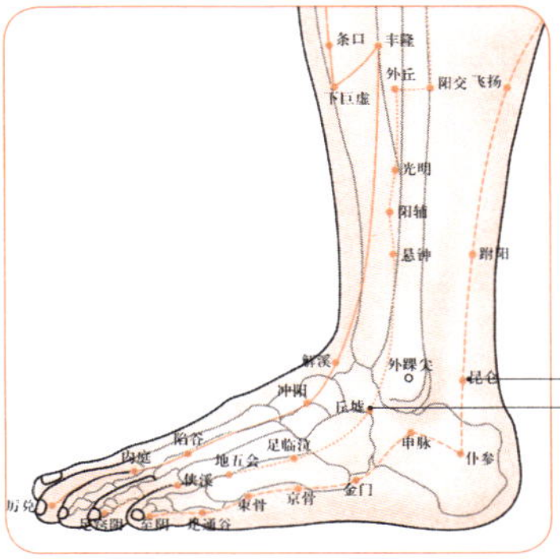

昆仑穴

在外踝后方，当外踝尖与跟腱之间的凹陷处

丘墟穴

足外踝的前下方，当趾长伸肌腱的外侧凹陷处

在采用经筋疗法治疗足跟痛的同时，可以用穴位按摩法进行辅助治疗。其具体方法为：用手指揉按患者昆仑穴和丘墟穴，持续约3分钟。

047 网球肘

网球肘又叫肱骨外上髁炎，因网球运动员易患此病而得名，家庭主妇、砖瓦工、木工等长期反复用力做肘部活动者，也易患此病。网球肘是过劳性综合征的典型例子，是由于负责手腕及手指背向伸展的肌肉重复用力而引起的，患者会在用力抓握或提举物体时感到患部疼痛。

◉致病原因

1. 击网球技术不正确，网球拍大小不合适或网拍线张力不合适、高尔夫握杆或挥杆技术不正确等。

2. 手臂某些活动过多，如：网球、羽毛球抽球、棒球投球。其他工作如刷油漆、划船、使用锤子、螺丝刀等工具或者厨师切菜、砍肉等动作。

3. 年龄增大，肌肉柔韧性下降也是导致网球肘发生的原因之一。

◉检查筋结

患者取坐位，施治者首先检查患者第 2 和第 3 胸椎周围，然后循着患者手阳明经筋和手太阳经筋循行路线进行探查。通常情况下，上述两条经筋经过颈侧、肩、臂和手部的区域是网球肘的固定筋结区。

◉治疗步骤

查明筋结位置之后，要先后采用点法、揉法和推法进行治疗。

首先，患者取坐位，施治者握拳，屈拇指或食指，以指端点按患者手阳明经筋区域内的筋结，以激发经脉之气。

然后，施治者放松手腕，以手掌大鱼际着力于筋结区，用手腕带动前臂进行轻轻揉按，操作 3~5 分钟。

最后采用拳平推法。施治者握拳，以食指、中指、无名指和小指的近节指间关节为着力点按压于筋结区，缓慢向前推移。操作 3~5 分钟，以患者能够忍受为度。

◉预防措施

1. 多锻炼，增强身体肌肉，以吸收身体突发动作的能量。

2. 运动前要先热身，然后牵拉前臂肌肉。

3. 从事需要前臂活动的运动项目时，要学会正确的技术动作。

4. 如果是网球爱好者，要请网球专家检查击球技术、球拍大小、网线张力以及拍框的材质是否合适。

网球肘的经筋疗法

检查筋结

检查筋结方法：施治者循着患者手阳明经筋和手太阳经筋循行路线进行探查，以查找筋结。

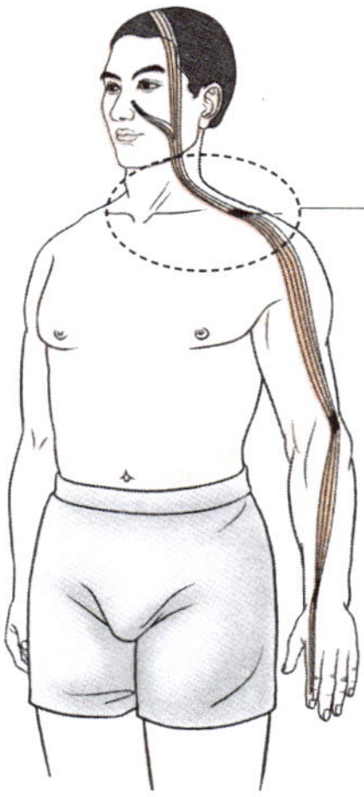

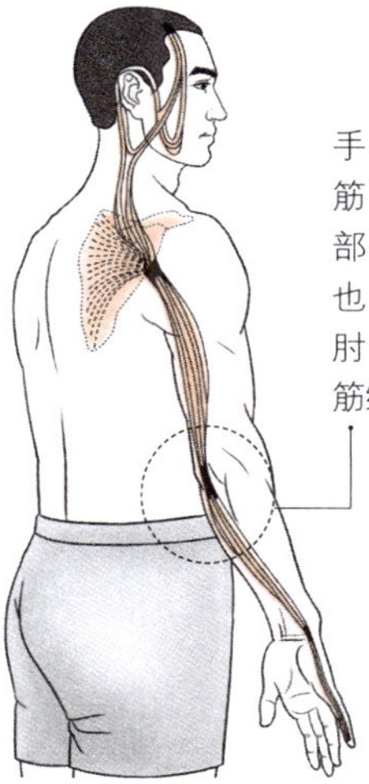

治疗步骤

1 点法

患者取坐位，施治者握拳，屈拇指或食指，以指端点按患者手阳明经筋区域内的筋结，以激发经脉之气。

→

2 拨法

施治者放松手腕，以手掌大鱼际着力于筋结区，用手腕带动前臂进行轻轻揉按，操作 3 ~ 5 分钟。

→

3 拳平推法

施治者握拳，以食指、中指、无名指和小指的近节指间关节为着力点按压于筋结区，缓慢向前推移。操作 3 ~ 5 分钟，以患者能够忍受为度。

穴位按摩辅助治疗

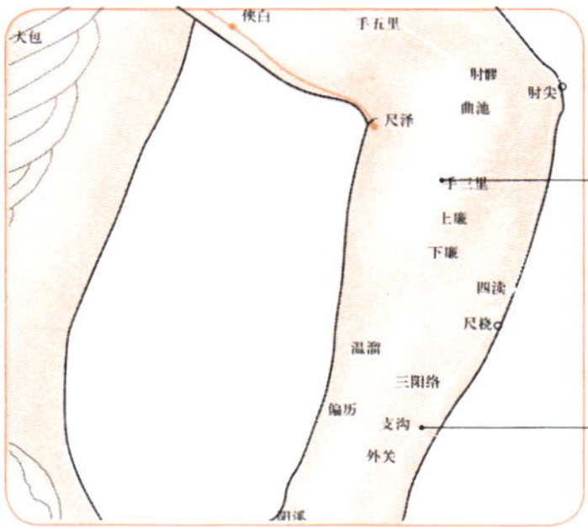

手三里

前臂背面桡侧，当阳溪和曲池连线上，肘横纹下 2 寸

支沟穴

前臂背侧，当阳池与肘尖连线上，腕背横纹上 3 寸，尺骨与桡骨之间

采用穴位按摩的方法进行辅助治疗，对于治疗网球肘有更好的疗效。其手法为：以手指按揉患者的手三里穴和支沟穴，持续 3 分钟。

048 肋软骨炎

肋软骨炎又称肋软骨增生病，是指发生在肋软骨部位的慢性非特异性炎症。肋软骨炎多发于 20 ~ 30 岁女性，其症状为自感胸部钝痛或锐痛，深吸气、咳嗽或活动时患侧上肢感到疼痛且疼痛向肩部或背部放散以致不能举臂，往往迁延不愈，影响病人的工作和学习。

◉致病原因

1. 劳损或外伤：人们在搬运重物、急剧扭转身躯或因胸部挤压等使胸肋关节软骨造成急性损伤。此外，慢性劳损也可造成肋软骨炎。

2. 病毒感染：伤风感冒引起的病毒感染也可引起胸肋关节面软骨的水肿，从而导致肋软骨炎。

◉检查筋结

患者取俯卧位，首先检查患者第 2 至第 5 胸椎棘突周围，然后循着患者足太阳经筋和足阳明经筋路线探查。通常情况下，足阳明经筋行经肋部的区域是肋软骨炎的固定筋结区。

◉治疗步骤

探查到患者的筋结之后，要先后采用揉法、推法和擦法进行治疗。

首先，患者取仰卧位，施治者放松手腕，以掌根着力于肋部筋结区，用手腕带动前臂进行轻轻揉按，以患者能够忍受为度。

然后，以掌根或指腹为着力点按压于筋结区，沿着经筋走向缓缓推移，反复推按 5~10 次。

最后采用擦法。施治者以手掌大鱼际或小鱼际紧贴患者筋结区的皮肤，作直线往返的摩擦，操作 3~5 分钟，以患者筋结区产生温热感为度。

◉预防措施

1. 避免感冒：肋软骨炎多发于冬春或秋冬之交气候转变季节，所以在天气转凉时，首先要避免感冒。经常开窗通气，保持室内空气新鲜，多参加体育活动，增强自身的抵抗力。平时注意保暖，防止受寒。身体出汗时不要立即脱衣，以免受风着凉。衣着要松软、干燥、避免潮湿。经常感冒者，必要时可以注射流感疫苗。

2. 搬抬重物要谨慎：提高防护意识，搬抬重物姿势要正确，不要用力过猛，提防胸肋软骨、韧带的损伤。

肋软骨炎的经筋疗法

检查筋结

检查筋结方法：施治者应循着患者的足太阳经筋和足阳明经筋循行路线进行探查，以找出筋结点所在。

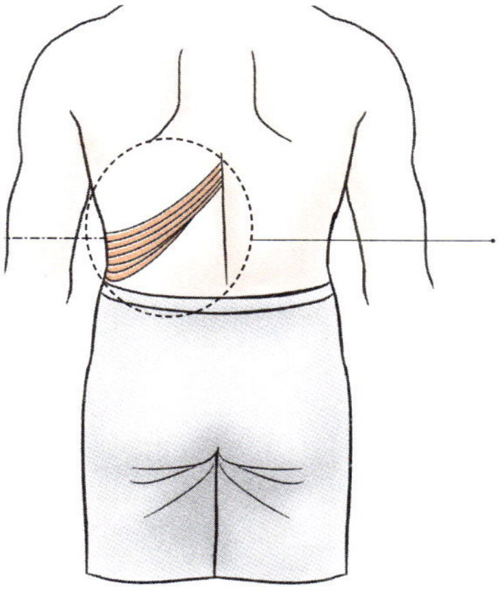

足阳明经筋行经肋部的区域是肋软骨炎的固定筋结区

治疗步骤

1 揉法

患者取仰卧位，施治者放松手腕，以掌根着力于肋部筋结区，用手腕带动前臂进行轻轻揉按，以患者能够忍受为度。

2 推法

以掌根或指腹为着力点按压于筋结区，沿着经筋走向缓缓推移，反复推按5～10次。

3 擦法

施治者以手掌大鱼际或小鱼际紧贴患者筋结区的皮肤，作直线往返的摩擦，操作3～5分钟，直至患者筋结区产生温热感。

穴位按摩辅助治疗

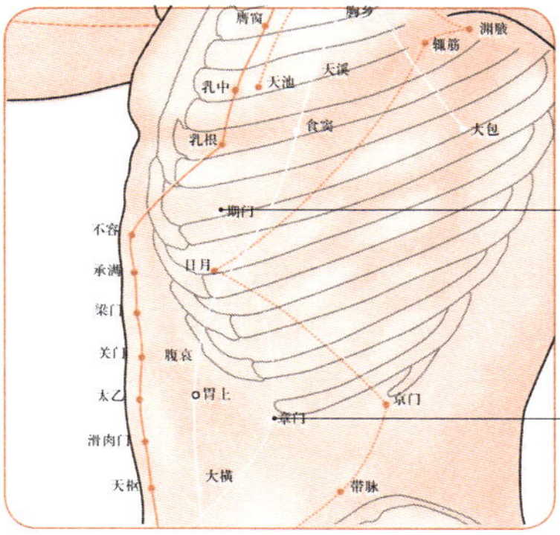

期门穴
位于乳下两肋间，当第6肋间

章门穴
位于人体侧腹部，当第11肋游离端的下方

采用穴位按摩的方法进行辅助治疗，对于治疗肋软骨炎有更好的疗效。其手法为：以手指按揉患者的期门穴和章门穴，持续3分钟。

049 腿肚转筋

腿肚转筋，又叫腓肠肌痉挛，常发生在夜间、游泳或者运动时，通常是因为腓肠肌过度疲劳所致。发作时局部表现疼痛、肿胀，以足尖着地行走，不敢以整个足底负重，但不予医治也能慢慢自愈。如伴有慢性劳损者，则以小腿后部的胀痛为主，过度活动或劳累则加重，休息后症状可减轻。

◉致病原因

1. 运动量过大或运动过急以致腿肚肌肉过于紧张。
2. 经过运动产生的代谢物没有被代谢掉，导致转筋。
3. 中老年人在睡眠中腿脚着凉也可引起转筋。
4. 中老年人和怀孕的妇女常由于缺钙引起转筋。

◉检查筋结

患者取俯卧位，然后施治者沿着患者足太阳经筋循行路线探查筋结。通常情况下，腿肚转筋的固定筋结位于足太阳经筋行经腘窝、腿肚和足跟的部位。

◉治疗步骤

探查到患者的筋结之后，要先后采用点法、揉法和拿法进行治疗。

首先，患者取俯卧位，施治者握拳，屈拇指或食指，以指端点按患者的足太阳经筋上的筋结区域，以激发经脉之气。

然后，施治者放松手腕，以手掌大鱼际着力于筋结区，用手腕带动前臂进行轻轻揉按，操作 3~5 分钟。

最后采用拿法，施治者以拇指和其余四指将患者筋结区的肌肉稍微用力拿起来，再快速放下，如此反复进行拿捏，操作 10~20 次。

◉预防措施

1. 注意钙质的补充：青春期阶段，钙质会相对较缺乏，较容易引起转筋。
2. 晚上睡觉时易转筋者，在睡觉前在易转筋的部位作伸展运动。
3. 睡觉时注意两小腿的保暖，可以多穿上些衣服使手脚有暖意。
4. 足板过度下垂，即往足底方向下垂也有可能会诱发腿肚转筋，所以，睡觉时要避免让足板过度下垂。
5. 适时补充维生素 D、E。

腿肚转筋的经筋疗法

检查筋结

检查筋结方法：施治者沿着患者足太阳经筋在下肢的循行路线进行探查，以查找筋结。

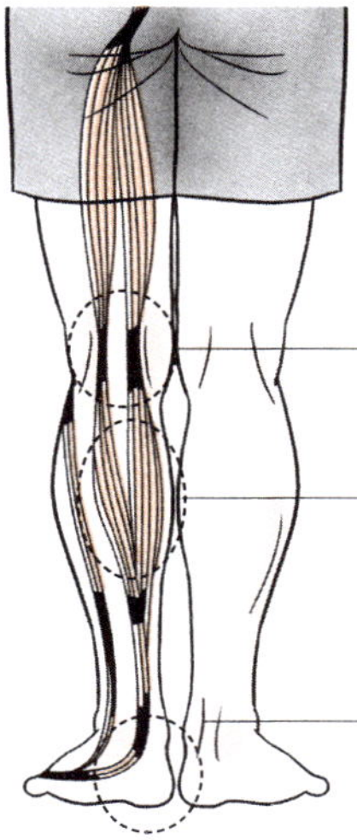

治疗步骤

1 点法

患者取俯卧位，施治者握拳，屈拇指或食指，以指端点按患者足太阳经筋上的筋结区域。

2 揉法

施治者放松手腕，以手掌大鱼际着力于筋结区，用手腕带动前臂进行轻轻揉按，操作 3 ~ 5 分钟。

3 拿法

施治者以拇指和其余四指将患者筋结区的肌肉稍微用力拿起来，再快速放下，如此反复进行拿捏，操作 10 ~ 20 次。

穴位按摩辅助治疗

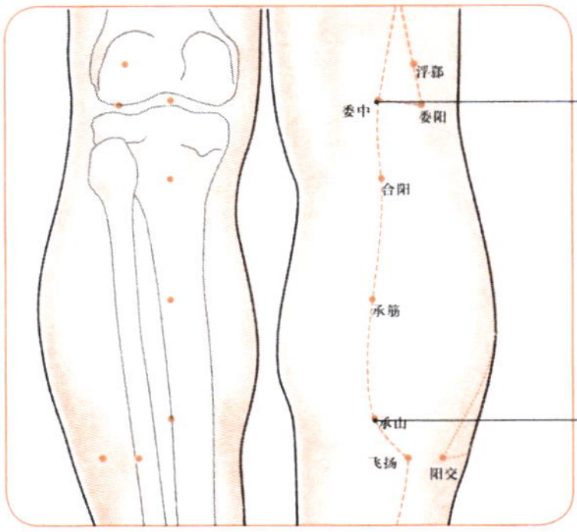

委中穴
腿部，腘窝横纹中点，当股二头肌腱与半腱肌肌腱的中间

承山穴
在小腿后面正中，当伸直小腿和足跟上提时腓肠肌肌腹下出现凹陷处

采用穴位按摩的方法进行辅助治疗，对于治疗腿肚转筋有更好的疗效。其手法为：以手指按揉患者的委中穴和承山穴，持续 3 分钟。

050 梨状肌综合征

梨状肌综合征也称骨神经盆腔出口综合征，是由梨状肌的急、慢性损伤或病变所导致的病症。其症状常表现为一侧臀部剧痛，且可放射至腰骶部和下肢，行走时疼痛加重。梨状肌损伤多见于中老年人或者体质较弱者，发病时常常伴有髋关节和骶髂关节的疼痛和病变。

致病原因

1. 外伤：闪、扭、跨越、站立、肩扛重物下蹲、负重行走及受凉等动作都可能造成梨状肌损伤。还有一些动作如下肢外展、外旋或由蹲位直立时也可能使梨状肌过度牵拉而导致损伤。

2. 坐骨神经解剖异常：梨状肌与坐骨神经的解剖关系发生变异，也可导致坐骨神经受压迫或刺激而产生梨状肌综合征。

3. 某些妇科疾病：部分妇科疾患，如盆腔、卵巢或附件炎症以及骶髂关节发生炎症时也有可能波及梨状肌，影响梨状肌附近的坐骨神经而发生相应的症状。

检查筋结

患者取俯卧位，然后施治者循着足太阳经筋和足少阳经筋在患者腰骶部、臀部和腿部的区域进行探查。通常情况下，梨状肌综合征的固定筋结会在足少阳经筋行经腰椎和骶髂关节周围的区域。

治疗步骤

经筋疗法治疗梨状肌综合征，要先后采用点法、揉法和擦法。

首先，患者取仰卧位，施治者握拳，屈拇指或食指，以指端点按患者的筋结区域，以激发经脉之气。

然后，施治者放松手腕，手掌置于患者足少阳经筋在臀部的筋结区，用手腕带动前臂进行轻轻揉按，以达到疏筋、理筋的目的。

最后改用擦法，施治者以手掌大鱼际紧贴患者筋结区的皮肤，作直线往返的摩擦，操作 3~5 分钟，以患者筋结区产生温热感为度。

以上手法进行之后，施治者可帮助患者做屈膝和转髋动作，以松解患者的梨状肌。

预防措施

1. 剧烈运动前要做好充分的热身运动，以拉开韧带，避免造成伤害。
2. 久坐办公室的工作人员要每隔一段时间进行活动，使腰骶部的血液得以流通。
3. 某些相关的妇科疾病如盆腔炎、卵巢病变等要及时医治。

梨状肌综合征的经筋疗法

检查筋结

检查筋结方法：施治者循着患者足太阳经筋和足少阳经筋在患者腰骶部、臀部和腿部区域进行检索。

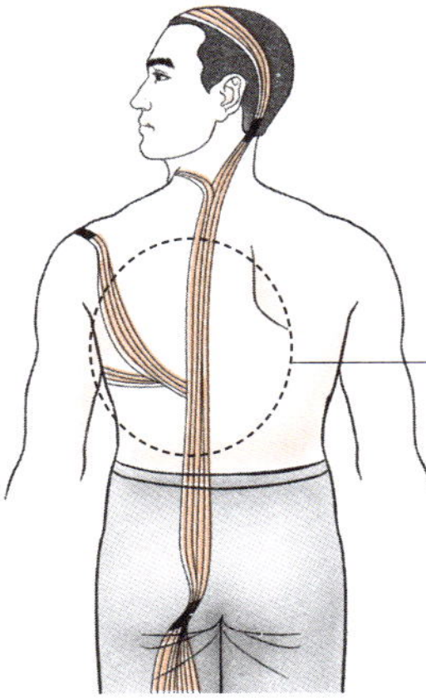

通常情况下，梨状肌综合征的固定筋结会在足太阳经筋行经腰部的区域

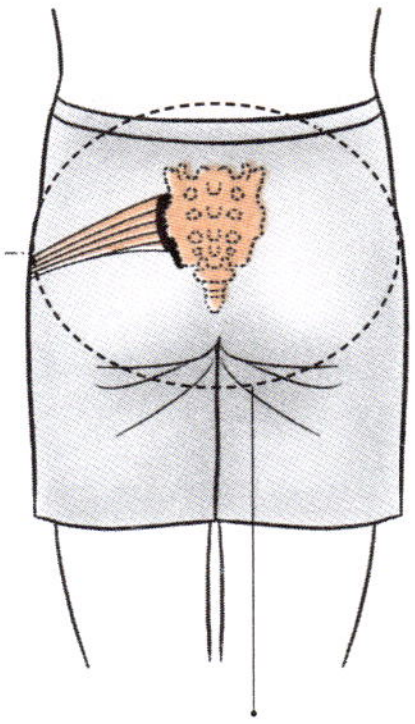

足少阳经筋行经腰椎和骶髂关节周围的区域也是梨状肌综合征的固定筋结区域

治疗步骤

1 点法

患者取仰卧位，施治者握拳，屈拇指或食指，以指端点按患者的筋结区域，点按 3 ~ 5 分钟。

→

2 揉法

施治者放松手腕，手掌置于患者足少阳经筋在臀部的筋结区，用手腕带动前臂进行轻轻揉按，以患者局部出现酸胀感为度。

→

3 擦法

施治者以手掌大鱼际紧贴患者筋结区的皮肤，做直线往返的摩擦，操作 3 ~ 5 分钟，直至患者感到局部皮肤温热。

穴位按摩辅助治疗

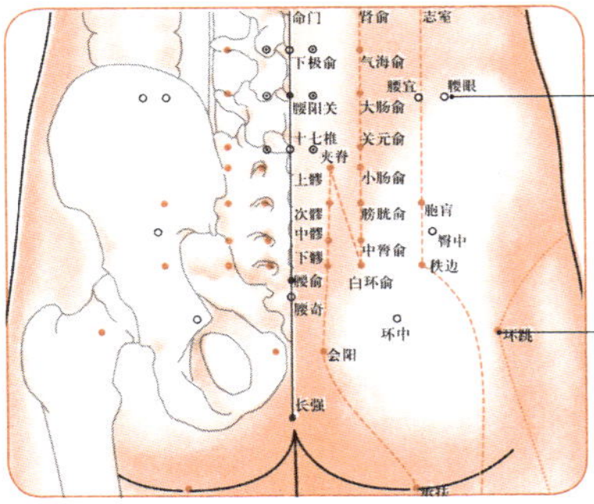

腰眼穴

第 4 腰椎棘突下，旁开约 3.5 寸凹陷中

环跳穴

侧卧屈股，股骨大转子最凸点与骶管裂孔连线的外 1/3 与中 1/3 交点处

采用穴位按摩的方法进行辅助治疗，对于治疗梨状肌综合征有更好的疗效。其手法为：以手指按揉患者的环跳穴和腰眼穴，持续 3 分钟。

051 骶髂关节病

骶髂关节病多见于骶髂关节错位或者骶髂关节炎。发病时腰骶部位有剧烈疼痛，腰部不能灵活转动，常常以健侧负重。站立时，躯干向患侧倾斜，行走时多用手扶髋部。若为骶髂关节炎，则症状以骶部疼痛为主，局部可有广泛的压痛感。

◉致病原因

1. 外伤：骶髂关节损伤多由外伤所致，如弯腰搬取重物时姿势不当，跌倒时臀部着地，肩担重物时突然失足等。此外，身体失去平衡，重心突然转移，身体来不及适应就会导致骶髂关节错位而引发损伤。

2. 风寒湿热侵袭，使筋肉气血运行不畅，经络痹阻不通，导致骶髂关节病的发生。

3. 继发性疾病：腰椎间盘突出、腰肌劳损、椎管狭窄、骨质增生、盆腔炎症等病症不及时治疗都可引发骶髂关节病。

◉检查筋结

首先让患者取俯卧位，然后施治者循着患者足太阳经筋和足少阳经筋的循行路线进行探查。通常情况下，患者足太阳经筋行经腰骶部位和下肢部位的区域是骶髂关节病的固定筋结区域。

◉治疗步骤

查明筋结的具体位置之后，可先后采用肘按法、推法和擦法进行治疗。

首先，患者取俯卧位，施治者以屈肘的肘尖为作用点，来按压患者的筋结区域，要在患者能够忍受的范围内进行，前后按压操作 10 余次。

然后，采用推法。施治者以掌根为着力点按压于筋结区，沿着足太阳经筋在腰部的走向缓缓进行反复推揉，操作 3~5 分钟。

最后，采用擦法温热患者腰部筋肉。施治者以手掌大鱼际紧贴患者筋结区的皮肤，作直线往返的摩擦，操作 3~5 分钟，以患者筋结区产生温热感为度。

◉预防措施

1. 加强体育锻炼，以增强腰骶部位的肌肉力量。

2. 劳动中注意体位，加强对腰骶部位的保护。

3. 注意腰骶部位的保暖，防止受凉。

4. 如有腰椎间盘突出、腰肌劳损、椎管狭窄、骨质增生等疾病要及时彻底治疗，避免迁延病变，延及腰骶部位。

骶髂关节病的经筋疗法

检查筋结

检查筋结方法：施治者循患者足太阳经筋在下肢的循行路线进行探查，以发现筋结。

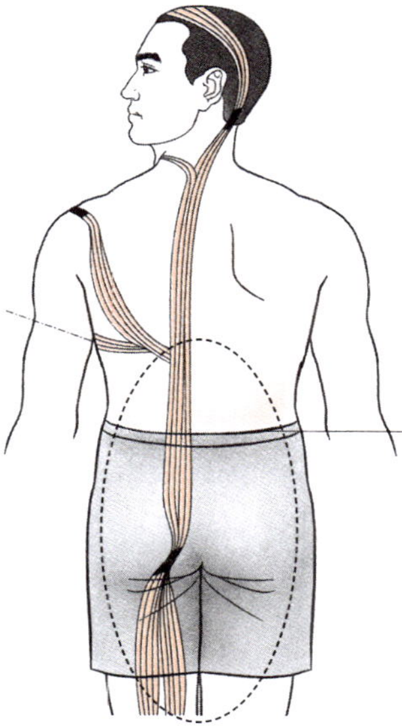

通常情况下，患者足太阳经筋行经大腿至腰骶的部位是骶髂关节病的固定筋结区域

治疗步骤

1 肘按法

患者取俯卧位，施治者以屈肘的肘尖为作用点，来按压患者的筋结区域，要在患者能够忍受的范围内进行，前后按压操作10余次。

2 推法

施治者以掌根为着力点按压于筋结区，沿着足太阳经筋在腰部的走向缓缓进行反复推揉，操作3～5分钟。

3 擦法

施治者以手掌大鱼际紧贴患者筋结区的皮肤，作直线往返的摩擦，操作3～5分钟，以患者筋结区产生温热感为度。

穴位按摩辅助治疗

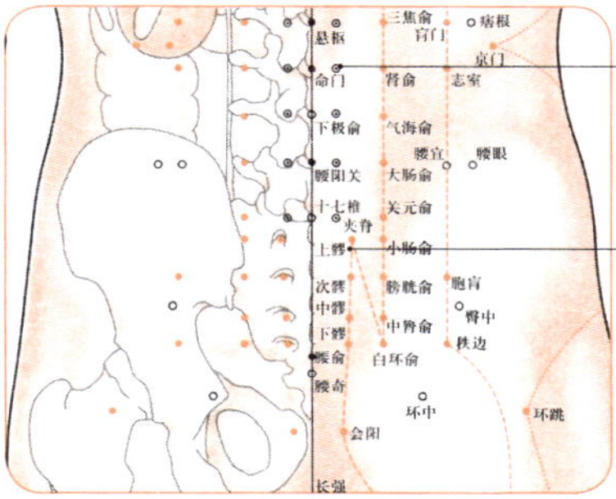

命门穴

在第2腰椎与第3腰椎棘突之间

上髎穴

腰部，当髂后上棘与中线之间，第1骶后孔处

采用穴位按摩的方法进行辅助治疗，对于治疗骶髂关节病有更好的疗效。其手法为：以手指按揉患者的命门穴和上髎穴，持续3分钟。

052 项背肌筋膜炎

项背肌筋膜炎是指筋膜、肌肉、肌腱和韧带等软组织的无菌性炎症，常见病症为项背部酸痛不适、肌肉僵硬板滞或有重压感，疼痛可向一侧或两侧背部与肩胛之间放射。晨起或天气变化及受凉后症状加重，活动后则疼痛减轻，常反复发作。急性发作时，局部肌肉紧张、痉挛，项背部活动受限。

◉致病原因

1. 肩部外伤没有彻底治愈，迁延日久形成劳损性肌筋膜炎。

2. 项背部过度劳累，导致筋肉疲劳失养，引发项背肌筋膜炎。

3. 久卧湿地，寒凝血滞，使肌筋气血运行不畅，经络痹阻不通，导致项背肌筋膜炎发生。正因为如此，项背肌筋膜炎患者才对天气变化较敏感。

◉检查筋结

患者取俯卧位，然后施治者循着患者手少阳经筋、手阳明经筋和手太阳经筋循行路线进行探查。通常情况下，患者第 4 至第 7 颈椎棘突周围是项背肌筋膜炎的固定筋结区。

◉治疗步骤

查明筋结位置之后，要先后采用点法、滚法和揉法进行治疗。

首先，患者取坐位，施治者握拳，屈拇指或食指，以指端点按患者颈肩部的筋结区域，以激发经脉之气。

然后采用滚法，施治者手背固定于患者筋结区，微屈四指，以腕部带动前臂做前后旋转运动，在患者的筋结区内进行连续不断的滚动，操作 3~5 分钟。

最后，施治者放松手腕，以掌根着力于筋结区，用手腕带动前臂进行轻轻揉按，以达到疏筋、理筋的目的。

◉预防措施

1. 加强项背部功能锻炼，积极参加体育活动，如体操、打太极拳等，增强身体素质和项背部肌肉的力量。

2. 避免过度疲劳，要劳逸结合，注意项背部保暖，防止受凉、感冒。

项背肌筋膜炎的经筋疗法

检查筋结

检查筋结方法：施治者循着患者手少阳经筋、手阳明经筋和手太阳经筋的循行路线进行探查。

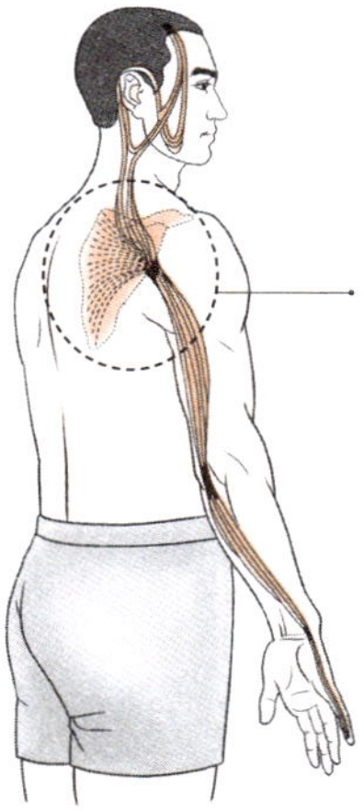

通常情况下，手太阳经筋在患者背部的分布区域是项背肌筋膜炎的固定筋结区

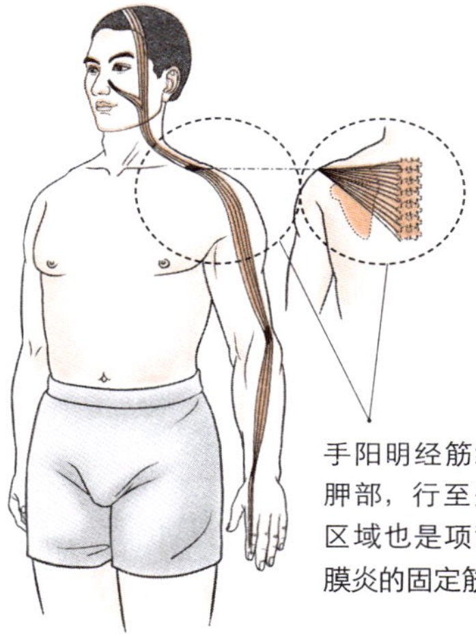

手阳明经筋绕过肩胛部，行至夹脊的区域也是项背肌筋膜炎的固定筋结区

治疗步骤

1 点法

患者取坐位，施治者握拳，屈拇指或食指，以指端点按患者颈肩部的筋结区域，以激发经脉之气。

2 滚法

施治者手背固定于患者筋结区，微屈四指，以腕部带动前臂做前后旋转运动，在患者的筋结区内进行连续不断的滚动，操作 3 ~ 5 分钟。

3 揉法

施治者放松手腕，以掌根着力于筋结区，用手腕带动前臂进行轻轻揉按，操作 3 ~ 5 分钟。

穴位按摩辅助治疗

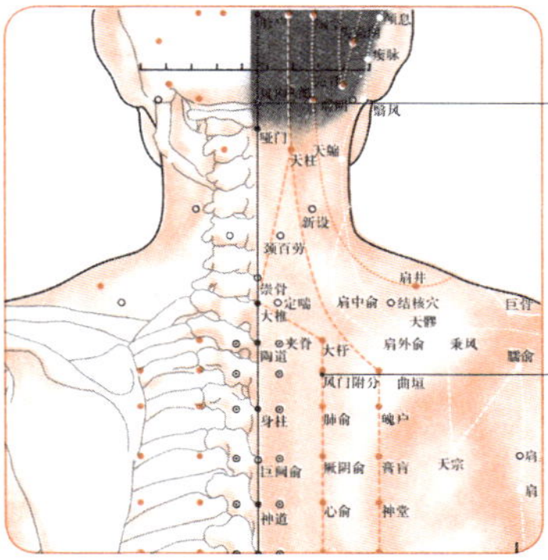

风府穴

后发际正中直上 1 寸，枕外隆凸直下凹陷中

风门穴

背部，第 2 胸椎与第 3 胸椎之间的凹陷处，旁开 2 厘米

采用穴位按摩的方法进行辅助治疗，对于治疗项背肌筋膜炎有更好的疗效。其手法为：以手指按揉患者的风门穴和风府穴，持续 3 分钟。

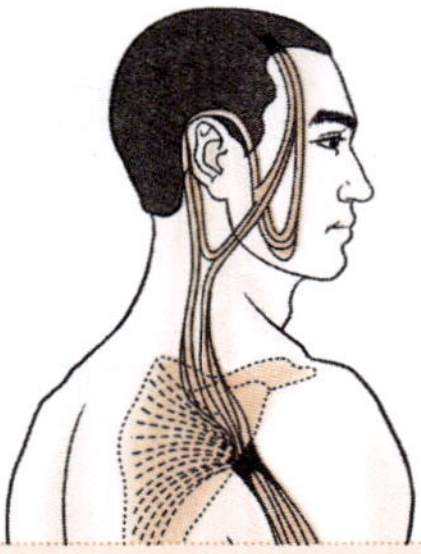

第五章

DIWUZHANG

内科疾病经筋疗法

内科疾病是一个大类，包括呼吸内科、神经内科、消化内科等多种内科疾病。本书涉及的内科疾病，主要是指由于经筋错乱或者经筋病变导致的内科疾病，经筋疗法对于这种内科疾病有非常显著的疗效。本章节选了生活中常见的12种内科疾病，如咳嗽、胃痛、腹泻、便秘等，并配以简单明了的图解，以便读者能够快速掌握这些常见病的治疗手法，从而进行自我诊断和治疗。

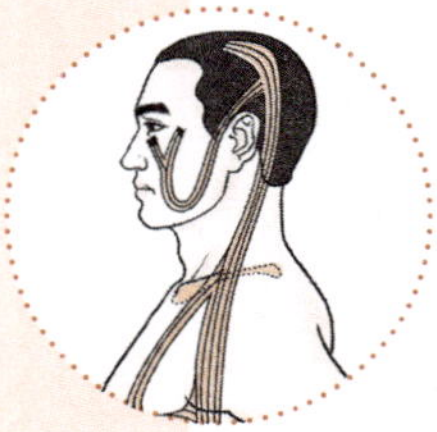

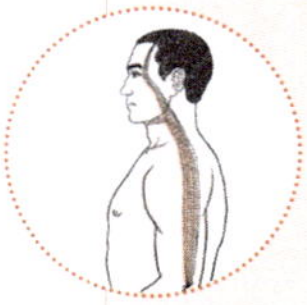

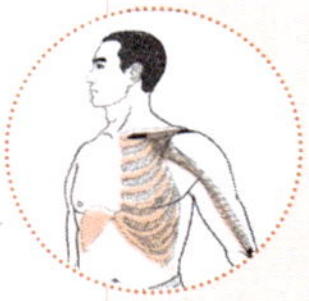

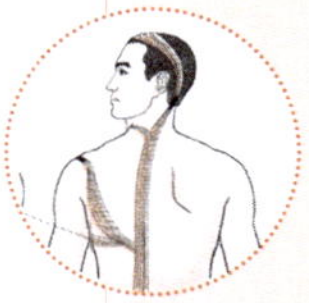

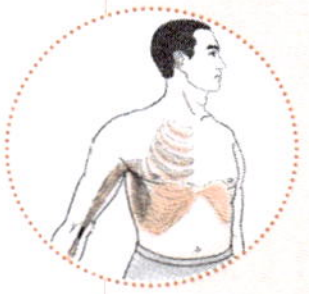

本章看点

- 咳嗽

主要筋结区为足太阳经筋行经颈椎的区域

- 咽部异物感

主要筋结区为足阳明经筋散布于颈部的部位

- 呃逆

主要筋结区为足太阳经筋行经胸椎的部位

- 胃痛

主要筋结区为足阳明经筋循行于腹部的区域

- 腹泻

主要筋结区为足太阴经筋循行于腹部的区域

- 便秘

主要筋结区为足阳明经筋分布于腹部的区域

- 长期低热

主要筋结区为手太阳经筋行经头面部的区域

- 胁痛

主要筋结区为足少阳经筋行经季胁的部位

- 糖尿病

主要筋结区为足太阳经筋行经内踝下和足弓的区域

- 慢性鼻炎

主要筋结区为手太阴经筋经过颈肩的部位

- 胃下垂

主要筋结区为足阳明经筋行经腹部的区域

- 胆囊炎

主要筋结区为足太阳经筋行经腰背部位的区域

053 咳嗽

咳嗽是肺系疾病的主要症候之一。有声无痰为咳，有痰无声为嗽，痰与声多并见，难以分得清楚，所以一般并称为咳嗽。干咳、喉咙发痒，咽喉干痛是风燥伤肺；咳痰不利，痰液粘稠发黄，伴有鼻涕和口渴则是风热犯肺。痰液清稀，伴鼻流清递和恶寒是风寒束肺。

◉致病原因

1. 外感咳嗽是由于风寒或风热外侵，肺气不宣，清肃失降而滋生痰液，一般外感咳嗽比较多发，咳声比较重，而且发病比较急，病程比较短。

2. 内伤咳嗽是因为饮食不节，脾失所运，痰液内生，肺干而咳，或者是由于肝脏失调，肝火旺盛，气火循经犯肺，引发咳嗽，内伤咳嗽发病较为缓慢，病程较长，通常患者伴有体虚等病症。

◉检查筋结

患者取俯卧位，施治者先以拇指触诊，握空拳自上至下轻轻叩击患者背部，以了解有无筋结。探查时侧重于检查位于颈椎的定喘穴和大椎穴周围区域，这两个穴位附近通常是咳嗽的固定筋结，对这两个穴位附近进行揉按可收到很好的疗效。

◉治疗手法

患者取俯卧位，施治者以强烈刺激手法作用于筋结，用手掌大小鱼际沿着脊柱两旁足太阳经筋循行路线从枕骨向下推按至 12 胸椎棘突，每侧推按 4~5 遍。采用以上步骤缓解咳嗽之后，再先后采用点法、掌推法、擦法和拿法进行治疗。

施治者双手拇指或食指屈曲，以指关节置于棘突两侧，从上至下点按 1~3 分钟，以患者有明显酸胀感为度。

随后，施治者以掌推法按顺序推压胸椎 1~5 棘突，以松动椎间，刺激脊神经。

接着采用擦法，施治者以掌根或大小鱼际沿着胸骨从上到下摩擦，至局部微热为度。最后采用拿法，施治者以拇指和四指提拿颈肩部肌肉，以激活气血、消退炎症。

◉预防措施

1. 生活起居要有规律，保证充足睡眠，坚持锻炼身体以增强体质、注意保暖，避风寒。

2. 饮食要避免辛辣，多吃生梨、金桔、鲜藕、荸荠、山楂、黄瓜、芝麻、核桃、蜂蜜以及其他新鲜水果、蔬菜等食品。

咳嗽的经筋疗法

检查筋结

检查筋结方法：施治者先以拇指触诊，握空拳自上至下轻轻叩击患者背部，以了解有无疾病筋结。

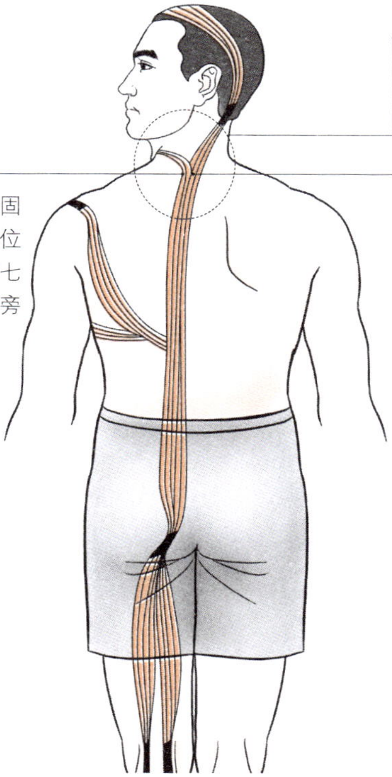

治疗步骤

1 点法

双手拇指或食指屈曲，以指关节置于颈椎棘突两侧，从上至下点按1～3分钟，以患者有明显酸胀感为度。

2 掌按法

以掌推法按顺序推压胸椎1～5棘突，以松动椎间，刺激脊神经。

3 擦法

以掌根或大小鱼际沿着胸骨从上到下摩擦，至局部微热为度。

4 拿法

施治者以拇指和四指提拿颈肩部肌肉，以激活气血、消退炎症。

054 咽部异物感

咽部异物感不是独特的病，而是一些症状的组合，它包括阻塞感、压迫感、贴叶感、狭窄感、干燥感、灼热、瘙痒、蚁行感或其他不适感。其病因繁多，有时相当复杂，有器质性的也有功能性的。一般认为，只有在排除产生咽部异物感的器质性病变后，方可诊断为咽异感症。

◉致病原因

咽部异物感的机理相当复杂，目前尚未完全清楚，但现代医学研究表明，咽部异物感与以下因素有关。

1. 咽喉部和邻近器官的病变，如咽炎、扁桃体炎、食管炎、鼻窦炎等；

2. 消化系统疾病，如食管炎、胃溃疡或十二指肠溃疡、胃炎、慢性阑尾炎等也是诱发因素；

3. 某些全身性疾病，如缺铁性贫血、甲状腺、性腺功能异常、绝经期综合征、糖尿病等也可导致咽部异物感；

4. 精神因素的影响，如过度紧张、忧虑、恐惧等精神刺激。

◉检查筋结

患者取坐位，由于经筋疾病可以放射到肢体的远端，所以施治者在检查筋结时要探查患者四肢、肩部等部位，并进行左右对比，以判断筋结的具体位置。一般来说，咽部异物感的固定筋结通常都位于足阳明经筋散布于颈部的部位，检查时要对这些部位重点检查。

◉治疗手法

施治者先以轻柔的手法松解患处筋结，之后采用指推法自枕骨处向前下方用力推按头顶，并持续片刻，可反复操作 1~2 分钟，以患者能够忍受为度。

接着，采用揉法治疗，以手掌大小鱼际从枕骨下侧肌肉向下揉按，至第 7 颈椎棘突两旁，反复进行揉按直至患者颈部发热发胀为止。揉按之后，可提拉肩部肌肉，以松解经筋，疏通经络。

◉预防措施

1. 平时要多喝水，吃稀软食物，不吃辛辣和过于油腻的食物。

2. 加强身体锻炼。

3. 保持愉快的心情。

4. 给患者详细解释疾病相关知识，消除患者的消极心理暗示。

咽部异物感的经筋疗法

检查筋结

检查筋结方法：施治者在检查筋结时要探查患者的四肢和肩部，并进行左右对比，以判断筋结的具体位置。

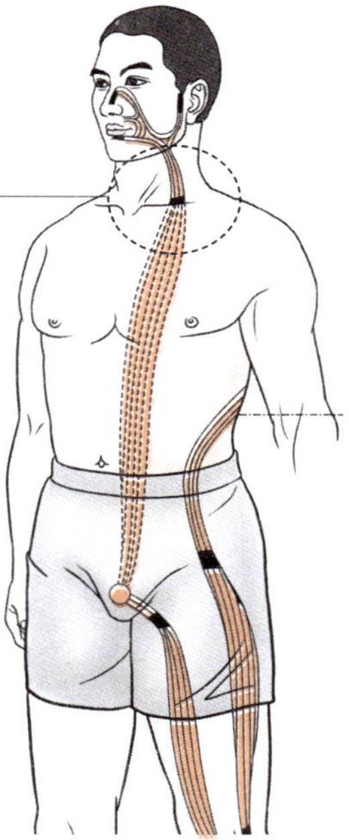

咽部异物感的固定筋结通常都位于足阳明经筋散布于颈部的部位

治疗步骤

1 指推法

先以轻柔的手法松解患处筋结，之后采用指推法自枕骨处向前下方用力推按头顶，反复操作1～2分钟。

2 揉法

以手掌大小鱼际从枕骨下侧肌肉向下揉按，至第7颈椎棘突两旁，反复进行揉按直至患者颈部发热发胀为止。

穴位按摩辅助治疗

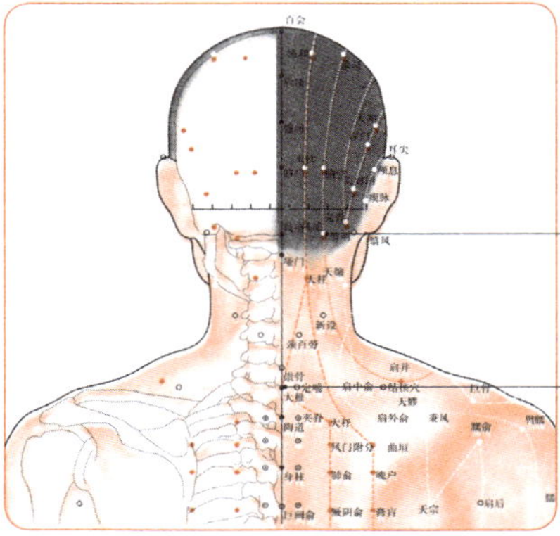

风池穴

颈后部，与风府穴相平，胸锁乳突肌与斜方肌上方之间的凹陷处

大椎穴

后正中线上，第7颈椎棘突下凹陷中

在采用经筋疗法治疗咽部异物感的同时，可以用穴位按摩法进行辅助治疗。其具体方法为：用手指揉按患者风池穴和大椎穴，持续约3分钟。

055 呃逆

呃逆，俗称“打嗝”，是膈肌不自主的间歇性收缩运动，空气突然被吸入呼吸道内，并伴有吸气期声门突然关闭而发出一种特别的短促声响。正常人可因吞咽过快、突然吞气或腹内压骤然增高而引起呃逆，多可自行消退，有的可持续较长时间而成为顽固性呃逆。此外，某些疾病的晚期出现顽固性呃逆提示预后不良。

◉致病原因

1. 饮食因素：喝饮料太多会将胃塞满，从而冲淡了消化液。消化液浓度越低，呃逆就会越重。喝充气饮料、吃饭太快、吃饭时话太多都会吸入很多空气而引发呃逆。

2. 焦虑情绪：当人处于精神压力过大的状态时，身体对氧气的需求就会增加，人就会机械地用嘴吸进很多空气，引起呃逆。

3. 某些疾病的征兆：在无任何诱因的情况下突然出现呃逆，可能是某些身体器官发生病变的征兆，这样的嗝和胃病、肠病、肝病、胆囊等疾病有关。

◉检查筋结

让患者取坐位或者俯卧位，施治者先以拇指触诊和空拳叩击的方式检查颈部下段和胸部上段，以了解筋结的具体所在。一般来说，呃逆的固定筋结常存在于足太阳经筋行经胸椎的部位，检查时主要重点检查这一区域。

◉治疗手法

让患者取俯卧位，采用擦法沿着左右肋弓进行摩擦，以局部发热发胀为度。

然后采用拿法，用拇指和食指拿捏脊柱两旁的肌肉，沿上颈段至上胸段，操作2~3分钟。如果触及颈椎或胸椎棘突偏移，可采用掌推法进行治疗。

接着采用按法，以手掌大小鱼际沿着足太阳经筋分布于脊柱两旁的部位进行按揉，每侧施治4~5遍。

最后采用叩击法，施治者以空拳叩击胸椎棘突及其周围1~3分钟。

◉预防措施

1. 饮食时要细嚼慢咽，避免狼吞虎咽。

2. 积极调整情绪，保持愉悦的心情。

3. 如果持续不停地连续打嗝儿，就可能是胃、横膈、心脏、肝脏疾病或肿瘤的症状，应及时去医院进行细致的诊治。

呃逆的经筋疗法

检查筋结

检查筋结方法：施治者以拇指触诊和空拳叩击的方式检查患者颈部下段和胸部上段，以了解筋结的具体所在。

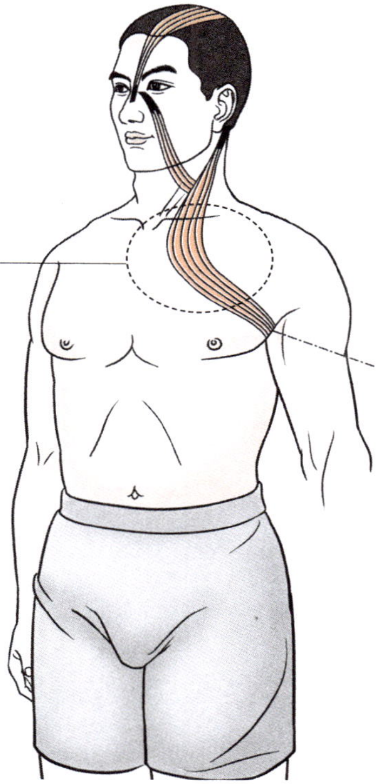

治疗步骤

1 擦法

让患者取俯卧位，采用擦法沿着左右肋弓进行摩擦，以局部发热发胀为度。

2 拿法

用拇指和食指拿捏脊柱两旁的肌肉，沿上颈段至上胸段，操作2～3分钟。

3 按法

以手掌大小鱼际沿着足太阳经筋分布于脊柱两旁的部位进行按揉，每侧施治4～5遍。

4 叩击法

施治者以空拳叩击胸椎棘突及其周围1～3分钟。

056 胃痛

胃痛又称胃脘痛，是以胃脘近心窝处常发生疼痛为主的疾患。胃痛的伴随症状很多，如打嗝、胀气、恶心、呕吐、腹泻、胸闷等。如果伴随胸闷烧心、吐酸水、打嗝等症状，可能是食道疾病；假如伴随空腹疼痛、饱胀饿痛、打嗝有酸味，甚至吐血等症状，可能是胃溃疡。

◉致病原因

1. 饮食原因：饮食不节、暴饮暴食会损伤脾胃，使胃气失和而引发疼痛。刺激性食物如辛辣、肥腻等食物或过度饮酒也会损伤脾胃，导致胃闷胀痛。

2. 精神原因：忧思恼怒、情志失调会使肝气犯胃从而引发胃痛，所以有些人在生气时容易发生胃痛。

3. 相关病症：许多相关病症会引发胃痛，如胃和十二指肠溃疡病、返流性食管炎、胃下垂、胰腺炎、胆囊炎及胆石症等。

4. 胃部的不正常蠕动：胃部的蠕动不正常，食物滞留胃中，也会有胃胀胃痛的征状。

◉检查筋结

经筋疗法治疗功能性胃脘疼痛有较好的效果。对于胸椎小关节错位引起的胃痛，要以检查和纠正胸椎小关节错位为主，配合调理脾胃功能经筋；如果检查胸椎棘突后凸不明显，则应该以检查和调理脾胃功能为主。胃痛的固定筋结常存在于足阳明经筋循行于腹部的区域，检查时要注重对足阳明经筋在腹部循行区域的检查。

◉治疗手法

经筋疗法治疗胃痛可分为两步，先采用推法，之后采用揉法。

首先，让患者取俯卧位，以掌推法或者拳平推法沿着脊柱两旁的足太阳经筋从枕骨向下推按至 12 胸椎棘突，每侧施治 4~5 遍。

然后患者改为仰卧位，采用揉法治疗。施治者在足阳明经筋行经腹部的区域，用手掌大小鱼际或者掌根轻轻揉按 1~2 分钟，以患者腹部感觉温热为度。

◉预防措施

1. 纠正不良的饮食习惯，注意营养平衡，多食清淡，少食肥甘及刺激性食物，多吃软、温的食物，少吃坚硬、粗糙的食物。

2. 饮食定时定量，每日三餐或加餐均应定时，间隔时间要合理。急性胃痛的病人应尽量少食多餐，不吃零食，减轻胃的负担。

胃痛的经筋疗法

检查筋结

检查筋结方法：施治者先以空拳由上至下叩击患者胸椎，以了解有无疾病筋结。

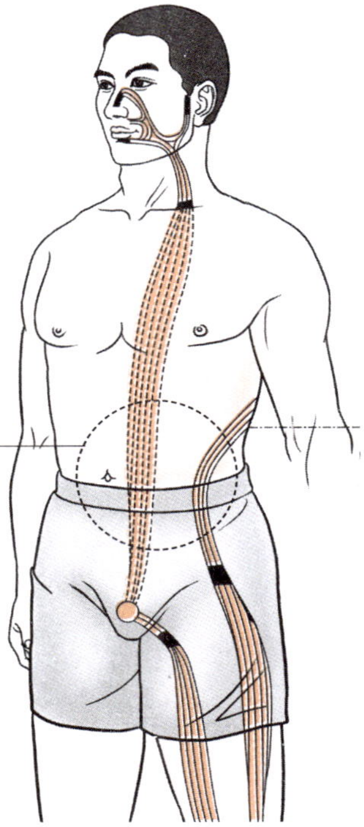

治疗步骤

1 推法

让患者取俯卧位，以掌推法或者拳平推法沿着脊柱两旁的足太阳经筋从枕骨向下推按至12胸椎棘突，每侧施治4～5遍。

2 揉法

患者改为仰卧位，采用揉法治疗。施治者在足阳明经筋行经腹部的区域，用手掌大小鱼际或者掌根轻轻揉按1～2分钟，以患者腹部感觉温热为度。

穴位按摩辅助治疗

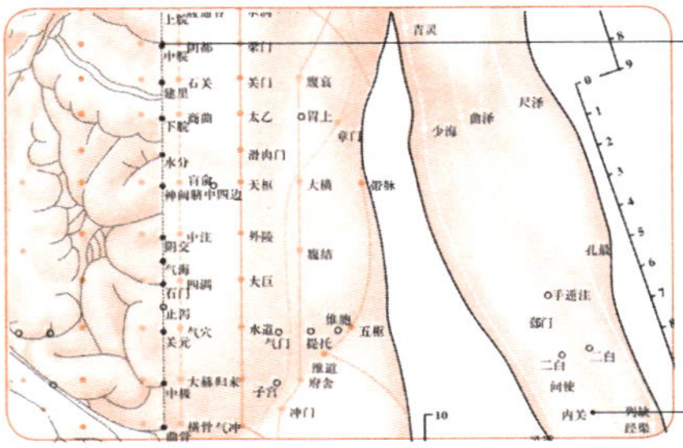

中脘穴

前正中线上，脐中上4寸

内关穴

前臂正中，腕横纹上2寸，在桡侧屈腕肌腱同掌长肌腱之间

在采用经筋疗法治疗胃痛的同时，可以用穴位按摩法进行辅助治疗。其具体方法为：用手指揉按患者中脘穴和内关穴，持续约3分钟。

057 腹泻

腹泻是一种常见症状，腹泻患者指排便次数过多、粪质稀薄、水分增加，粪便含未消化食物或脓血、粘液。腹泻常伴有排便急迫感、肛门不适、失禁等症状。腹泻分急性和慢性两类。急性腹泻发病急剧，病程在 2 ～ 3 周之内；慢性腹泻病程多在两个月以上或间歇期在 2 ～ 4 周之内，常复发。

◉致病原因

1. 肠道炎症和肿瘤：肠道感染性炎症和肠道肿瘤如结肠癌以及直肠癌等，会引发肠粘膜浸润、糜烂和溃疡等病变，均可导致腹泻。

2. 消化不良：肠道菌群失调或消化酶缺乏可导致食物的分解异常，不能被肠道很好地消化和吸收，可引起营养物质的吸收障碍从而引起腹泻。

3. 食物中毒：如葡萄球菌肠毒素所引起的食物中毒、海豚中毒以及肉毒素中毒等。

◉检查筋结

让患者取坐位或者俯卧位，施治者先以拇指触诊，以空拳叩击的方法了解是否有颈椎和腰椎关节轻度错位，了解有无疾病筋结。足太阴经筋从脐部上行腹内，结于肋骨，散布胸中。腹泻的固定筋结常存在于足太阴经筋循行于腹部的区域，所以检查筋结时应重点探查这一区域。

◉治疗手法

经筋疗法治疗腹泻，应先后采用按法和推法。

首先，患者取仰卧位，施治者以手掌或者大小鱼际揉按腹部胀痛点或者条块样的筋结点，反复揉按 10 余次。之后再沿着下腹部正中线揉按。

接着，采用掌推法或拳平推法，沿着小腿内侧足太阴经筋循行路线推按，以酸胀为度，施治大概 3 分钟即可。

◉预防措施

1. 注意食品卫生是重点，食物要生熟分开，避免交叉污染；吃剩的食物应及时储存，食用前要加热，以热透为准。食用螺、贝壳、螃蟹等水、海产品时要煮熟蒸透，同时吃蒜以助杀菌。

2. 不喝生水，生活中应防止饮用水被污染。

3. 避免腹部受凉。

4. 平常应加强锻炼，以强腰壮肾，增强体质。

5. 尽量减少与腹泻病人的接触，特别是不要共用餐饮用具。

6. 清洁环境，灭蝇、灭蟑。

腹泻的经筋疗法

检查筋结

检查筋结方法：施治者先以拇指触诊，以空拳叩击的方法叩击颈椎和腰椎关节，以探查有无疾病筋结。

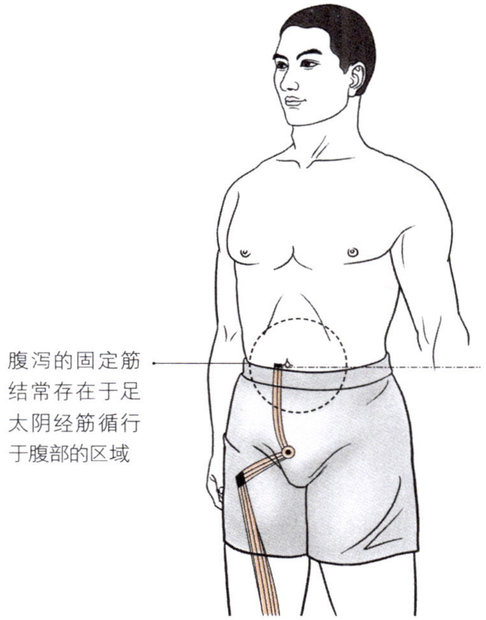

治疗步骤

1 按法

患者取仰卧位，施治者以手掌或者大小鱼际揉按腹部胀痛点或者条块样的筋结点，反复揉按 10 余次。

2 推法

用掌推法或拳平推法，沿着小腿内侧足太阴经筋循行路线推按，以酸胀为度，施治约 3 分钟。

穴位按摩辅助治疗

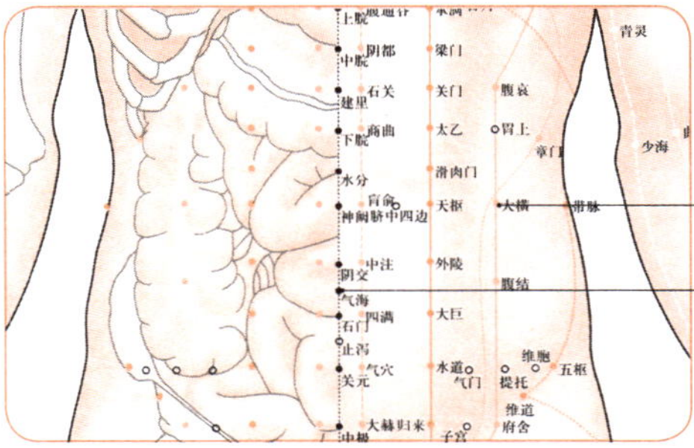

大横穴

腹中部，距脐中 4 寸处

气海穴

位于体前正中线，脐下 1.5 寸

在采用经筋疗法治疗腹泻的同时，可以用穴位按摩法进行辅助治疗。其具体方法为：用手指揉按患者大横穴和气海穴，持续约 3 分钟。

058 便秘

便秘是一种很常见的临床症状，主要表现是大便次数减少，间隔时间延长，或粪质干燥，排出困难。常常伴随有腹胀、腹痛、食欲减退、嗳气反胃等症。慢性便秘多无明显症状，可伴有头昏、头痛、易疲劳等神经官能症状。

◉致病原因

1. 不良的饮食习惯使食物的机械性或化学性刺激不足，或因摄入的食物过少、过细，尤其是缺少遗留大量沉渣（粗纤维）的食物，使肠道刺激减少，反射性蠕动减弱而造成便秘。

2. 排便姿式不当、经常服用强泻剂及灌肠等，均可造成直肠反射敏感性下降，以致虽有粪便进入，但不足以引起有效的神经冲动，使排便反射不能产生。

3. 不良的生活习惯、睡眠不足、持续高度的精神紧张状态等，也可造成结肠的蠕动失常和痉挛性收缩而引起便秘。

◉检查筋结

让患者取坐位，施治者先以拇指触诊，用手掌轻轻揉按患者腹部，以探查筋结所在。由于足阳明经筋自阴器上入腹部，沿腹部正中线两侧上行结于缺盆，所以在足阳明经过腹部的区域常常会有便秘的筋结点，检查时应注意。

◉治疗手法

治疗便秘要先后用到揉法和拿法。

首先，患者取仰卧位，施治者手放于患者腹部筋结区域，按顺时针方向（从右下腹开始，向上揉至右肋下，拐向左，揉至左肋下，拐向下，揉至耻骨部）从轻到重按揉约 20 分钟，以舒适为度。

然后，采用拿法。施治者沿脊柱两侧用双手指捏起患者表皮，以微痛为度，从骶部一直捏至颈下，反复操作 10 次。

该手法最好在餐后习惯于排便的时间做，可促进大肠蠕动，产生便意，顺利地排清宿便。另外，便秘患者还可以长期坚持做提肛锻炼，以增强盆底肌肉的力量，减轻症状。

◉预防措施

1. 要养成按时排便习惯。
2. 多吃韭菜、芹菜、菠菜、大枣、芝麻和胡桃等食物，多喝水。
3. 坚持体育锻炼，增强人体腹部和会阴部肌肉的力量，以利于保持大便通畅。

便秘的经筋疗法

检查筋结

检查筋结方法：施治者先以拇指触诊，再用手掌轻轻揉按患者腹部，以探查筋结所在。

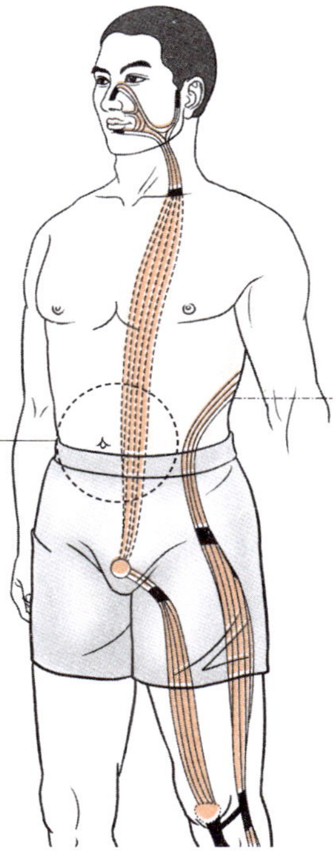

治疗步骤

1 揉法

患者取仰卧位，施治者手放于患者腹部筋结区域，从右下腹开始揉按，向上揉至右肋下，拐向左，揉至左肋下，拐向下，揉至耻骨部，从轻到重按揉约 20 分钟。

2 拿法

施治者沿脊柱两侧用双手指捏起患者表皮，以微痛为度，从骶部一直捏至颈下，反复操作 10 余次。

穴位按摩辅助治疗

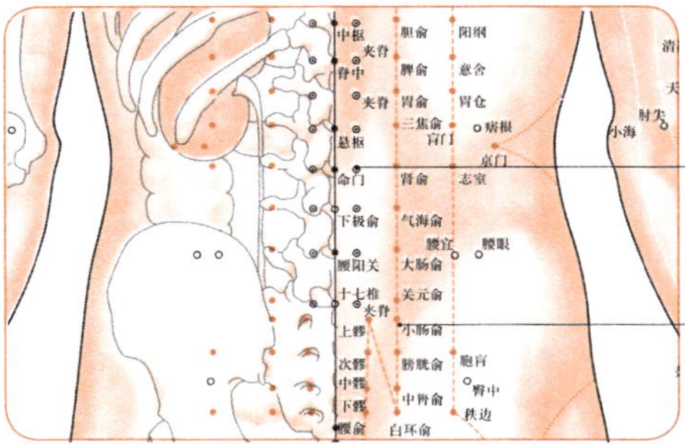

命门穴

在第 2 腰椎棘突下，即肚脐正后方处

小肠俞

背正中线旁开 1.5 寸，平第一骶后孔

在采用经筋疗法治疗便秘的同时，可以用穴位按摩法进行辅助治疗。其具体方法为：用手指揉按患者命门穴和小肠俞穴，持续约 3 分钟。

059 长期低热

发热是人体正气与病邪抗争的保护性反应，是多种疾病的一种共同症状。正常人的体温一般为腋温 36.6℃ ~ 37.4℃，如果有人每日腋温在 37.4℃ ~ 38.3℃波动，且持续 3 周以上不退，就属“长期低热”。长期低热往往预示着身体出现了感染性疾病或者神经功能紊乱性疾病。

◉致病原因

1. 感染性低热：感染性低热约占长期低热的 40% 左右，慢性胆道感染、慢性尿路感染、慢性肾盂肾炎等慢性感染性疾病常会导致低热，中耳炎、鼻窦炎等慢性病也会引起长期低热。

2. 非感染性发热：肝炎、肝硬化、类风湿性关节炎、播散性红斑狼疮、甲状腺机能亢进等病症也会引起长期低热的发生。

3. 功能性发热：多见于女性青年经期和 3 岁以下幼儿。

◉检查筋结

患者取坐位，施治者先以拇指触诊，以拇指指尖在头面部由前至后检查筋结。长期低热的患者会在手太阳经筋经由面部的区域产生筋结，要将这一区域作为检查筋结的重点。

◉治疗手法

经筋疗法治疗长期低热，先后采用指推法、揉法和拿法。

首先，患者取坐位，施治者站立一侧，用双手拇指自印堂至发际处反复推按，以患者感到发热为止。

接着，施治者采用揉法治疗，以双手大小鱼际在患者太阳穴及其附近轻缓地揉按，持续 5 分钟。

最后，嘱咐患者放松颈部肌肉，施治者采用拿法提拿患者肩部肌肉 5~8 分钟。

◉预防措施

长期低热应注意以下几点：

1. 多休息：患者不适宜从事服务、教育等与他人接触的工作，直到低热治愈。

2. 补充营养：发热是机体产热过剩的表现，而产热的过程需要消耗身体更多的能量，所以患者需要及时补充肉类、鱼类、牛奶、鸡蛋、绿色蔬菜等。

3. 多参加体育锻炼，增强体质。

长期低热的经筋疗法

检查筋结

检查筋结方法：施治者以拇指指尖在患者头面部由前至后检查筋结。

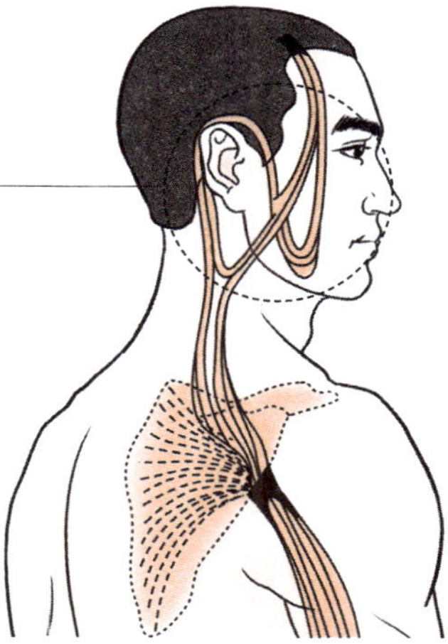

长期低热的患者会在手太阳经筋经由头面部的区域产生筋结

治疗步骤

1 指推法

患者取坐位，施治者用双手拇指自印堂至发际处反复推按，以患者感到发热为止。

→

2 揉法

以双手大小鱼际在患者太阳穴及其附近轻缓地揉按，持续5分钟。

→

3 拿法

嘱咐患者放松颈部肌肉，采用拿法提拿患者肩部肌肉5～8分钟。

穴位按摩辅助治疗

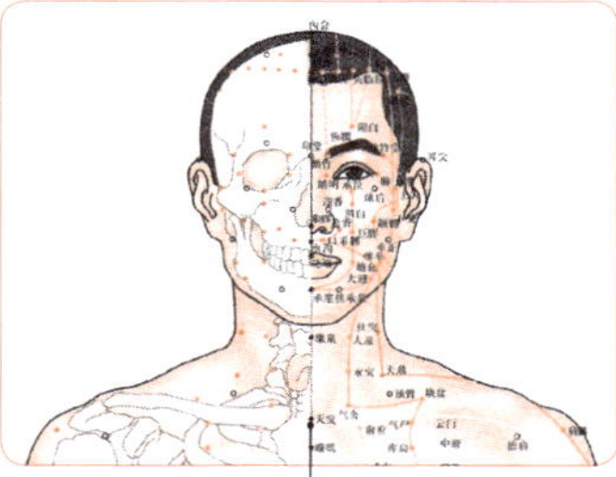

天突穴
胸骨上窝中央

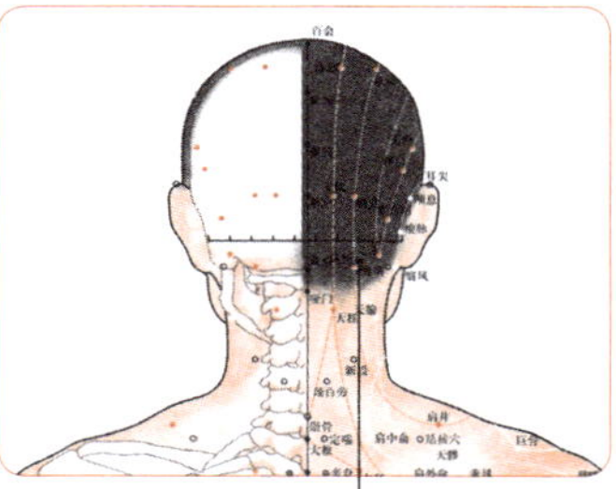

风池穴
颈部，在胸锁乳突肌与斜方肌上端附着部之间的凹陷中

除了按揉手太阳经筋在面部的筋结之外，按摩天突穴和风池穴进行配合治疗也对长期低热有良好的疗效。

060 胁痛

胁痛是一侧或两侧胸胁部疼痛为主要表现的病症，是临床常见的一种自觉症状。胁是指胁肋部在胸壁两侧，由腋部以下至第十二肋部的统称。胁痛发病时，疼痛由后向前沿相应的肋间隙放射，疼痛呈刺痛或烧灼样痛，且咳嗽、深呼吸或打喷嚏时疼痛加重，胸椎棘突旁和肋间隙有明显压痛。

◉致病原因

1. 肋间神经病变：肋间神经病变会导致肋间神经炎，引发胸神经根的损害从而产生疼痛。

2. 肝胆疾病：肝胆都位于胁下，所以，胁痛也多与肝胆疾病有关。凡情志抑郁，肝气郁结或过食肥甘，嗜酒无度或久病体虚，忧思劳倦或跌打损伤等也都可能导致胁痛。

◉检查筋结

让患者取坐位或俯卧位，施治者以拇指触诊颈椎，再以空拳沿着颈椎和胸椎从上至下轻轻叩击，以探查有无疾病筋结。一般情况下，筋结会存在于第 6 至第 9 胸椎旁。另外，因为足少阳经筋行经季胁，所以检查时要重点检查腋下至季胁部位的足少阳经筋，以了解是否有局部筋结存在。

◉治疗手法

经筋疗法治疗胁痛，要先后采取按法、肘推法、擦法和叩击法。

首先，患者取俯卧位，施治者以掌根沿着脊柱两侧足太阳经筋循行路线按压至 12 胸椎棘突，每侧施治 4~5 遍。

然后采用肘推法，在患者背部第 7 至第 9 胸椎棘突推揉 1~2 分钟。

接着，在患者感到疼痛的胁肋部采用擦法进行摩擦，直至局部微热为度。

最后，施治者采用空拳叩击法叩击患者胸椎棘突及其周围 1~3 分钟。

◉预防措施

1. 办公室人员要注意坐姿，避免劳累，要劳逸结合，多食蔬菜、水果、瘦肉等清淡有营养的食物。

2. 注意调整情绪，保持心情舒畅。

3. 注意饮食，忌酒，忌辛辣肥腻和生冷不洁的食物。

4. 注意保暖，避免受凉。

5. 胸椎部位有基础性疾病的要及早治疗，以免继发肋间神经痛。

胁痛的经筋疗法

检查筋结

检查筋结方法：施治者以拇指触诊颈椎，再以空拳沿着颈椎和胸椎从上至下轻轻叩击，以探查有无疾病筋结。

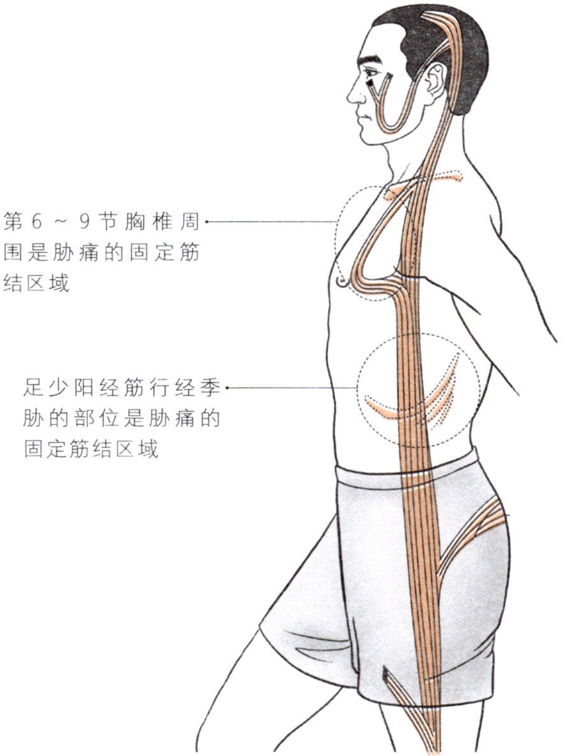

治疗步骤

1 按法

患者取俯卧位，施治者以掌根沿着脊柱两侧足太阳经筋循行路线按压至12胸椎棘突，每侧施治4～5遍。

2 肘推法

以肘部为着力点，在患者背部第7至第9胸椎棘突推揉1～2分钟。

3 擦法

以手掌大鱼际，在患者感到疼痛的胁肋部采用擦法进行摩擦，直至局部微热为度。

4 叩击法

手握空拳，轻轻叩击患者胸椎棘突及其周围，时间控制在1～3分钟。

061 糖尿病

糖尿病是中老年人的常见病，中医称之为消渴病。主要是因为胰岛素分泌不足而引起糖代谢紊乱的一种疾病。糖尿病的临床表现以高血糖为主要标志，常见症状有多饮、多尿、多食以及消瘦等。糖尿病可引起蛋白质、脂肪、水和电解质等一系列代谢紊乱，还可导致胸背腰部的明显疼痛。

◉致病原因

1. 遗传因素：糖尿病与基因遗传有关，研究表明，有家族糖尿病史的人，其患糖尿病的几率比常人要高。

2. 肥胖：糖尿病的一个重要诱发因素就是肥胖症。

3. 年龄因素：年龄也是糖尿病的发病因素，许多糖尿患者多在 55 岁以后发病。高龄患者容易出现糖尿病也与年纪大的人容易超重有关。

4. 不健康的生活方式：吃高热量的食物和运动量的减少也能引起糖尿病。

◉检查筋结

首先让患者取俯卧位，然后施治者循着患者足太阴经筋的走向进行探查。检查时，要特别注意患者内踝下、足弓附近、三阴交穴附近，这些区域是糖尿病患者的固定筋结区。

◉治疗手法

探查到患者的筋结之后，要先后采用点法、肘推法和揉法进行治疗。

首先，患者取坐位，施治者握拳，屈拇指或食指，以指端点按患者小腿内侧三阴交穴周围的筋结，以激发经脉之气。

然后，患者改为俯卧位，施治者以肘部作用于患者胸椎棘突周围的筋结，缓缓进行推按，以患者能够忍受为度，操作 3~5 分钟。

最后采用揉法。施治者放松手腕，以手掌大鱼际置于筋结区，用手腕带动前臂进行轻轻揉按，以达到疏筋、理筋的目的。

◉预防措施

1. 生活要有规律，不暴饮暴食。吃饭要细嚼慢咽，多吃蔬菜，饮食忌辛辣，要多吃杂粮，食物不可太咸，控制食盐摄入量。

2. 不要吃过量的抗生素，因为过量抗生素会诱发糖尿病。

3. 多参加体育锻炼，少熬夜。

4. 戒烟限酒。

糖尿病的经筋疗法

检查筋结

检查筋结方法：施治者循着患者足太阴经筋的走向进行探查。

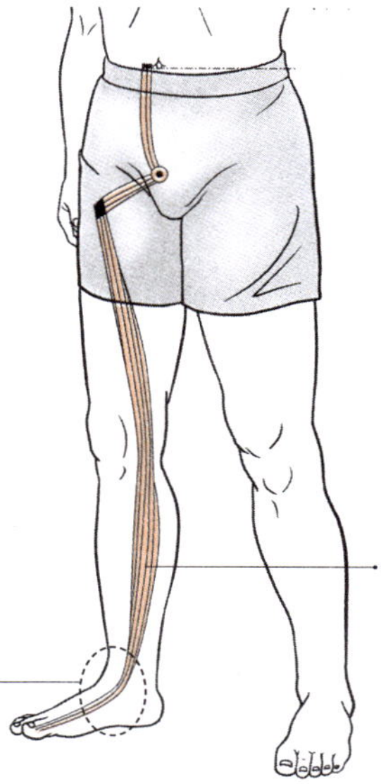

足太阳经筋行经内踝下和足弓的区域也是糖尿病的固定筋结点

三阴交穴是糖尿病的固定筋结之一，位于小腿内侧，足内踝上缘四指宽，踝尖正上方胫骨边缘凹陷中

治疗步骤

1 点法

患者取坐位，施治者握拳，屈拇指或食指，以指端点按患者小腿内侧三阴交穴周围的筋结，以激发经脉之气。

2 肘推法

患者改为俯卧位，施治者以肘部作用于患者胸椎棘突周围的筋结，缓缓进行推按，以患者能够忍受为度，操作3～5分钟。

3 揉法

施治者放松手腕，以手掌大鱼际置于筋结区，用手腕带动前臂进行轻轻揉按，以达到疏筋、理筋的目的。

穴位按摩辅助治疗

阴陵泉穴
小腿内侧，胫骨内侧髁后下方凹陷处

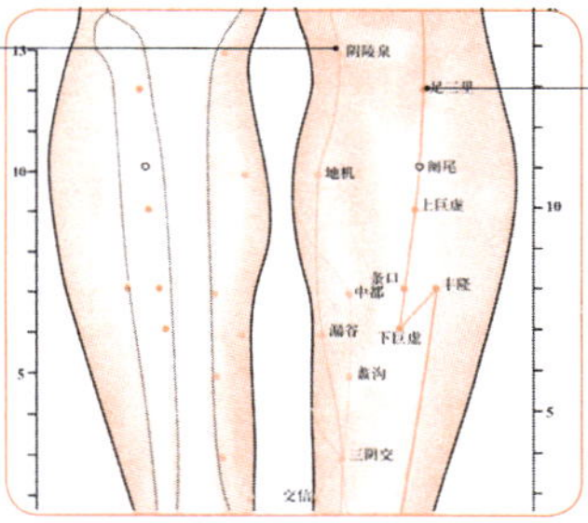

足三里穴
外膝眼下3寸，距离胫骨前嵴1横指，当胫骨前肌上

采用穴位按摩的方法进行辅助治疗，对于治疗糖尿病有更好的疗效。其手法为：以手指按揉患者的足三里穴和阴陵泉穴，持续3分钟。

062 慢性鼻炎

慢性鼻炎是鼻腔黏膜和黏膜下层的慢性炎症，其症状为经常性的鼻塞和流涕，鼻内分泌物增多，鼻塞或左或右交替出现，也有鼻部干燥疼痛者。患者的嗅觉常常会有不同程度的减退，鼻部检查时会发现鼻黏膜呈弥漫性充血。

致病原因

1. 局部病变：急性鼻炎反复发作或治疗不彻底可演变成慢性鼻炎；邻近的慢性炎症如慢性鼻窦炎、慢性扁桃体炎等长期刺激也可引发慢性鼻炎。

2. 全身病变：长期慢性疾病，如内分泌失调、长期便秘、肾脏病和心血管疾病等可导致鼻黏膜长期或频繁充血或瘀血。

3. 环境因素：在有水泥、烟草、煤尘、面粉或化学物质等环境中的工作者，鼻黏膜受到物理和化学物质的刺激与损害可造成慢性鼻炎；长期处于温湿度急剧变化的环境中也可导致慢性鼻炎。

4. 维生素缺乏，如维生素 A 或 C。

5. 烟酒过度可影响鼻黏膜血管舒张而发生障碍。

检查筋结

首先让患者取坐位或俯卧位，施治者检查患者的手阳明经筋和手太阴经筋。通常情况下，慢性鼻炎会在患者手太阴经筋经过颈肩、手臂的部位有固定筋结。患者颈椎棘突旁，第 4、5 胸椎棘突旁和双侧风池穴周围也会有固定筋结存在。

治疗步骤

经筋疗法治疗慢性鼻炎，要先后采取点法、揉法和拨法。

首先，患者取坐位，施治者握拳，屈拇指或食指，以指端点按患者风池穴附近的筋结区域，以激发经脉之气。

然后，施治者放松手腕，以手掌大鱼际着力于手太阴经筋上的筋结区，用手腕带动前臂进行轻轻揉按，操作 3~5 分钟，以达到疏筋、理筋的目的。

最后采用拨法。施治者拇指固定于筋结区，其他四指用力沿着肌肉走向或与肌肉走向成一定角度进行拨动，操作 10 余次，以起到分筋理筋的作用。

预防措施

1. 戒烟酒，注意饮食卫生和环境卫生，避免粉尘对鼻腔的刺激。

2. 避免长期使用麻黄素滴鼻，以避免引起嗅觉障碍、头痛、记忆力减退。

3. 积极治疗急性鼻炎，每遇感冒鼻塞加重，不可用力抠鼻，以免引起鼻腔感染。

慢性鼻炎的经筋疗法

检查筋结

检查筋结方法：施治者以拇指触诊的方法探查患者的手太阴经筋。

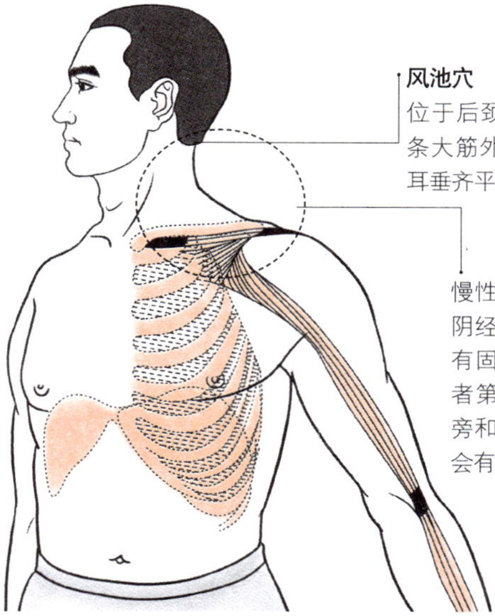

风池穴

位于后颈部，后头骨下，两条大筋外缘陷窝中，相当于耳垂齐平。

慢性鼻炎会在患者手太阴经筋经过颈肩的部位有固定筋结。另外，患者第4和第5胸椎棘突旁和双侧风池穴周围也会有固定筋结存在

治疗步骤

1 点法

患者取坐位，施治者握拳，屈拇指或食指，以指端点按患者风池穴附近的筋结区域，以激发经脉之气。

→

2 揉法

施治者放松手腕，以手掌大鱼际着力于手太阴经筋上的筋结区，用手腕带动前臂进行轻轻揉按，操作3～5分钟。

→

3 拨法

施治者拇指固定于筋结区，其他四指用力沿着肌肉走向或与肌肉走向成一定角度进行拨动，操作10余次。

穴位按摩辅助治疗

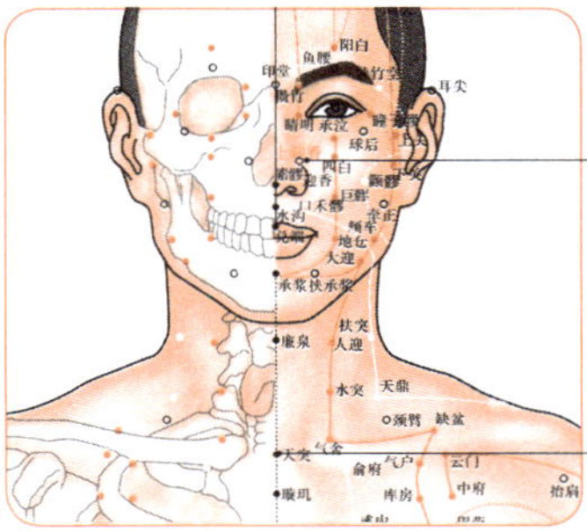

上迎香穴

面部，鼻翼旁开约1厘米皱纹中即是

天突穴

颈部，当前正中线上胸骨上窝中央

采用穴位按摩的方法进行辅助治疗，对于治疗慢性鼻炎有更好的疗效。其手法为：以手指按揉患者的上迎香穴和天突穴，持续3分钟。

063 胃下垂

胃下垂是指站立时，胃的下缘达盆腔，胃小弯弧线最低点降至髂嵴连线以下的症状。其主要症状为上腹部胀满和下坠样牵拉痛，饱食和行走时症状加重，平卧时症状减轻。此病常发于瘦长体型、产妇、多次腹部手术以及卧床少动者。

◉致病原因

1. 体质因素：体质瘦弱无力者，胃壁肌肉张力弛缓，胃遂延长下垂。

2. 腹压因素：在腹壁肌肉弹性降低或腹腔内压力突然下降的情况下，如妊娠分娩、腹水大量排泄之后可致胃及其他内脏下垂。

3. 十二指肠溃疡或幽门病变引起不全梗阻，可使胃扩大，日久可导致胃下垂。

4. 长期脱离劳动，会使腹壁肌肉缺少锻炼，导致胃下垂；饱食之后参加剧烈运动或劳动也可引起胃下垂。

◉检查筋结

首先让患者取仰卧位，施治者循着患者足阳明经筋和足太阴经筋进行检查。胃下垂的固定筋结通常会位于患者胸腹部上脘穴、中脘穴、下脘穴和肚脐周围，此外，患者足阳明经筋和足太阴经筋在下肢的循行区域也可能有固定筋结。

◉治疗步骤

检查到筋结之后，先后采用点法、掌揉法和擦法进行治疗。

首先，患者取仰卧位，施治者以指端点按患者的上脘穴、中脘穴、下脘穴和肚脐周围，手法要轻柔，以患者能够忍受为度，操作 3~5 分钟。

然后，施治者放松手腕，以手掌放置于患者腹部筋结区，用手腕带动前臂进行轻轻揉按，以达到疏筋、理筋的目的。

最后改用擦法，施治者以手掌大鱼际紧贴患者筋结区的皮肤，作直线往返的摩擦，操作 3~5 分钟，以患者筋结区产生温热感为度。

◉预防措施

1. 宜少食多餐，勿暴饮暴食。禁食辛辣刺激的食物，宜进食易消化、营养丰富的食物。

2. 饭后不要参加重体力劳动和剧烈活动，可适当进行散步。

3. 保持乐观情绪，勿暴怒，勿郁闷。

4. 平常要积极参加体育锻炼，如散步、打太极拳等。

5. 如患有慢性消化性疾病，应积极彻底治疗，以避免诱发胃下垂。

胃下垂的经筋疗法

检查筋结

检查筋结方法：施治者以轻轻揉按的方式循着患者足阳明经筋走向探查筋结。

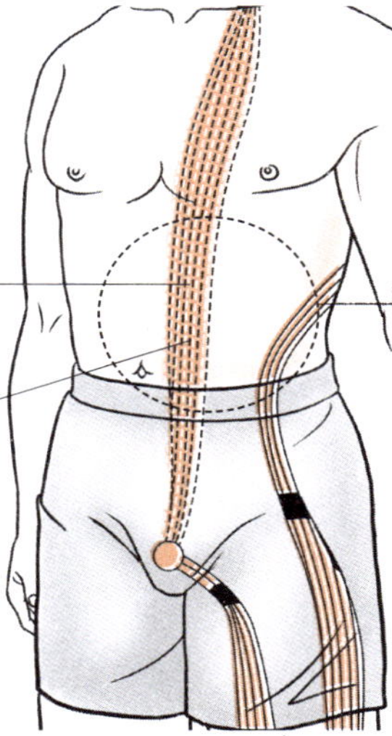

治疗步骤

1 点法

患者取仰卧位，施治者以指端点按患者的上脘穴、中脘穴、下脘穴和肚脐周围，手法要轻柔，以患者能够忍受为度，操作3～5分钟。

2 揉法

施治者放松手腕，以掌根着力于腹部筋结区，用手腕带动前臂进行轻轻揉按，操作 3～5 分钟。

3 擦法

施治者以手掌大鱼际紧贴患者筋结区的皮肤，做直线往返的摩擦，操作 3～5 分钟，以患者筋结区产生温热感为度。

穴位按摩辅助治疗

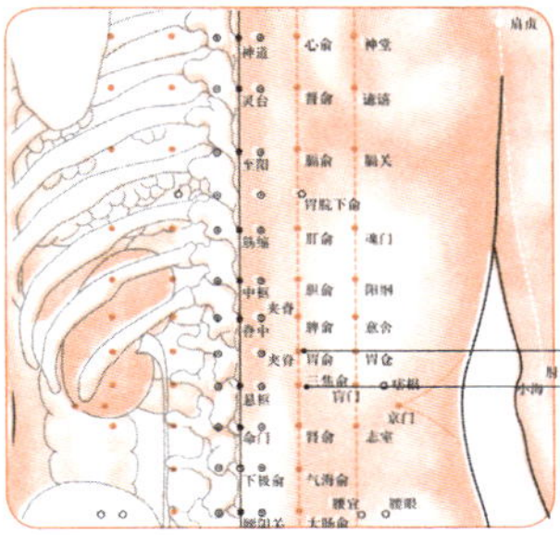

采用穴位按摩的方法进行辅助治疗，对于治疗胃下垂有更好的疗效。其手法为：以手指按揉患者的胃俞穴和三焦俞，持续 3 分钟。

064 胆囊炎

胆囊炎是细菌性感染或其他因素引起的胆囊炎性病变，是胆囊的常见病，多发于35 ~ 55岁的中年人，女性发病较男性为多。胆囊炎常见症状为右上腹部或心窝部隐痛、疼痛可放射至右肩背部，食后饱胀不适、嗳气等症状，患者在进食油腻食物后可有恶心感，偶有呕吐。老年患者可能无临床症状，称无症状性胆囊炎。

◉致病原因

1. 感染：来自肠道、胆道或经由血液或淋巴途径的细菌上行至胆囊，引发胆囊炎。此外，真菌、寄生虫感染也可导致胆囊炎。

2. 代谢紊乱：胆固醇的代谢发生紊乱时，可导致胆固醇酯沉积于胆囊黏膜而引起轻度胆囊炎症。

3. 血管病变：胆囊壁血管病变可导致胆囊黏膜损害，从而引起胆囊浓缩功能降低或丧失，最终导致胆囊壁纤维化，引发胆囊炎。

4. 胆囊动力障碍：胆囊张力和动力变异，排空时间延长，胆囊增大等因素会引发胆囊壁增厚和纤维化，并伴有慢性炎症。

◉检查筋结

首先让患者取坐位或者俯卧位，然后施治者循着患者腰背部位的足太阳经筋和足少阳经筋循行区域进行探查。患者第6至第9胸椎棘突旁会有固定筋结点，另外，在患者背部的肝俞穴和胆俞穴及其周围也可能有筋结或条索状物。

◉治疗步骤

经筋疗法治疗胆囊炎，要先后采取点法、按法、推法和擦法。

首先，患者取俯卧位，施治者握拳，屈拇指或食指，以指端点按患者背部肝俞穴和胆俞穴附近的筋结区域，操作3~5分钟，以激发经脉之气。

然后，施治者用手掌掌根或鱼际部位按压筋结区域，至患者局部酸麻为止，以使力道深透至患者深层筋肉。

接着采用推法。施治者以肘部着力进行推按，作用于患者第6至第9胸椎棘突周围，上下推按1~3分钟。

最后，施治者以手掌大鱼际紧贴患者筋结区皮肤，作直线来回的摩擦，至筋结区的皮肤产生温热感为止，以达到温筋的目的。

◉预防措施

1. 注意饮食：食物以清淡为宜，少食油腻和炸、烤的食物。

2. 避免长时间静坐不动，平常要多走动，多运动。

胆囊炎的经筋疗法

检查筋结

检查筋结方法：施治者以空拳叩击的方式，循着患者的足太阳经筋进行探查。

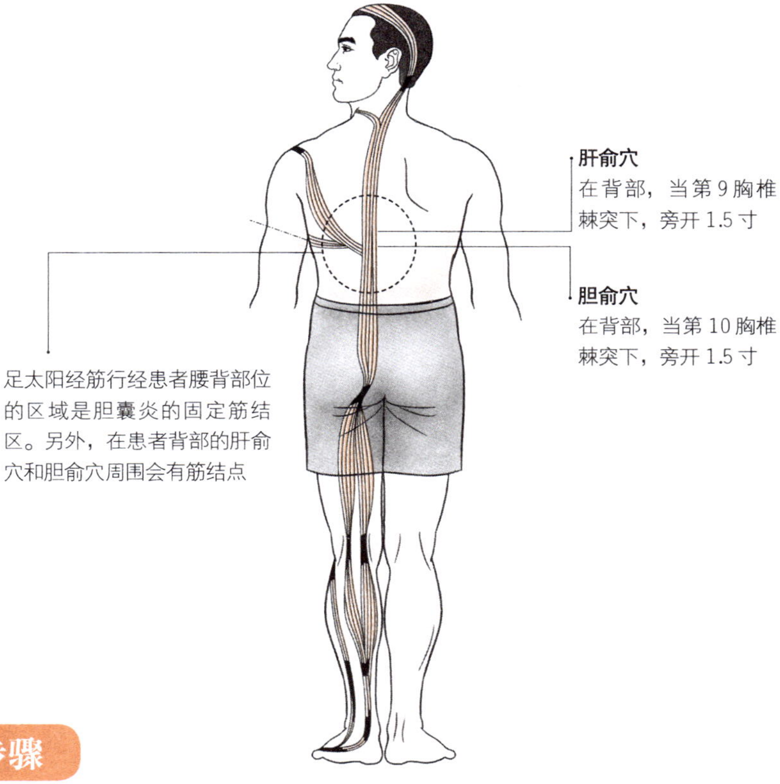

治疗步骤

1 点法

患者取俯卧位，施治者握拳，屈拇指或食指，以指端点按患者背部肝俞穴和胆俞穴附近的筋结区域，操作 3 ~ 5 分钟。

2 按法

施治者用手掌掌根或鱼际部位按压筋结区域，至患者局部酸麻为止。

3 推法

施治者以肘部着力进行推按，作用于患者第 6 至第 9 胸椎棘突周围，上下推按 1 ~ 3 分钟。

4 擦法

施治者以手掌大鱼际紧贴患者筋结区皮肤，作直线来回的摩擦，至筋结区的皮肤产生温热感为止。

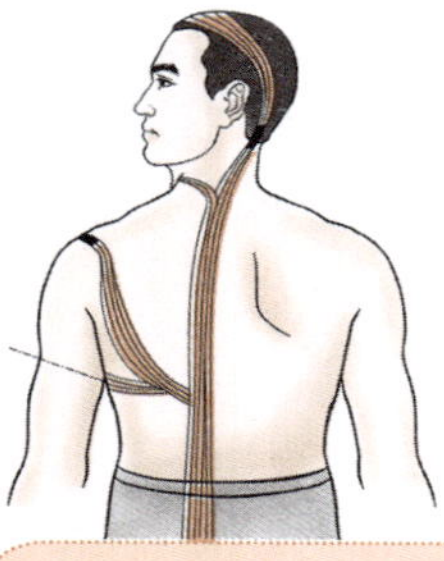

第六章

DILIUZHANG

妇科男科疾病经筋疗法

女性生殖泌尿系统出现的病变被称为妇科疾病，常见的有痛经、月经不调、更年期综合征、闭经、乳少等；男性生殖泌尿系统出现的病变被称为男科疾病，主要有阳痿、前列腺炎、排尿异常等。现代社会中，妇科和男科疾病都是比较常见的疾病，困扰着很多人的生活。不管是男科疾病还是妇科疾病，这些难言之隐都可以采用经筋疗法进行治疗。

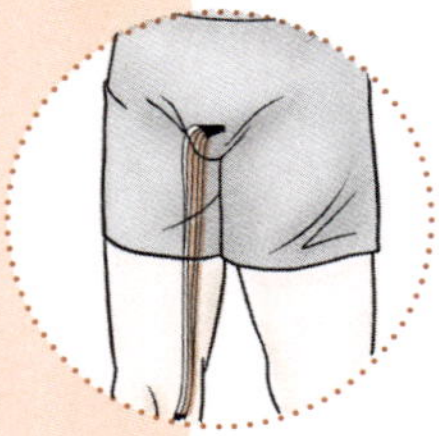

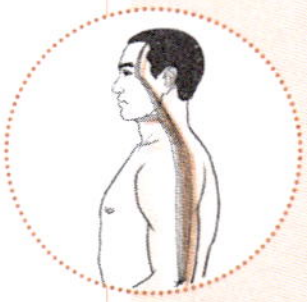

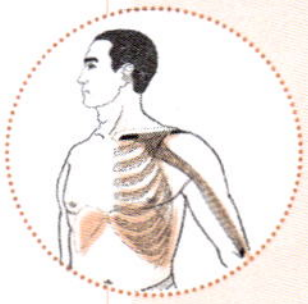

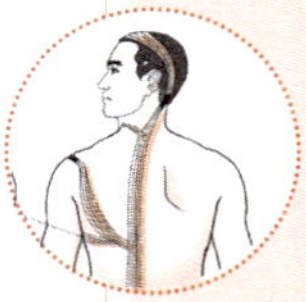

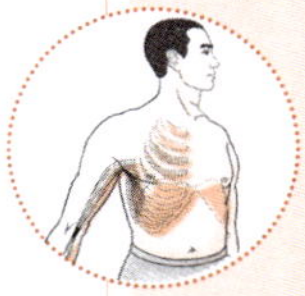

本章看点

- 排尿异常

  主要筋结区为足少阴经筋的下肢段尤其是行经腹股沟的区域

- 阳痿

  主要筋结区为足厥阴经筋行经阴部的区域

- 痛经

  主要筋结区为足太阳经筋行经第 5~6 胸椎和第 7~8 胸椎之间的区域

- 月经不调

  主要筋结区为足阳明经筋行经阴器周围的区域

- 前列腺炎

  主要筋结区为足太阴经筋行经大腿内侧和肚脐周围的区域

- 更年期综合征

  主要筋结区为足太阳经筋行经头项、颈项、胸椎等的部位

- 子宫脱垂

  主要筋结区为足太阳经筋行经腰骶的部位

- 闭经

  主要筋结区为足厥阴经筋行经足弓的部位

- 乳少

  主要筋结区为足阳明经筋行经乳房的区域

065 排尿异常

排尿异常包括尿频、尿急、尿痛、尿失禁、尿潴留、尿多、尿少或无尿等症状。尿急、尿频、尿痛三者多同时发生；尿失禁，即膀胱失去了贮尿作用，有尿即排，这种现象在高龄老人中极为常见；尿潴留是指尿液排出不畅，大量尿液潴留于膀胱和肾盂内。

◉致病原因

1. 尿急、尿频、尿痛多是由尿路感染引起的，肾结核、前列腺炎、尿路结石等也可引发上述症状。尿失禁的情况多是由排尿肌过度收缩，尿道口括约肌驰缓或麻痹所致。

2. 尿潴留多是由前列腺肥大、前列腺炎、前列腺肿瘤以及膀胱瘤造成尿液排出不畅，使大量尿液潴留于膀胱和肾盂内而导致的。

3. 尿多、尿少常见于中老年人，往往是因为肾脏浓缩功能失衡，或因睡眠少、易醒所造成的。

◉检查筋结

患者取俯卧位，施治者沿着患者足少阴经筋循行路线进行探查，以了解是否有筋结。一般情况下，排尿异常的筋结通常在于足少阴经筋的下肢段，此外，还要特别注意对患者腹股沟线的检查。

◉治疗手法

确定筋结位置之后，先对筋结进行揉按直至酸胀，用以舒解筋结。然后分别采用推法、按法、点法和揉法进行治疗。

首先，施治者以掌根或者大鱼际沿着脊柱两侧足太阳经筋的顺序，从胸椎向下推按，至腰骶椎棘突为止，每侧施治 10 多遍，以此来间接刺激足少阴经筋。

然后，采用掌按法在患者腰骶部位上下按揉。如果是年老体衰的患者，可以点揉尾骨尖。

接着，患者取仰卧位，两膝弯曲，施治者采用点法点按患者腹股沟，以局部酸麻为度。

最后，采用揉法对患者的小腹和大腿内侧进行反复揉按 10 余次即可。

◉预防措施

1. 注意营养，加强保健，增强身体的免疫力，注意补充维生素和微量元素。

2. 保持生活规律：对于泌尿生殖系统疾病，最有效的防治措施就是保持生活规律，不熬夜，注意休息及局部清洁卫生。

排尿异常的经筋疗法

检查筋结

检查筋结方法：施治者沿着患者足少阴经筋的循行路线进行探查，以了解是否有筋结。

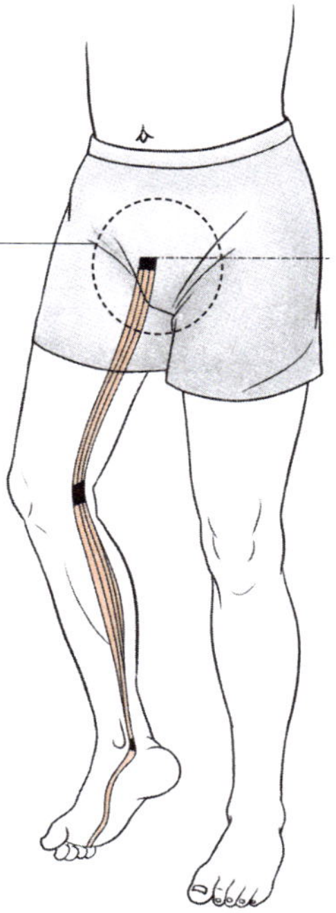

治疗步骤

1 推法

施治者以掌根或者大鱼际沿着脊柱两侧足太阳经筋的顺序，从胸椎向下推按，至腰骶椎棘突为止，每侧施治10多遍，以间接刺激足少阴经筋。

2 按法

采用掌按法在患者腰骶部位上下按揉。

3 点法

患者改为仰卧位，两膝弯曲，施治者采用点法点按患者腹股沟，以局部酸麻为度。

4 揉法

用揉法对患者的小腹和大腿内侧进行反复揉按10余次即可。

066 阳痿

阴茎完全不能勃起者称为完全性阳痿，阴茎虽能勃起但不具有性交需要的足够硬度者称为不完全性阳痿。从发育开始后就发生阳痿者称原发性阳痿。阳痿可以说是疾病，也是很多疾病的症状，除少数是生殖系统的器质性病变引起外，大多数是心理性和体质性的。

◉致病原因

1. 精神原因：夫妻间感情冷漠，或因某些原因产生紧张心情，可导致阳痿。

2. 生理原因：阴茎勃起中枢发生异常。一些重要器官如肝、肾、心、肺患严重疾病时，尤其是长期患病，也可能会影响到性生理的精神控制。

◉检查筋结

先让患者取坐位或者俯卧位，施治者首先以拇指触诊和空拳轻叩的方法来检查胸椎、腰椎关节和梨状肌，以了解有无疾病筋结。检查时要对比两侧髂后上棘，以发现是否有骶髂关节错位，一般来说要重点检查足厥阴经筋行经生殖器的部位。

◉治疗手法

检查到具体筋结之后，要先揉按筋结直至酸胀为止，以初步舒解筋结。然后分别采用推法、按法、拨法和点法进行治疗。

首先，施治者以掌根或者大鱼际沿着脊柱两侧足太阳经筋的顺序，从胸椎向下推按，至腰骶椎棘突为止，每侧施治 10 多遍。

接着，采用按法治疗。无论患者的梨状肌有无疼痛，都用指按法进行按压。

然后，采用拨法沿着梨状肌的垂直走向进行弹拨，再顺着肌肉纤维的方向进行理顺，无疼痛症状的患者以轻刺激手法治疗 3~5 分钟，有疼痛症状的患者以强刺激手法治疗 4~6 分钟。

最后，采用点法对患者腹股沟的中点，有动脉搏动的部位进行点按，直至患者的下肢出现温热感为止。

◉预防措施

1. 注意休息，防止过劳，调整中枢神经系统的功能失衡。

2. 充分认识精神因素对性功能的影响，增强夫妻双方的感情交流，女方应关怀、鼓励丈夫，不要给丈夫造成精神压力。

3. 注意饮食调养，适当进食动物内脏，因为动物内脏含有大量的性激素和肾上腺皮质激素，能增强精子活力，提高性欲。

阳痿的经筋疗法

检查筋结

检查筋结方法：施治者首先以拇指触诊和空拳轻叩的方法来检查胸椎、腰椎关节和梨状肌有无筋结。此外，足厥阴经筋行经生殖器的部位也是筋结产生的固定区域。

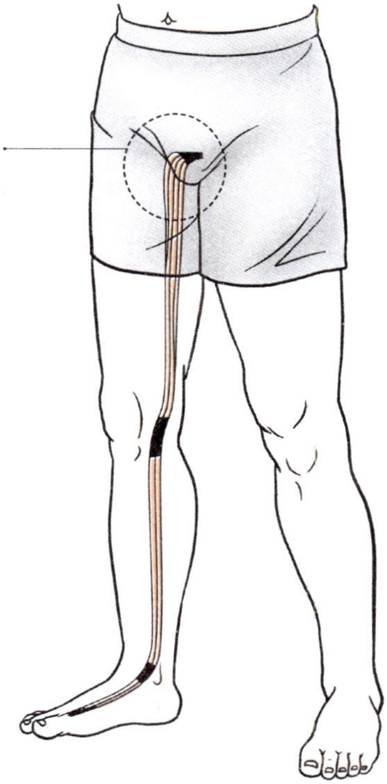

治疗步骤

1 推法

施治者以掌根或者大鱼际沿着脊柱两侧足太阳经筋的顺序，从胸椎向下推按，至腰骶椎棘突为止，每侧施治10多遍。

2 按法

采用按法对患者的梨状肌进行按压，操作4～5分钟。

3 拨法

采用拨法沿着梨状肌的垂直走向进行弹拨，再顺着肌肉纤维的方向进行理顺，无疼痛症状的患者以轻刺激手法治疗3～5分钟，有疼痛症状的患者以强刺激手法治疗4～6分钟。

4 点法

用点法对患者腹股沟的中点，有动脉搏动的部位进行点按，直至患者的下肢出现温热感为止。

067 痛经

痛经是妇科常见病和多发病，具体症状为经期前后或行经期间，出现下腹部痉挛性疼痛、恶心呕吐、全身不适的现象。原发性痛经指生殖器官并没有明显的异常而出现痛经的现象。继发性痛经则是由于生殖器官病变导致的痛经，如子宫内膜异位症、盆腔炎、肿瘤等。

◉致病原因

1. 子宫颈管狭窄会导致月经外流受阻，引起痛经。子宫发育不良、子宫位置后屈或前屈也都可能造成痛经。

2. 妇科病，如子宫内膜异位症、盆腔炎、子宫肌瘤等都是痛经的诱因；经期剧烈运动、受寒冷或衣着过少而受凉导致气血凝滞，均易引发痛经。

3. 少女初潮，心理压力大、久坐导致气血循环受阻、经血运行不畅、爱吃生冷食物造成痛经。

◉检查筋结

患者取俯卧位，施治者检查患者足太阳经筋行经腰部、骶髂关节和梨状肌的部位，以了解是否有筋结。一般来说，第 5 至第 6 胸椎之间和第 7 至第 8 胸椎之间是痛经的固定筋结区域，要重点检查。

◉治疗手法

探明筋结之后，先后采用肘按法、揉法、拨法和点法进行治疗。

首先，患者取俯卧位，施治者以屈曲的肘关节为作用点，重力按压患者的第 5 至第 8 胸椎，并保留力度片刻，以此来缓解疼痛。

之后，采用揉法治疗。不管患者的梨状肌是否有疼痛，施治者都要在患者梨状肌的中后部进行揉按 4~5 分钟。

然后采用拨法沿着足太阳经筋在背部的走向进行弹拨，再顺着肌肉纤维的方向进行理顺，无疼痛症状的患者以轻刺激手法治疗 3~5 分钟，有疼痛症状的患者以强刺激手法治疗 4~6 分钟。

最后，患者改为仰卧位，施治者采用点法点按患者腹股沟中点动脉搏动处，点按至患者下肢出现温热感为佳。

◉预防措施

1. 经前期及经期少吃生冷辛辣食物，不要受凉；经期不可剧烈运动或参加过重的体力劳动。

2. 来月经前 3 ～ 4 天应吃容易消化的食物，多吃蔬菜和水果。

痛经的经筋疗法

检查筋结

检查筋结方法：施治者由上至下检查患者的足太阳经筋，以了解有无筋结。

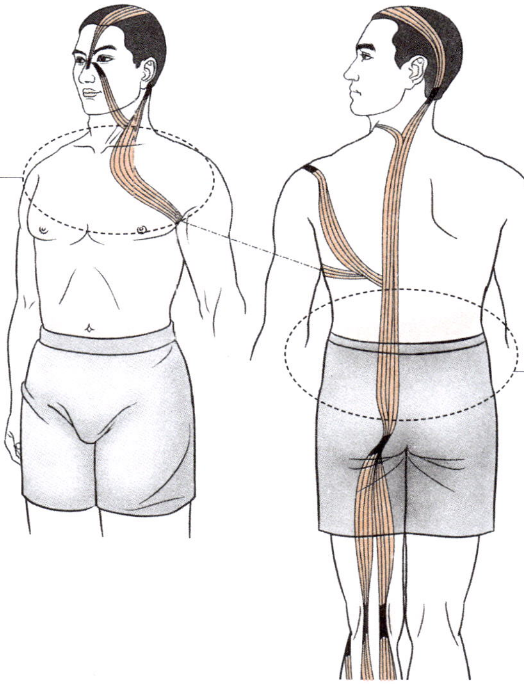

治疗步骤

1 肘按法

患者取俯卧位，施治者以屈曲的肘关节为作用点，重力按压患者的第5至第8胸椎，并保留力度片刻。

2 揉法

采用揉法对患者梨状肌的中后部进行揉按，持续4～5分钟。

3 拨法

采用拨法沿着足太阳经筋在背部的走向进行弹拨，再顺着肌肉纤维的方向进行理顺，时间掌握在3～6分钟。

4 点法

患者改为仰卧位，施治者点按患者腹股沟中点动脉搏动处，点按至患者下肢出现温热感为止。

068 月经不调

月经不调是指由于卵巢功能不正常所引起的月经周期超前或落后、行经日期紊乱、经量过多或过少。由于卵巢激素的作用，使子宫内膜起周期性变化后，周期性的子宫出血，就成为月经。第一次月经称初潮，现代女性月经初潮平均在 12.5 岁，绝经年龄通常在 45 ~ 55 岁之间。

◉致病原因

1. 血热可导致月经提前、经量较多、颜色鲜红且伴有口干、便秘等症状。

2. 虚热可导致月经提前、经量较少、颜色暗淡并伴有头晕、耳鸣、腰部酸痛等症状。

3. 虚寒可导致经期延后、经量少、颜色暗淡并伴有怕冷、舌苔发白等症状。

4. 气虚可导致经期提前、经量较多、颜色暗淡、面色苍白。

5. 脾虚可导致经期提前或延后、颜色暗淡且伴有头晕、体虚、舌淡苔白有齿痕等症状。

◉检查筋结

让患者取仰卧位，施治者以拇指触诊，以轻柔的手法按揉足阳明经筋，以探查有无疾病筋结。因为足阳明经筋的一支从髀部上行，沿着股内侧结于腹股沟的耻骨，所以月经不调的固定筋结通常位于足阳明经筋的这条支线上，要重点检查。

◉治疗手法

检查到筋结之后，先对其进行揉按，以舒解筋结，之后再分别采用掌揉法、擦法和肘推法进行治疗。

首先，患者取仰卧位，施治者以手掌大鱼际轻轻揉按患者下腹部，揉按时先顺时针揉按 3~5 分钟，然后再逆时针揉按 3~5 分钟。

然后采用擦法治疗。施治者以手掌覆于患者肚脐之上，在轻轻向下用力的同时快速擦动 3~4 分钟，以患者皮肤发热为宜。

最后，患者改为俯卧位，施治者采用肘推法推按患者腰骶部位，以患者出现酸胀感为度，时间为 3~5 分钟。

◉预防措施

1. 经期要注意饮食调理，经前和经期忌食生冷食物，避免受凉。

2. 注意休息、减少疲劳，加强营养，增强体质。

3. 尽量避免剧烈的情绪波动，避免强烈的精神刺激，保持愉快的心情。

4. 平时要防止房劳过度，经期绝对禁止性生活。

月经不调的经筋疗法

检查筋结

检查筋结方法：施治者以拇指触诊，以轻柔的手法按揉足阳明经筋，以探查有无疾病筋结。

月经不调的固定筋结通常位于足阳明经筋行经阴器周围的区域

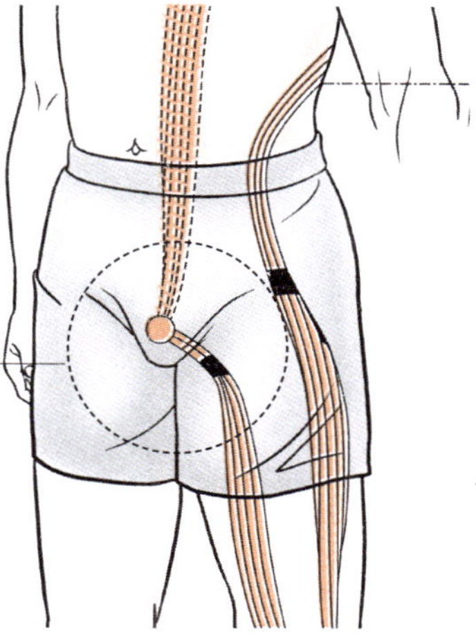

治疗步骤

1 揉法

患者取仰卧位，施治者以手掌大鱼际轻轻揉按患者下腹部，揉按时先顺时针揉按3～5分钟，然后再逆时针揉按3～5分钟。

→

2 擦法

施治者以手掌覆于患者肚脐之上，在轻轻向下用力的同时快速擦动3～4分钟，以患者皮肤发热为宜。

→

3 肘推法

患者改为俯卧位，施治者采用肘推法推按患者腰骶部位，以患者出现酸胀感为度，时间为3～5分钟。

穴位按摩辅助治疗

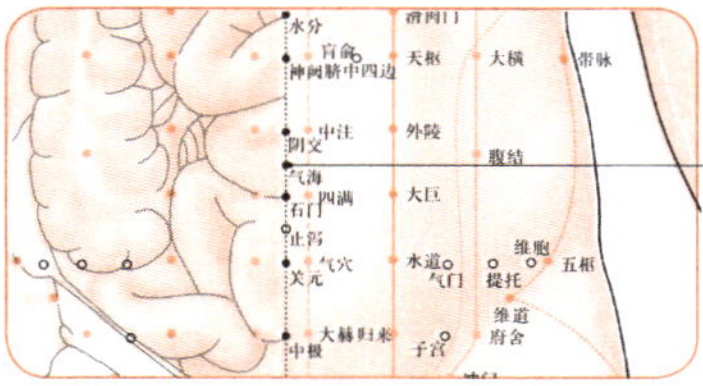

气海穴
位于体前正中线，脐下1.5寸

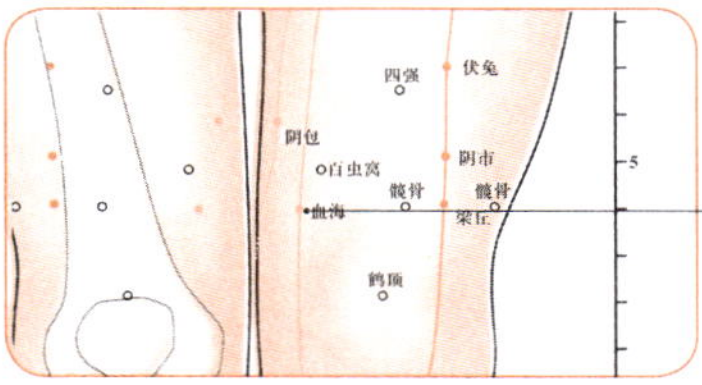

血海穴
屈膝，在大腿内侧，髌底内侧端上2寸，股四头肌内侧头的隆起处

采用穴位按摩法进行辅助治疗，会对治疗月经不调起到事半功倍的效果。具体方法为：用手指揉按患者的气海穴和血海穴，持续约3分钟。

069 前列腺炎

前列腺炎是指前列腺特异及特异性感染所致的急性和慢性炎症损害，是成年男性的常见病。前列腺炎的常见症状为尿急、尿频、尿痛、滴白、腰痛，甚至引起性功能障碍等，慢性前列腺炎常易复发。

●致病原因

1. 细菌感染、不洁性生活、感染淋菌性尿道炎后，由于治疗不彻底可以合并或转为细菌性前列腺炎。

2. 尿路不畅，后尿路细菌滋生，机体抵抗力下降时，导致射精管逆行引起前列腺炎，会阴损伤、慢性便秘、痔疮均可导致慢性前列腺炎的发生。

3. 工作过度劳累、疲劳及焦虑、紧张易导致慢性前列腺炎。出租车司机及从事长时间坐位工作的人易患慢性前列腺炎，且不易治愈。

4. 过度饮酒、吸烟、过食辛辣、性欲过度引起的前列腺充血，有利于细菌繁殖，易诱发前列腺炎症。

●检查筋结

患者取仰卧位，施治者循着足太阴经筋，用手指轻轻揉按下腹部和大腿内侧以探查筋结。由于足太阴经筋行经大腿内侧，上行结聚于阴器和肚脐之间，所以前列腺炎的固定筋结常在于患者肚脐周围和腹股沟，这两个区域是检查重点。

●治疗手法

检查到筋结之后，先后采用掌揉法、点法和擦法进行治疗。

首先，让患者取坐位或者仰卧位，施治者手掌放于患者肚脐周围，以手腕带动手掌进行揉按，顺时针方向揉按 3~5 分钟，然后再逆时针方向揉按 3~5 分钟。

然后，患者屈曲双腿，施治者以食指指关节在患者腹股沟处向斜前上方轻柔点按，操作约 5 分钟，以患者小腹部有温热感为度。

最后采用擦法治疗，患者改为俯卧位，施治者以手掌大鱼际在患者腰骶部从上至下、从左至右进行擦揉，操作约 5 分钟。

此疗法 3~5 次为一个疗程，一般要进行 4~5 个疗程为宜。注意此疗法不适用于急性前列腺炎患者。

●预防措施

1. 多饮水，增加排尿量，稀释尿液的浓度，以减少尿液对前列腺产生的刺激。

2. 节制性生活，因为性生活频繁会使前列腺长期处于充血状态，引起前列腺增大。

前列腺炎的经筋疗法

检查筋结

检查筋结方法：施治者循着患者的足太阴经筋，用手指轻轻揉按下腹部和大腿内侧以探查筋结。

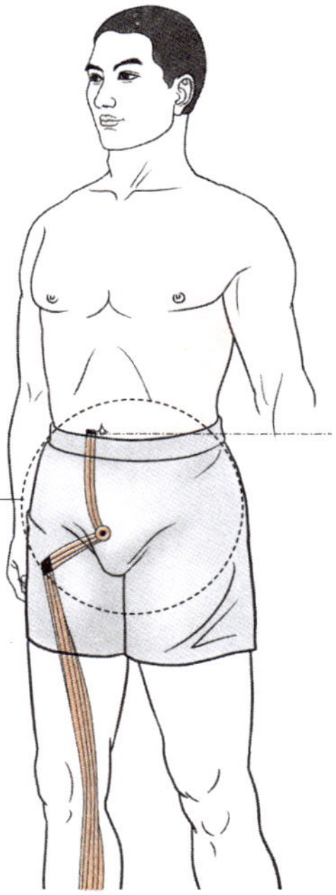

治疗步骤

1 掌揉法

患者取坐位或者仰卧位，施治者手掌放于患者肚脐周围，以手腕带动手掌进行揉按，顺时针方向揉按3～5分钟，然后再逆时针方向揉按3～5分钟。

2 点法

患者屈曲双腿，施治者以食指指关节在患者腹股沟处向斜前上方轻柔点按，操作约5分钟，以患者小腹部有温热感为度。

3 擦法

患者改为俯卧位，施治者以手掌大鱼际在患者腰骶部从上至下、从左至右进行擦揉，操作约5分钟。

穴位按摩辅助治疗

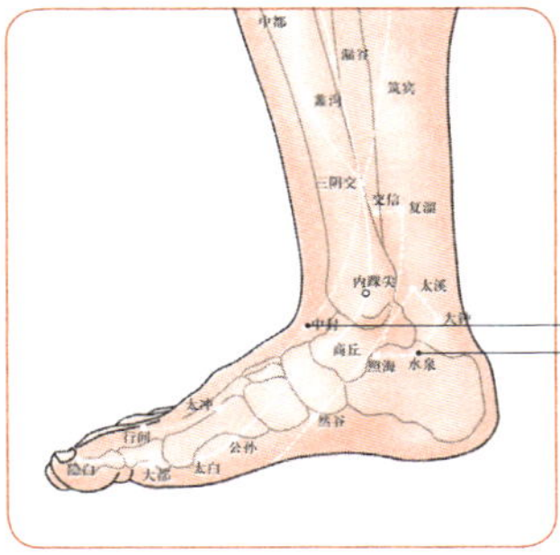

中封穴
位于人体足背侧，足内踝前1寸处。

水泉穴
位于太溪穴直下1寸凹陷处，当跟骨结节内侧前上部凹陷处。

采用穴位按摩的方法进行辅助治疗，对于治疗前列腺炎有更好的疗效。其手法为：以手指按揉患者的中封穴和水泉穴，持续3分钟。

070 更年期综合征

更年期综合征是由雌激素水平下降而引起的一系列症状。更年期妇女，由于卵巢功能减退，垂体功能亢进，会分泌过多的促性腺激素，引起植物神经功能紊乱，从而出现一系列程度不同的症状，如月经变化、面色潮红、心悸、失眠、乏力、抑郁、多虑、情绪不稳定等征状，称为“更年期综合征”。

◉致病原因

1. 生理因素：卵巢功能衰退，垂体分泌促卵泡激素过多会引起阴道、子宫、乳房、尿道的结构和功能改变，从而导致月经不规则、多汗、心悸、尿频、睡眠差、骨质疏松等一系列生理现象。

2. 心理因素：在社会关系方面，更年期妇女面临一些社会问题如职业困难、离婚、父母疾病或死亡、孩子长大离开身旁等，这一切都给她们带来精神压力，导致病症的发生。

◉检查筋结

让患者取坐位，施治者先以拇指触诊，握空拳自上至下轻轻叩击患者的足太阳经筋，以了解有无疾病筋结。更年期综合征通常会在足太阳经筋行经头顶、颈项、胸椎和腰骶等部位有固定筋结存在，这些部位要重点检查。

◉治疗手法

检查到筋结之后分别采用点法、拿法和肘推法对患者进行治疗。

首先，患者取仰卧位，施治者坐其头端，以拇指或者其余手指指关节着力于患者百会穴（两耳尖连线与头部正中线的交点处）及其周围，轻轻揉按约 1 分钟，并从百会穴周围点按至后脑勺，在此区域往返进行点按 2~3 分钟。

然后，患者改为坐位，施治者采用拿法治疗。施治者一手扶住患者头部，另一手拇指与其余四指指腹相对用力，提拿颈项部足太阳经筋区域的肌肉，自上而下提拿，操作共约 2 分钟。

最后，采用肘推法。患者改为俯卧位，施治者自上而下以肘部推揉患者脊柱两旁的足太阳经筋，操作 3~5 遍，力量要轻柔。

◉预防措施

1. 更年期妇女要提高自我保健知识水平及自我保健能力。

2. 注意控制情绪，保持健康的心理状态。生活要有规律，遇事不要着急、紧张，不要胡思乱想；积极参加文娱活动和体育锻炼，以增强体质。

3. 适当地服用激素和钙来防治神经失调、骨质疏松等症状。

更年期综合征的经筋疗法

检查筋结

检查筋结方法：施治者手握空拳自上至下轻轻叩击患者足太阳经筋，以了解有无疾病筋结。

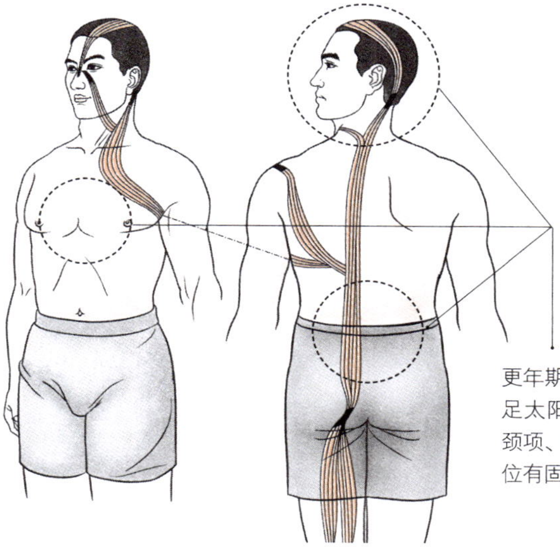

更年期综合征通常会在足太阳经筋行经头项、颈项、胸椎和腰骶等部位有固定筋结存在

治疗步骤

1 点法

患者取仰卧位，施治者以拇指或者其余手指指关节从百会穴周围点按至后脑勺，并在此区域往返点按2～3分钟。

→

2 拿法

患者改为坐位，施治者一手扶住患者头部，另一手拇指与其余四指指腹相对用力，提拿颈项部足太阳经筋区域的肌肉，自上而下提拿，操作约2分钟。

→

3 肘推法

患者改为俯卧位，施治者自上而下以肘部推揉患者脊柱两旁的足太阳经筋，操作3～5遍，力量要轻柔。

穴位按摩辅助治疗

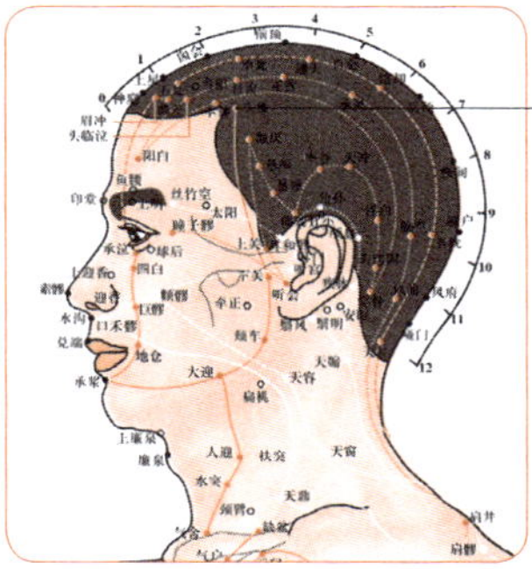

头维穴

在头侧部，当额角发际上0.5寸处

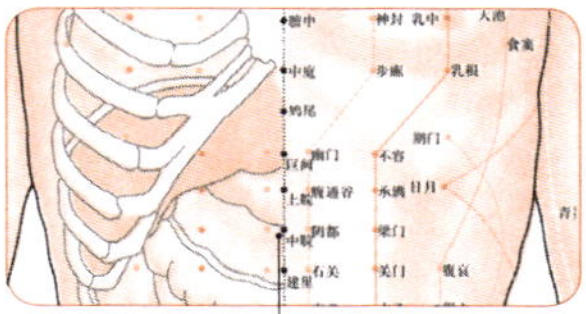

中脘穴

在上腹部，前正中线上，当脐中上4寸

采用穴位按摩的方法进行辅助治疗，对于治疗更年期综合征有更好的疗效。其手法为：以手指按揉患者的头维穴和中脘穴，持续3分钟。

071 子宫脱垂

子宫脱垂是指因支持组织的损伤、薄弱而使子宫从正常位置沿阴道下降，宫颈外口达坐骨棘水平以下，甚至子宫全部脱出于阴道口以外的病症。子宫脱垂常合并有阴道前壁和后壁膨出。患者常有腰腿酸软、小腹下坠、小便频数、头晕耳鸣等症状。

◉致病原因

1. 分娩损伤：分娩对宫颈造成的损伤是导致子宫脱垂的主要原因。产褥期产妇多喜仰卧，且易并发慢性尿潴留，子宫易成后位，子宫轴与阴道轴方向一致，遇腹压增加时，子宫即沿阴道方向下降而发生脱垂。产后习惯蹲式劳动如洗尿布、洗菜等都可使腹压增加，引发子宫脱垂。

2. 非产妇发生子宫脱垂者，是因为生殖器官支持组织发育不良所致。

3. 腹腔内压力增加：在上述两个病因基础上，患有长期慢性咳嗽、便秘或盆腹腔巨大肿瘤等病症均可引起子宫脱垂。

◉检查筋结

首先，施治者以手指轻轻揉按患者的腰骶椎关节，以查看腰骶椎关节。检查时要循着患者的足太阳经筋轻轻揉按。通常情况下，子宫脱垂患者会在足太阳经筋行经腰骶的部位有固定筋结或有条索状物。

◉治疗步骤

探查到患者的筋结之后，要先后采用点法、揉法和擦法进行治疗。

首先，患者取俯卧位，施治者握拳，屈拇指或食指，以指端点按患者的筋结区域，以激发经脉之气。

然后，施治者放松手腕，以掌根着力于筋结点，用手腕带动前臂进行揉按，以达到疏筋、理筋的目的。

最后改用擦法，施治者以手掌大鱼际或小鱼际紧贴患者筋结区的皮肤，做直线往返的摩擦，以患者筋结区产生温热感为度，操作 3~5 分钟。

◉预防措施

1. 分娩后应充分休息。
2. 加强营养，注意调理。
3. 积极参加体育锻炼以增强骨盆底肌肉及腹壁肌肉的力量。
4. 患有慢性咳嗽及习惯性便秘的女性，应积极治疗。

子宫脱垂的经筋疗法

检查筋结

检查筋结方法：施治者以手指轻轻揉按患者的足太阳经筋下肢段，以检查筋结。

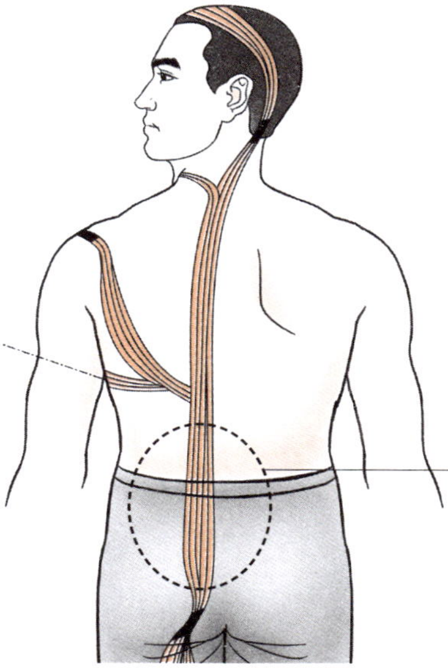

治疗步骤

1 点法

患者取俯卧位，施治者握拳，屈拇指或食指，以指端点按患者的筋结区域，以激发经脉之气。

2 揉法

施治者以掌根着力于筋结点，用手腕带动前臂进行揉按，以达到疏筋、理筋的目的。

3 擦法

施治者以手掌大鱼际或小鱼际紧贴患者筋结区的皮肤，做直线往返的摩擦，以患者筋结区产生温热感为度，操作3～5分钟。

穴位按摩辅助治疗

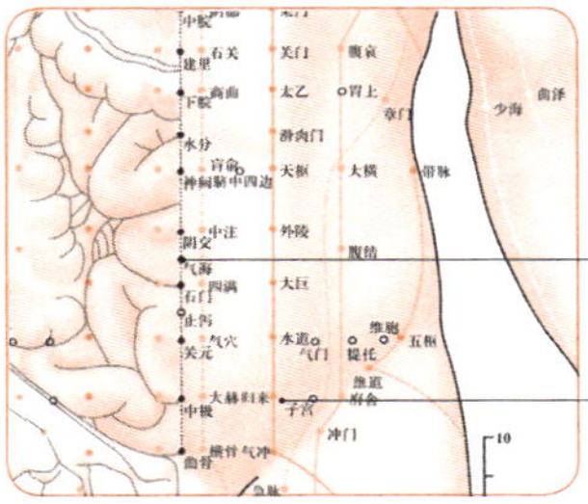

气海穴

位于体前正中线，肚脐下1.5寸

归来穴

人体的下腹部，当肚脐中下4寸，距离前正中线2寸

采用穴位按摩的方法进行辅助治疗，对于治疗子宫脱垂有更好的疗效。其手法为：以手指按揉患者的气海穴和归来穴，持续3分钟。

072 闭经

闭经是指从未有过月经或月经周期已建立后又停止的现象。闭经可分为原发性闭经和继发性闭经。凡年满 18 周岁，月经尚未来潮者，称为原发性闭经。月经周期建立后，又连续 3 个月以上无月经者，称为继发性闭经。

◉致病原因

原发性闭经多由先天性异常，包括卵巢或生殖器发育异常所引起，继发性闭经多与以下因素有关：

1. 营养缺乏：偏食、挑食会使人体对蛋白质、脂类、维生素摄入不足，导致内分泌腺功能降低，减弱了子宫内膜对性激素的敏感性，从而引起闭经。

2. 外界刺激：精神刺激、过度紧张、劳累、环境变化、寒冷刺激等外界因素的变化可抑制中枢神经系统功能，从而减少垂体促性腺激素的分泌而引发闭经。

3. 避孕药：服避孕药后也可直接抑制垂体促性腺激素分泌而引起闭经。

◉检查筋结

首先让患者取仰卧位，施治者循着患者的足太阴经筋、足厥阴经筋、足少阴经筋和足阳明经筋，以手握空拳的方法进行轻轻叩击，探查筋结。检查过程中，要注意在患者足厥阴经筋行经足弓的部位有无筋结存在。此外，患者的行间穴（脚背部第一、二趾骨间的蹼缘上方纹头处）和太冲穴（脚背部第一、二趾骨结合部之前凹陷处）周围也会有固定筋结。

◉治疗步骤

探查到患者的筋结之后，可分别先后采用点法、擦法和拿法进行治疗。

首先，患者取坐位，施治者以拇指指端或者食指指关节点按患者的筋结区域，以激发经脉之气。

然后，施治者平伸手指，用小鱼际紧贴患者筋结点皮肤，作直线来回摩擦，操作 3~5 分钟。

最后采用拿法，施治者以拇指和其余四指将患者筋结区的皮肤稍微用力拿起来，再快速放下，如此反复进行拿捏，操作 10~20 次。

◉预防措施

1. 加强体育锻炼，常做保健体操或打太极拳等，以增强体质。

2. 经期要注意保暖，两足不受寒，不涉冷水，并禁食生冷瓜果。经期避免重体力劳动，注意劳逸适度。

闭经的经筋疗法

检查筋结

检查筋结方法：首先让患者取仰卧位，施治者循着患者的足太阴经筋、足厥阴经筋、足少阴经筋和足阳明经筋，以手握空拳的方法进行轻轻叩击，以探查筋结。

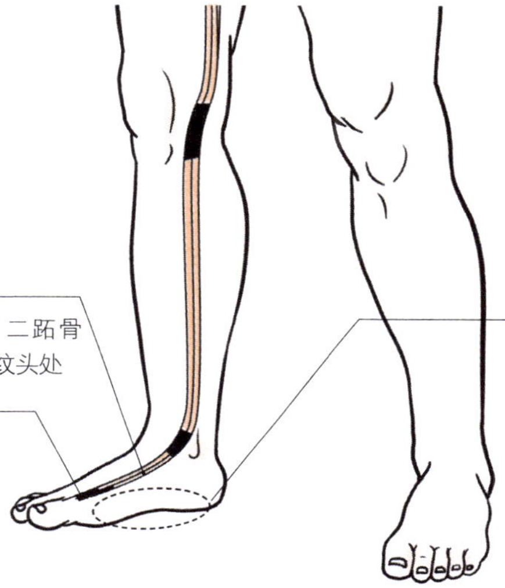

治疗步骤

1 点法

患者取坐位，施治者以拇指指端或者食指指关节点按患者的筋结区域，以激发经脉之气。

→

2 擦法

施治者平伸手指，用小鱼际紧贴患者筋结点皮肤，作直线来回摩擦，操作 3 ~ 5 分钟。

→

3 拿法

施治者以拇指和其余四指将患者筋结区的皮肤稍微用力拿起来，再快速放下，如此反复进行拿捏，操作 10 ~ 20 次。

穴位按摩辅助治疗

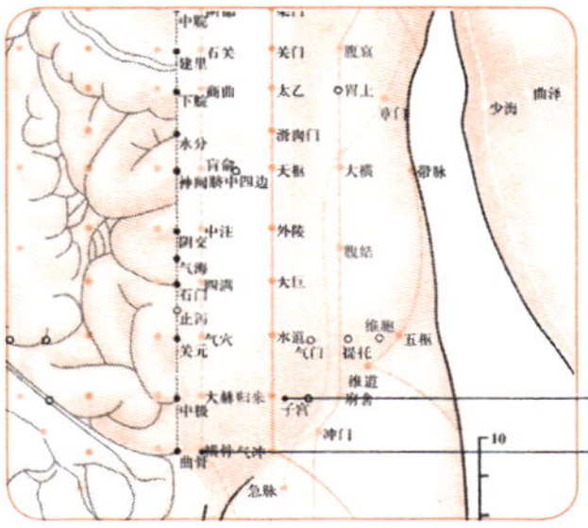

采用穴位按摩的方法进行辅助治疗，对于治疗闭经有更好的疗效。其手法为：以手指按揉患者的归来穴和横骨穴，持续 3 分钟。

073 乳少

乳少是指产妇生产后乳汁分泌不足，不能满足婴儿生长发育的需要。产妇除了乳少或缺乳之外，常有一些全身不适的表现，如乳房胀满、精神抑郁、胸闷纳差等，也有部分患者伴有面色苍白、气短乏力、食少便溏等症状。

◉致病原因

1. 情绪紧张或精神压力过大：这是造成无乳或少乳的直接原因。产妇情绪波动大、精神压力大或出现急躁、焦虑等情绪时，精神压力可以通过产妇的大脑皮层影响垂体的活动，从而抑制催乳素的分泌，使产妇出现乳汁缺乏。

2. 饮食不当：产妇分娩后需要补充各种营养物质，如果产妇偏食或没有提供足够营养的食品，可导致产妇乳少或无乳。

3. 内分泌紊乱：人体乳汁的分泌是靠垂体催乳素支配的，一旦垂体或肾上腺出现了功能性或器质性病变时，就会影响催乳素的分泌，从而造成乳汁的缺乏和减少。

检查筋结

首先患者仰卧位，施治者循着患者的足太阴经筋、足厥阴经筋和足阳明经筋进行探查。通常情况下，乳少的患者会在足阳明经筋行经乳房周围特别是乳根部位有固定筋结。

治疗步骤

探查到患者的筋结之后，可分别先后采用点法和揉法进行治疗。

首先，患者取俯卧位，施治者握拳，屈拇指或食指，以指端点按患者背部的筋结区域，操作 3~5 分钟，以激发经脉之气。

然后，患者改为仰卧位。施治者以手掌揉按患者足阳明经筋行经乳房周围的部位，直至局部产生酸胀感为止。

预防措施

1. 保持舒畅的心情，避免恼怒、忧郁、悲伤等情绪波动。

2. 保持营养均衡：充足的营养保证是预防产妇产后乳少的最好方法。

3. 不要滥用避孕药：准备怀孕的女性要提前半年停止服用避孕药，以避免药物对内分泌的刺激。

乳少的经筋疗法

检查筋结

检查筋结方法：施治者循着患者的足太阳经筋、足厥阴经筋和足阳明经筋进行探查。

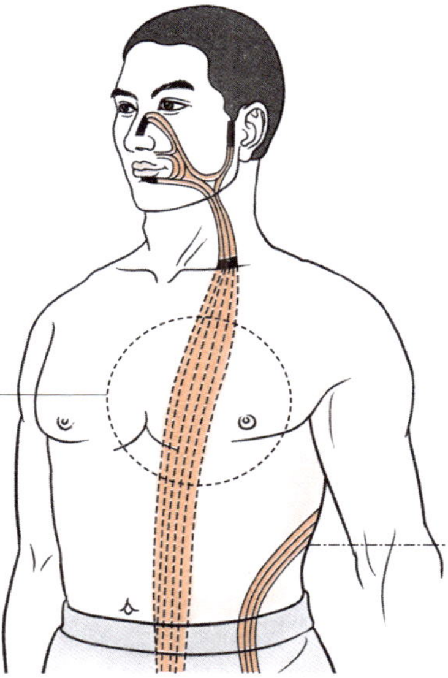

乳少的患者会在足阳明经筋行经乳房周围特别是乳根部位有固定筋结

治疗步骤

1 点法

患者取俯卧位，施治者握拳，屈拇指或食指，以指端点按患者背部的筋结区域，操作3～5分钟，以激发经脉之气。

2 揉法

患者取仰卧位，施治者以手掌揉按患者足阳明经筋行经乳房周围的部位，直至局部产生酸胀感为止。

穴位按摩辅助治疗

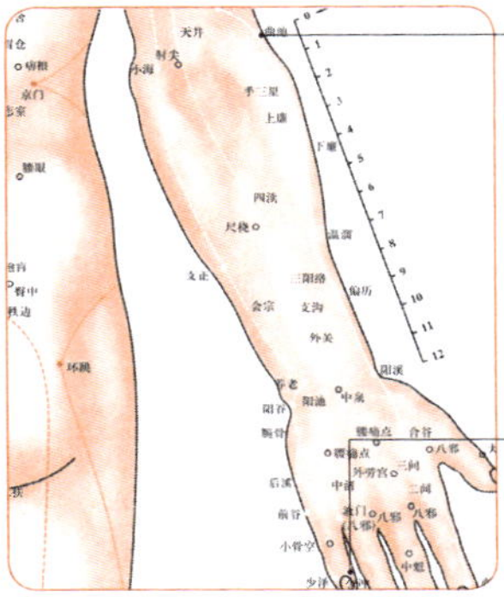

曲池穴

在肘横纹外侧端与肱骨外上髁连线中点处

少泽穴

小指尺侧指甲角旁0.1寸

采用穴位按摩的方法进行辅助治疗，对于治疗乳少有更好的疗效。其手法为：以手指按揉患者的曲池穴和少泽穴，持续3分钟。

第七章

DIQIZHANG

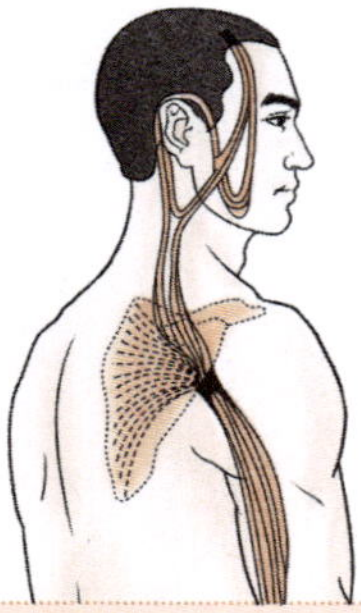

神经科疾病经筋疗法

神经系统协调人体各个器官的功能以适应外界环境的变化，起着“司令部”的作用，是人体的一个重要系统。凡是能够损伤和破坏神经系统的各种情况都会引起神经系统的疾病。本章所说的神经科疾病，主要是指由于经筋错乱或者经筋病变所导致的神经系统病变。本章主要介绍了生活中常见的神经科疾病，如眩晕、失眠、面瘫、耳鸣耳聋等，并配以简单明了的图解，以便读者能够快速掌握这些常见病的治疗手法，从而进行自我诊断和治疗。

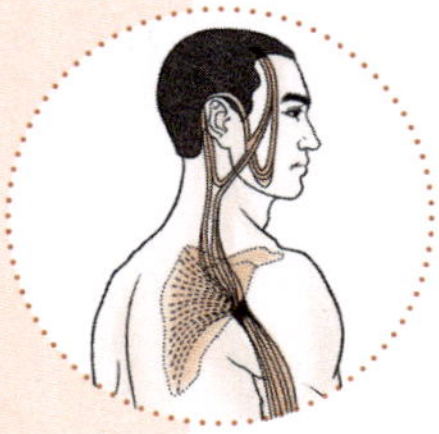

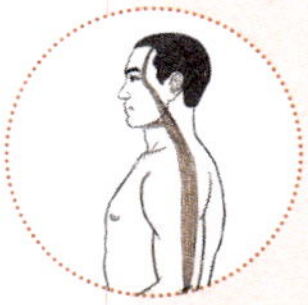

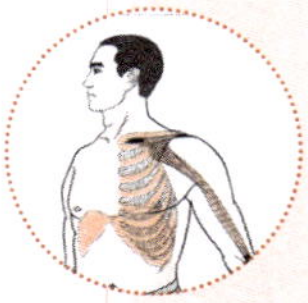

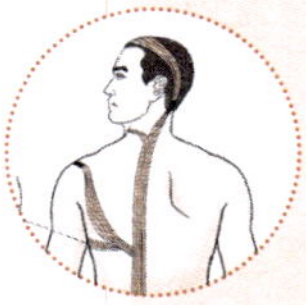

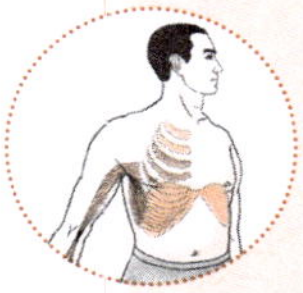

本章看点

- 眩晕

  主要筋结区为手阳明经筋行经头面和颈肩的部位

- 失眠

  主要筋结区为足太阳经筋和足少阳经筋行经头面、颈肩的部位

- 面瘫

  主要筋结区为手阳明经筋行经咬肌、耳前以及手腕部、合谷穴的区域

- 耳鸣耳聋

  主要筋结区为足阳明经筋行经头耳部的区域

- 视力异常

  主要筋结区为足太阳经筋经过头颞部、眼眶的区域

- 三叉神经痛

  主要筋结区为手太阳经筋行经颈部、面部的区域

074 眩晕

眩晕是目眩和头晕的总称，以眼花、视物不清和昏暗发黑为眩；以视物旋转，或如天旋地转不能站立为晕，因两者常同时并见，故称眩晕。回转性眩晕主要症状为天旋地转；浮动性眩晕则会使人好像踩在棉花上；动摇性眩晕会让病人如临地震，出现上下动摇的眩晕感。

致病原因

1. 脑血栓：轻度的脑血栓可引起眩晕，使患者出现头晕目眩，一侧肢体麻木或无力等症状，多为突发。

2. 甲状腺功能减退：甲状腺功能减退的患者会因为血压低、心脏输出血量减少、血流迟缓而导致脑组织缺氧出现眩晕。

检查筋结

患者取坐位或者仰卧位，施治者先以拇指指尖在患者头部由前至后、由左至右查找筋结。眩晕的固定筋结与头痛相类似，常能够在双侧太阳穴、双侧风池穴及周围找到压痛点，但眩晕的筋结范围比头痛的筋结范围更广泛，治疗时作用面宜广。

眩晕常在手阳明经筋行经头面和颈肩的部位有固定筋结，探查筋结时要仔细检查手阳明经筋行经头面部的部位。

治疗手法

探查到具体的筋结之后，以拇指点按各筋结 2 ~ 3 分钟。等到筋结得到舒解之后，再先后采用按法、叩击法和揉法进行治疗。

首先，采用按法，对风池穴（在颈后，与风府穴相平，胸锁乳突肌与斜方肌上方之间的凹陷中）、百会穴（头部正中线与两耳尖连线的交点）进行按压。

接着，采用叩击法治疗。用指尖在患者头部和额部轻轻叩击，持续 2 ~ 3 分钟。

最后，改用揉法，沿着患者颈部两侧肌肉上下进行反复捏揉，直至患者感到局部发胀为止，操作 3 ~ 5 分钟，以促进脑部血液循环。

预防措施

1. 饮食调养：以富有营养和新鲜清淡为原则，多食蛋类、瘦肉、青菜及水果。

2. 精神调养：胸怀宽广，精神乐观，心情舒畅，保持情绪稳定。

3. 休息起居：要注意休息，保证充足的睡眠。

眩晕的经筋疗法

检查筋结

检查筋结方法：施治者先以拇指指尖在患者头部由前至后、由左至右查找筋结。眩晕的固定筋结与头痛相类似，但其范围比头痛的筋结范围更广泛。

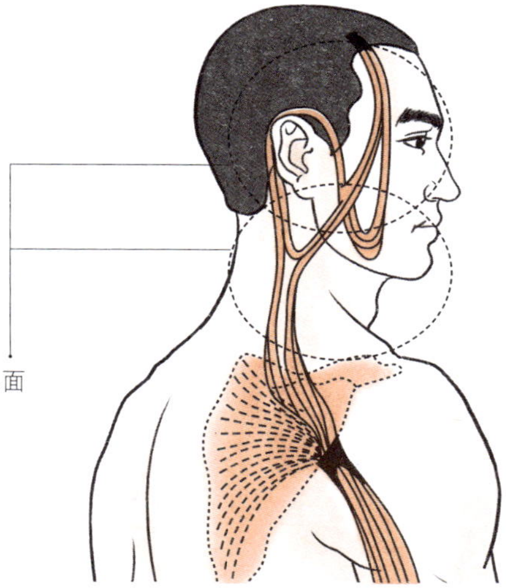

治疗步骤

1 按法

采用按法对风池穴、百会穴及其周围进行按压。

→

2 叩击法

用指尖在患者头部和额部轻轻叩击，持续2～3分钟。

→

3 揉法

沿着患者颈部两侧肌肉上下进行反复捏揉，直至患者感到局部发胀为止，操作3～5分钟，以促进脑部血液循环。

穴位按摩辅助治疗

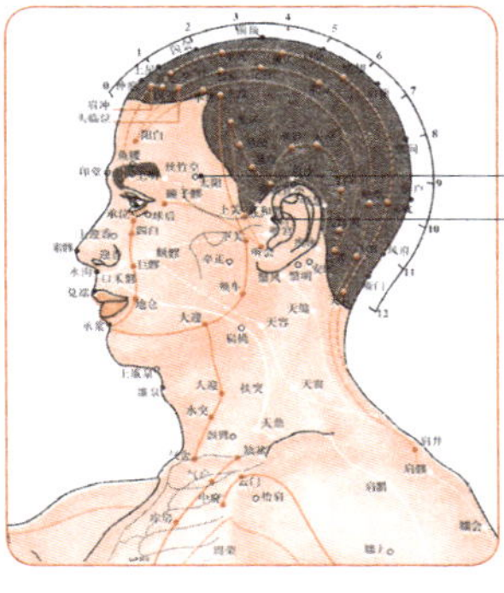

太阳穴

前额两侧，外眼角延长线的上方，在两眉梢后凹陷处

耳门穴

面部，当耳屏上切迹的前方，下颌骨髁状突后缘，张口有凹陷处

除了重点治疗手阳明经筋在头部的循行区域之外，对耳门穴和太阳穴周围进行揉按也可以很好地治疗眩晕。

075 失眠

失眠通常指患者对睡眠时间或质量不满足，从而影响生活或工作的一种主观体验。失眠包括入睡困难、时常觉醒及晨醒过早等，可引起人的疲劳感、不安、全身不适、无精打采、反应迟缓、头痛、记忆力不集中等症状，它的最大影响是精神方面的，严重失眠会导致精神分裂。

●致病原因

1. 身体疾病：心脏病、肾病、哮喘、溃疡病、关节炎、骨关节病、肠胃病、高血压、睡眠呼吸暂停综合征、甲状腺功能亢进以及各种脑疾病都可引起失眠。

2. 睡眠环境因素：睡眠环境的改变，卧室内强光、噪音、过冷或过热都可能使人失眠。

3. 心理和精神因素：焦虑、烦躁不安或情绪低落、心情不愉快等，都是引起失眠的重要原因。生活的打击、工作与学习的压力等，会使人产生心理和生理反应，导致神经系统功能异常，从而引起失眠。

4. 药物因素：长期服用安眠药，一旦戒掉，也会出现失眠症状。

●检查筋结

让患者取坐位或者仰卧位，施治者站立其侧，在头部检查筋结位置。失眠常在足太阳经筋和足少阳经筋在头面部和颈部的循行区域有筋结，要在这些区域仔细循经检查。

●治疗手法

找到具体筋结之后，以轻柔的手法进行点按，以筋结区域出现酸胀感为度，随后采用推法和拿法进行治疗。

首先，患者取坐位，施治者采用指推法沿着患者眉骨进行推抹，往返 8~10 次。

然后，采用拿法对患者颈椎至肩膀部位的肌肉进行反复拿捏，操作 5~8 分钟，以改进患者的脑部血液循环。

●预防措施

1. 足部保暖：保持足部温暖能提高睡眠质量，睡前用热水泡脚或者睡觉时穿厚袜子都可以改善睡眠。

2. 不开窗：引起人们过敏的物质和影响睡觉的噪音常常通过开着的窗户进入卧室，应该关上窗户睡觉。

3. 睡姿：睡觉时最好右侧卧，以免造成心脏受压而增加发病机率。枕头不要过高或过低，一般以睡者的一肩（约 10 厘米）为宜，床铺的硬度宜适中。

失眠的经筋疗法

检查筋结

检查筋结方法：对于失眠患者，施治者通常要在患者头部检查筋结位置。

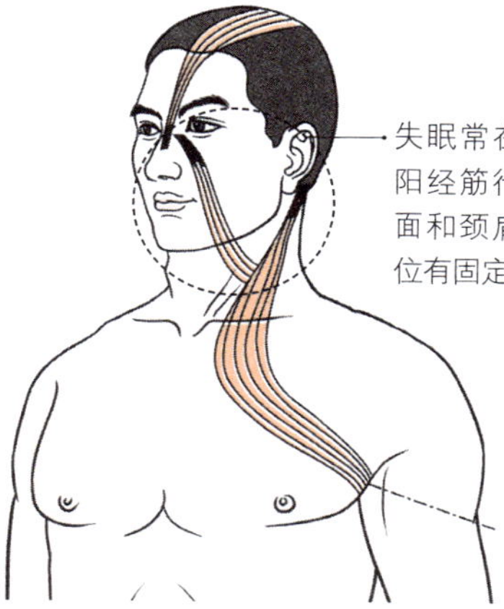

失眠常在足太阳经筋行经头面和颈肩的部位有固定筋结

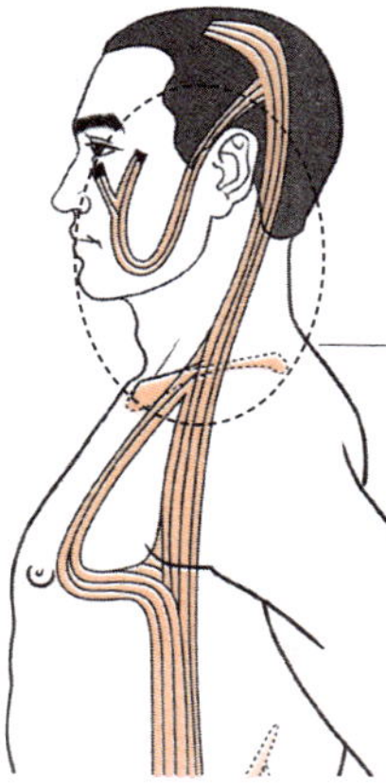

足少阳经筋在患者面部和颈部的循行区域也有固定筋结存在

治疗步骤

1 推法

患者取坐位，施治者采用指推法沿着患者眉骨进行推抹，往返8～10次。

→

2 拿法

采用拿法对患者颈椎至肩膀部位的肌肉进行反复提拿揉捏，操作5～8分钟，以改进患者的脑部血液循环。

穴位按摩辅助治疗

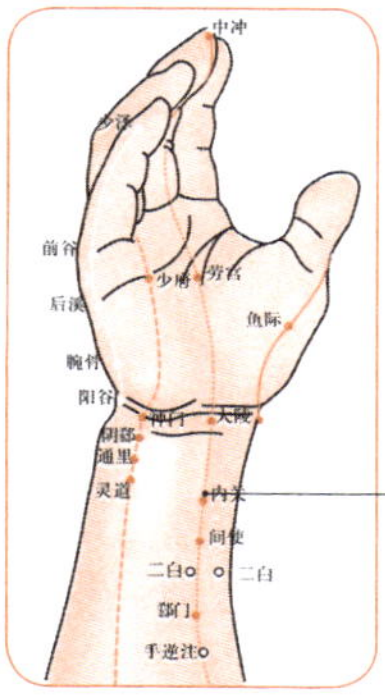

内关穴

前臂正中，腕横纹上2寸，在桡侧屈腕肌腱同掌长肌腱之间

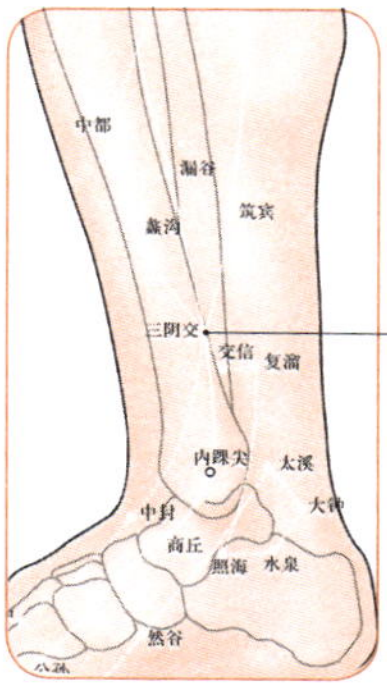

三阴交穴

小腿内侧，当足内踝尖上3寸，胫骨内侧缘后方

除了重点治疗足少阳经筋在头面部的筋结区域之外，对患者的内关穴和三阴交穴周围进行揉按也对治疗失眠有显著效果。

076 面瘫

面瘫，又叫面神经麻痹或面部神经瘫痪，俗称“歪嘴巴”，是一种常见病、多发病，且不受年龄和性别限制。面瘫的主要病症是面部表情肌群运动功能障碍，发病时患者会口眼歪斜，耳下、耳后部等处有疼痛感。严重患者，前额皱纹消失、眼裂扩大，不能做皱眉、闭目、鼓气等动作，进食时齿颊间隙内会残留食物，淌口水。

◉致病原因

1. 疾病原因：脑膜炎、腮腺炎、流行性感冒、猩红热、疟疾、多发性颅神经炎、局部感染等均可引起面瘫。此外，风湿、中耳炎及脑部疾患也可引发面瘫。

2. 心理因素：调查显示，心理因素是引发面神经麻痹的重要因素之一。面神经麻痹发生前，有相当一部分病人存在身体疲劳、睡眠不足、精神紧张及身体不适等情况。如果遇到情感波动过大，如生气、害怕、紧张、压力过大等，也易患面瘫。

3. 风邪侵袭：风邪侵袭、突受寒凉或者面部受冷风、冷水等刺激，会使面部神经血管发生痉挛，导致面神经缺血水肿从而引发面瘫。

◉检查筋结

让患者取坐位，施治者以手指轻轻揉按头面部和颈肩部肌肉，以探查筋结位置。一般情况下，面瘫患者常常在手阳明经筋行经咬肌、耳前和手腕部的区域以及合谷穴周围有固定筋结。

◉治疗手法

找到筋结之后，让患者取坐位或者仰卧位，分别采用点法、揉法和指击法进行治疗。

首先，以拇指指尖或者指关节点按患者颈部后侧肌肉的凹陷区，持续 3~4 分钟。

接着，采用揉法，用手掌大鱼际对患者面部肌肉沿着顺时针方向进行揉按，反复操作 10 余次，直至局部充血并产生热胀感为止。

最后，采用指击法治疗。施治者屈曲手指，用指端轻轻叩击患者面部，操作约 1 分钟。

◉预防措施

1. 避免面部受风，注意保暖。天冷出门行走或坐车时应避开寒风对面部的直接袭击，尤其是清晨和夜晚应防止面部遭遇强冷风侵袭。

2. 天热时不能让风扇或空调的冷风直吹面部，年老体弱、过度劳累及醉酒之后更要注意。天气变化时要注意预防感冒，因为感冒病毒是面瘫的诱因之一。

面瘫的经筋疗法

检查筋结

检查筋结方法：施治者以手指轻轻揉按患者头面部和颈肩部肌肉，以探查筋结位置。

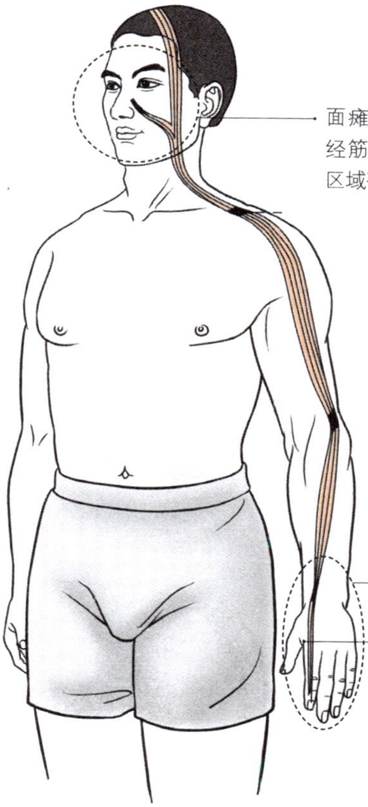

治疗步骤

1 点法

以拇指指尖或者指关节点按患者颈部后侧肌肉的凹陷区，持续 3～4 分钟。

→

2 揉法

用手掌大鱼际对患者面部肌肉沿着顺时针方向进行揉按，反复操作 10 余次，直至局部充血并产生热胀感为止。

→

3 指击法

施治者屈曲手指，用指端轻轻叩击患者面部，操作约 1 分钟。

077 耳鸣耳聋

耳鸣是指耳内听到异常响声，或如雷鸣，或如蝉鸣，夜间症状加重。耳鸣只是一种主观感觉，患者总是感觉耳内有嗡嗡声、嘶嘶声等单调或混杂的响声。耳鸣可以短暂存在，也可持续性存在，患者还可伴有头晕、目眩或失聪。听力减弱，妨碍交谈，甚至听觉丧失，不闻外声，影响日常生活的称为耳聋。耳鸣和耳聋出现在疾病的不同阶段。

◉致病原因

1. 外耳疾病或血管性疾病会发生耳鸣耳聋。

2. 一些全身性疾病可能引起耳鸣耳聋：植物神经紊乱、脑供血缺乏、中风前期、高血压、低血压、贫血、糖尿病、营养不良等。

3. 过度疲劳、睡眠不足、情绪过于紧张也可导致耳鸣耳聋的发生。

4. 中医认为，此病是因为暴怒、惊恐、肝胆风火上逆，以致少阳之气不通；或因肾气亏损，精气不能上达于耳所致。

◉检查筋结

让患者取坐位，施治者以拇指指尖在患者头部由前至后、由左至右查找筋结。一般情况下，耳鸣耳聋患者会在足阳明经筋行经头耳部的区域有固定筋结存在，要重点检查这些区域。

◉治疗手法

探明筋结之后，先对双手指节筋结、“四弯”和枕部进行按揉，以舒解筋结。之后，采用点法、“鸣天鼓”手法和拿法进行治疗。

首先，施治者以拇指指端或手指指关节对足阳明经筋行经头耳部的区域进行点按，手法宜轻柔，持续 5~6 分钟。

然后，采用“鸣天鼓”手法进行治疗。患者自己以两手掌部捂耳，食指压于中指之上，以食指弹响脑骨，由后往前，每次弹 3~5 分钟。

最后，采用拿法，对颈椎两侧肌肉从上向下提拿捏揉，并揉捏肩部肌肉，反复操作 10 余次即可。

◉预防措施

1. 避免噪声污染，在高强度噪声环境中工作要注意佩戴防护耳罩、耳塞等。不要长时间、大音量的使用随身听耳机。

2. 避免精神紧张和疲劳，适当调整工作节奏，放松情绪；戒烟戒酒，少喝咖啡。

3. 多吃含锌食物如鱼肉、牛肉、各种海产品、苹果、橘子、核桃、黄瓜等。

耳鸣耳聋的经筋疗法

检查筋结

检查筋结方法：施治者以拇指指尖在患者头部由前至后、由左至右查找筋结。

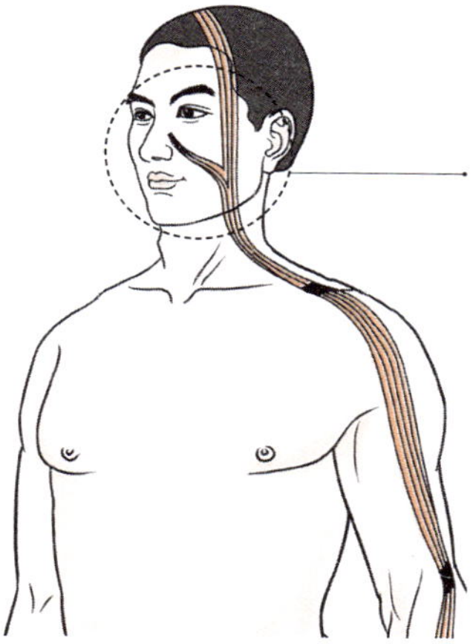

耳鸣耳聋患者会在足阳明经筋行经头耳部的区域有固定筋结存在

治疗步骤

1 点法

施治者以拇指指端或手指指关节对足阳明经筋行经头耳部的区域进行点按，手法宜轻柔，持续5～6分钟。

→

2 “鸣天鼓”手法

患者自己以两手掌部捂耳，食指压于中指之上，以食指弹响脑骨，由后往前，每次弹3～5分钟。

→

3 拿法

对颈椎两侧肌肉从上向下提拿捏揉，并揉捏肩部肌肉，反复操作10余次。

穴位按摩辅助治疗

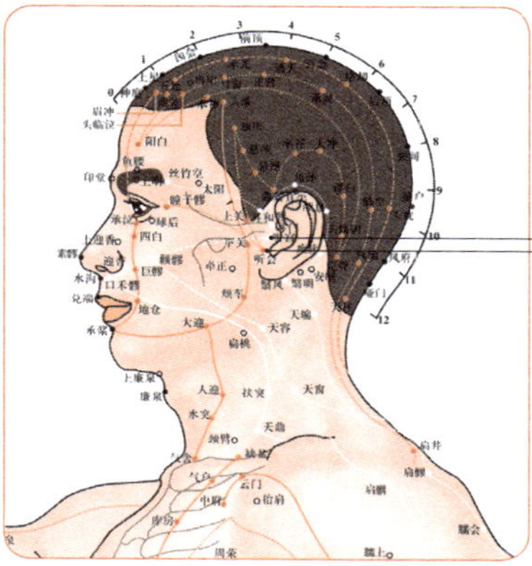

听宫穴

位于面部，耳屏前，下颌骨髁状突的后方，张口时呈凹陷处

听会穴

耳屏间切迹的前方，下颌骨髁状突的后缘，张口有凹陷处。

在进行经筋疗法治疗之后，可以采用穴位按摩法进行配合治疗。用手指分别对听宫穴、听会穴揉按3分钟即可。

078 视力异常

本书所指的视力异常，是指由脑神经、血管或颈椎损伤等因素所导致的功能性视力异常，包括视物模糊、眼涨、眼前有云雾、闪光点、飞蚊，近视、复视等现象。严重视力异常患者仅有光感或失明，并伴有眼胀、畏光、流泪、眼灼热感、头晕、头痛、失眠、多梦、食欲欠佳等症状。

◉致病原因

1. 脑供血不足、用眼过度、学习或工作时间过长、阅读体位不正等因素导致睫状肌过度疲劳，从而引起视力异常。

2. 感受风寒湿邪，引起植物神经功能紊乱。

3. 相关疾病因素：角膜炎、白内障等眼病，糖尿病、颈椎病、高血压等全身性疾病发作时，可能短时间或者长时间的影响视力。眼睛本身老化也会导致视力异常。

4. 饮食因素：缺乏维生素 A 时，眼睛往往感到发干、发涩，容易疲劳，严重时眼白表面干燥、皱缩，甚至导致角膜溃疡。

◉检查筋结

患者取坐位，施治者以揉按的手法探查患者双手指指节、“四弯”（两肘和两膝）和枕骨部位，并左右对比，以判断有无筋结。一般来说，视力异常会在患者足太阳经筋经过头颞部、眼眶周围的部位有固定筋结，要重点检查这些区域。

◉治疗手法

探明筋结位置之后，要先后采用点法、推法和叩击法进行治疗。

首先采用点法，以拇指指尖或者食指指关节点按眼眶周围和额眉部，操作 3~4 分钟。

然后，采用指推法推按患者头顶。施治者以拇指指腹在患者头顶沿水平方向用力推按，持续片刻，以患者眼部出现麻胀酸痛感为止，时间控制在 3~4 分钟。

最后采用叩击法。施治者屈曲四指，反复叩击患者颈部上段后侧和两侧，操作 10 余次。

◉预防措施

1. 适量补充各类营养成分，包括绿色蔬菜与含有维生素 A、C 以及蛋白质的食物。

2. 保持充足睡眠。

3. 避免长时间近距离工作，在电脑前或办公室久坐办公的人员应每隔 30 分钟走动一次，向远处看看以放松眼球。

视力异常的经筋疗法

检查筋结

检查筋结方法：施治者以揉按手法探查患者双手指指节、两肘和两膝及枕骨部位，并左右对比，以判断有无筋结。

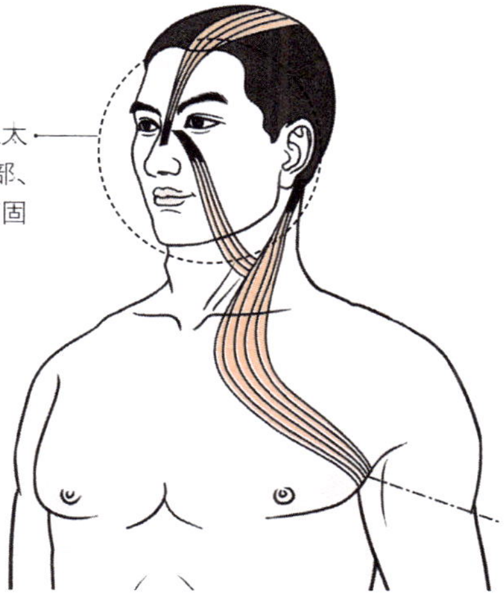

治疗步骤

1 点法

以拇指指尖或者食指指关节点按眼眶周围和额眉部，操作 3 ~ 4 分钟。

2 推法

施治者以拇指指腹在患者头顶沿水平方向用力推按，持续片刻，以患者眼部出现麻胀酸痛感为止，时间控制在 3 ~ 4 分钟。

3 叩击法

施治者屈曲四指，反复叩击患者颈部上段后侧和两侧，操作 10 余次。

穴位按摩辅助治疗

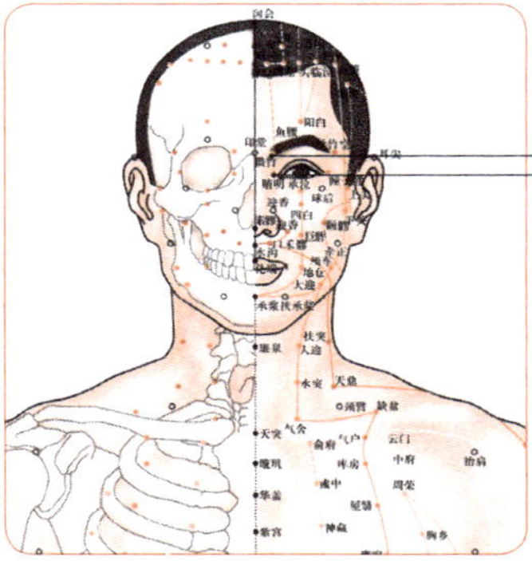

攒竹穴

位于面部，眉毛内侧边缘凹陷处

睛明穴

位于面部，目内眦角梢上方凹陷处

采用经筋疗法治疗之后，可以采用穴位按摩法进行辅助治疗。具体手法是，以手指对患者的攒竹穴、睛明穴进行揉按，时间为 3 分钟。

079 三叉神经痛

三叉神经痛是一种发生在面部三叉神经分布区的神经性疼痛。该病多发生于中老年人，女性尤多，发病右侧多于左侧，发病时在头面部三叉神经分布区域内会有阵发性刀割样、烧灼样剧烈性疼痛，从而影响患者正常的生活和工作。

◉致病原因

1. 局部刺激：三叉神经所支配的组织器官发生了炎症性病灶，如副鼻窦炎、牙源性炎症等，可使神经发炎、纤维化，从而引起三叉神经痛。

2. 血管压迫：脑底动脉和小脑上动脉压迫三叉神经根时，会引起疼痛。这是三叉神经痛最常见的病因。

3. 牙颌系统紊乱：牙颌系统紊乱可使三叉神经周围的肌群痉挛、肌功能障碍，进而引发本症。

◉检查筋结

首先让患者取坐位，施治者循着患者的手太阳经筋、手少阳经筋和手阳明经筋进行探查。通常情况下，三叉神经痛患者的固定筋结会在手太阳经筋行经颈部和面部的区域，要重点对这些区域进行检查，尤其要检查患者颈椎第2、3、4关节。

◉治疗步骤

探明筋结位置之后，要先后采用揉法和拿法进行治疗。

首先，患者取坐位或仰卧位。施治者以手掌大鱼际或者小鱼际轻轻揉按患者面部手阳明经筋的循行区域，直至局部产生酸胀感为止。

然后采用拿法治疗。患者取仰卧位，施治者以拇指和食指轻轻将患者筋结部位的皮肤拿起，然后再迅速放下。如此反复进行8~15次。

◉预防措施

1. 饮食要有规律，宜选择质软、易嚼的食物，不宜食用刺激性、过酸过甜以及热性食物；饮食要营养丰富，平时应多吃含丰富维生素及有清火解毒作用的食品；食物要以清淡为宜，多食新鲜水果、蔬菜及豆制品。

2. 吃饭、漱口、刷牙、洗脸时动作要轻柔。

3. 注意头面部保暖，不用太冷或太热的水洗脸。

4. 应保持情绪稳定，不宜激动，不宜熬夜，要保持充足的睡眠。

5. 适当参加体育运动，锻炼身体，增强体质。

三叉神经痛的经筋疗法

检查筋结

检查筋结方法：施治者循着患者手太阳经筋、手少阳经筋和手明阳经筋进行探查，以检查有无筋结。

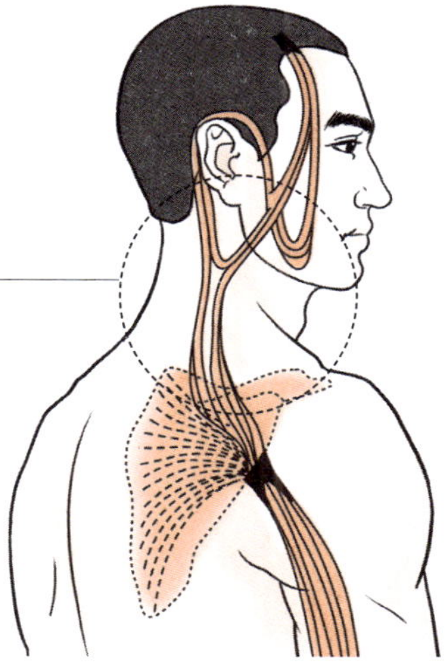

三叉神经痛患者的固定筋结会在手太阳经筋行经颈部、面部的区域，尤其是颈椎第2、3、4关节处

治疗步骤

1 揉法

患者取坐位或仰卧位。施治者以手掌大鱼际或者小鱼际轻轻揉按患者面部手阳明经筋的循行区域，直至局部产生酸胀感为止。

2 拿法

患者取仰卧位，施治者以拇指和食指轻轻将患者筋结部位的皮肤拿起，然后再迅速放下。如此反复进行8～15次。

穴位按摩辅助治疗

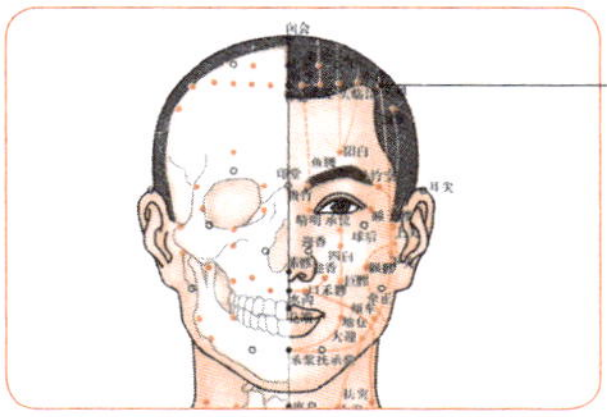

头维穴

头侧部，当额角发际上0.5寸，头正中线旁4.5寸

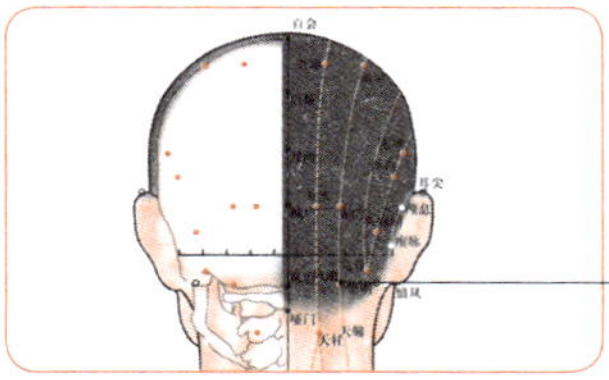

风池穴

位于后颈部，后头骨下，两条大筋外缘凹陷处，相当于耳垂齐平

采用穴位按摩的方法进行辅助治疗，对于治疗三叉神经痛有更好的疗效。其手法为：以手指按揉患者的头维穴和风池穴，持续3分钟。

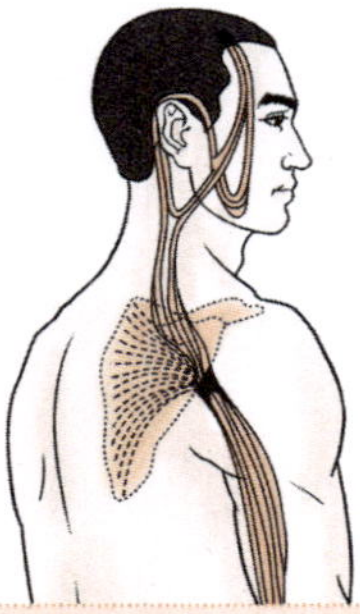

第八章

DIBAZHANG

心脑血管疾病经筋疗法

近几十年来，人们的生活水平有了很大提高。高水平的生活给人们带来幸福的同时，也给人们带来了各种心血管疾病。心血管疾病是致死致残率最高的疾病，已经成为危害人类健康的“第一杀手”。相关研究表明，经筋疗法对治疗心血管疾病效果显著，有着其他疗法不可替代的作用。本章主要介绍生活中常见的心血管疾病的经筋疗法，如高血压、心律失常、中风后遗症等，并配以简单明了的图解，以便读者能够快速掌握这些常见病的治疗手法，从而进行自我诊断和治疗。

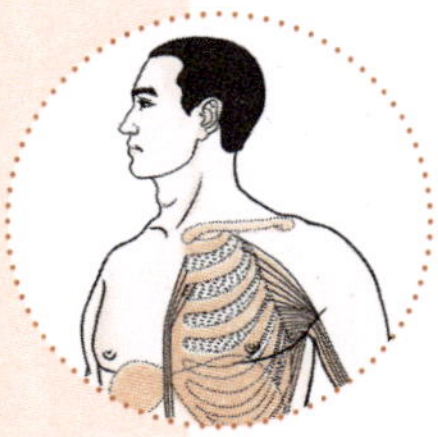

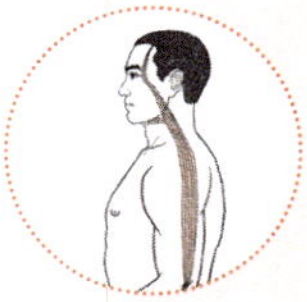

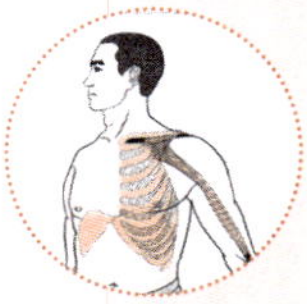

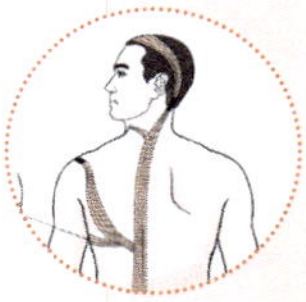

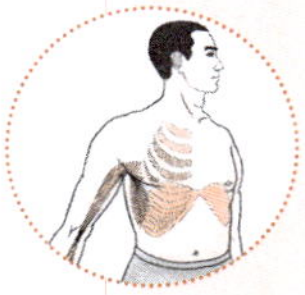

本章看点

- 高血压

  主要筋结区为足少阳经筋经过颈部、头颞部、耳后等的区域

- 心律失常

  主要筋结区为手少阴经筋行经胸部的区域

- 类冠心病

  主要筋结区为手阳明经筋行经背部的区域

- 中风后遗症

  主要筋结区为患侧的颈部、腰背部、上下肢肌肉僵硬的地方

080 高血压

高血压是一种以动脉血压升高为主要表现的疾病。高血压的一般临床表现为收缩压持续地超过 12 千帕，多伴有晕眩、头痛、头胀、耳鸣、心慌、手指发麻、面红、烦躁、失眠等症状。高血压是目前临床最常见的心血管疾病之一，严重影响患者的寿命和生活质量，已成为严重威胁人类健康和生命的疾病。

◉致病原因

1. 遗传：双亲均有高血压的正常血压子女，以后发生高血压的比例较高。
2. 饮食：食盐摄入量高也可导致高血压的发生。
3. 饮酒：长期饮酒者高血压的患病率较高，而且与饮酒量呈正比。
4. 吸烟、肥胖者高血压病患病率也较其他人群要高。

◉检查筋结

让患者取坐位或者仰卧位，施治者以揉捏的方法检查患者的足少阳经筋，并左右对比，以判断有无筋结。高血压通常会在足少阳经筋经过颈部、头颞部和耳后等部位的区域有固定筋结，检查时要注意对这些区域的探查。

◉治疗手法

探查到具体筋结之后，要按照先头颈，后四肢的顺序对筋结进行揉按。然后分别采用推法、揉法、拿法进行治疗。

首先采用推法，患者取坐位，施治者以双手拇指指腹轻轻推按患者眉弓，至耳后为止。反复数次之后，再从眉弓向上推按患者额头，操作 3~5 分钟。

然后采用揉法，施治者以手掌大鱼际揉按患者头顶，在百会穴（头部正中线与两耳连线的交点处）周围用力，揉按至患者出现麻胀感为止。

最后，采用拿法对患者颈椎两侧的肌肉进行提拿揉捏，操作 5~6 分钟。

以上治疗手法 5 次为一个疗程，一般治疗 3~4 个疗程。

◉预防措施

1. 合理膳食：平时要注意避免过量进食，尽量不吃或少吃高脂肪、高胆固醇食物和甜味食品。

2. 适量运动：适当进行以大肌群节律性运动为特征的有氧代谢运动，如步行、慢跑、游泳、骑车、登楼、登山、球类、健身操等运动。

3. 戒烟限酒：烟酒过量会刺激心血管，诱发各种心血管疾病，平时要戒烟限酒。

4. 保持心理平衡：保持快乐的心境几乎可以抵抗其他所有的内外不利因素。

高血压的经筋疗法

检查筋结

检查筋结方法：施治者以揉捏的方法检查患者足少阳经筋，并左右对比，以判断有无筋结。

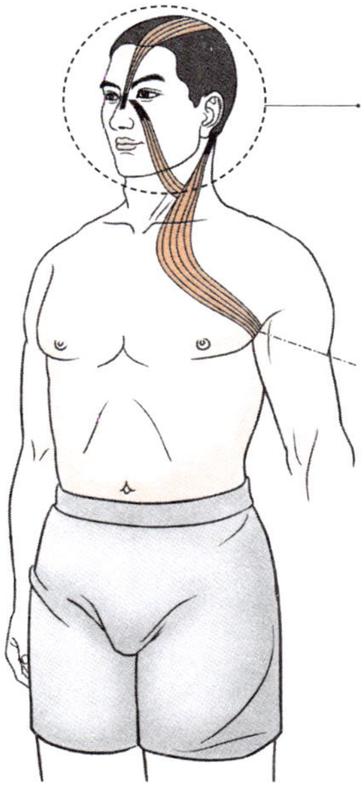

高血压通常会在足少阳经筋经过颈部、头颞部和耳后等部位的区域有固定筋结

治疗步骤

1 推法

患者取坐位，施治者以双手拇指指腹轻轻推按患者眉弓，至耳后为止。反复数次之后，再从眉弓向上推按患者额头，操作3～5分钟。

2 揉法

施治者以手掌大鱼际揉按患者头顶，在患者百会穴周围用力，揉按至患者出现麻胀感为止。

3 拿法

施治者以拇指和其余四指对患者颈椎两侧的肌肉进行提拿揉捏，操作5～6分钟。

穴位按摩辅助治疗

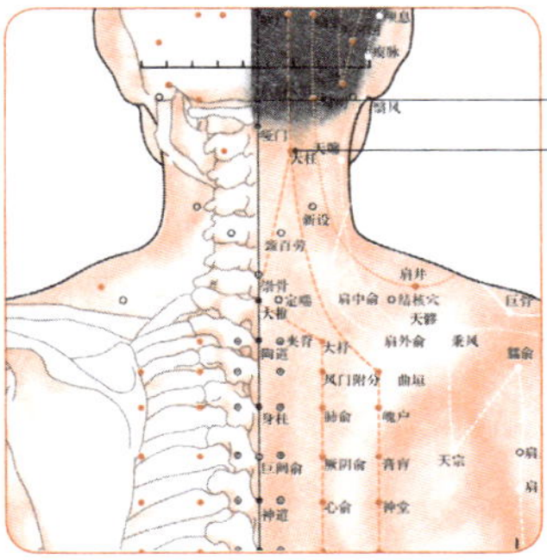

风府穴

位于后发际正中直上1寸，枕外隆凸直下凹陷中

天柱穴

位于后头骨正下方凹陷处，后发际正中旁开约2厘米左右

在实施经筋疗法之后，可以采用穴位按摩法配合治疗，以取得更好的疗效。具体手法是：以手指揉按风府穴和天柱穴，操作约3分钟。

081 心律失常

由于心脏激动的起源或传导异常所致的心律或心率改变叫心律失常，这是临床最常见的心血管疾病表现之一。其临床表现为一种突发的规律或不规律心悸、胸痛、眩晕、心前区不适、憋闷、气促、手足麻木和晕厥，甚至神志不清。部分患者也可无症状，仅在心电图检查中被发现。

◉致病原因

1. 器质性心脏病：缺血性心脏病、心脏瓣膜病、先天性心脏病、心肌炎等可引起心肌细胞的电生理异常，从而产生相关心律失常。

2. 非心源性疾病：慢性阻塞性肺病、急性胰腺炎、急性脑血管病、妊娠高血压综合征等均可引发心律失常。

3. 代谢性疾病及电解质紊乱：如甲状腺功能亢进，及各种原因引起的低钾血症或高钾血症等也可引起心律失常。

4. 物理和化学因素的作用与中毒：中暑、电击伤等物理因素、某些工业性毒物、农药、动物毒素和有毒植物等也可引发心律失常。

◉检查筋结

患者取坐位，施治者以空拳轻轻叩击颈椎和胸部，并左右对比，以判断有无疾病筋结。检查时要重点探查手少阴经筋行经胸部的区域，心律失常的固定筋结常在此区域。

◉治疗手法

检查到筋结之后，要先对其进行揉捏，以舒解筋结。之后再分别采用按法、揉法和叩击法进行治疗。

首先，患者取坐位或者仰卧位，施治者采用掌按法，以手掌掌根按压筋结，力道要轻缓，持续 2~3 分钟。

然后采用揉法治疗，施治者手掌置于患者胸部筋结，以腕部带动手掌轻轻揉按 2~3 分钟。

最后，施治者屈曲手指成空拳，轻轻叩击患者胸部筋结及其周围 1~3 分钟。

◉预防措施

1. 保持平和稳定的情绪。
2. 运动要适量，控制体重，以不超过标准体重的 5% 为宜。
3. 避免突然的冷热刺激，洗澡时水温不宜过高。
4. 不可过量饮酒或常饮高浓度烧酒及吸烟。

心律失常的经筋疗法

检查筋结

检查筋结方法：患者取坐位，施治者以空拳轻轻叩击患者的颈椎和胸部，并左右对比，以判断有无疾病筋结。

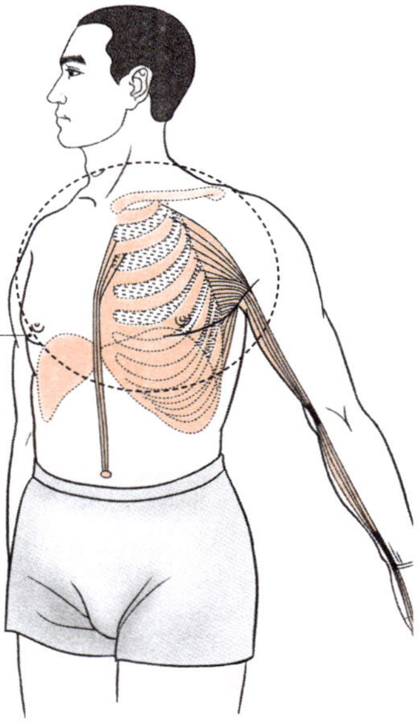

心律失常患者的固定筋结常在于手少阴经筋行经胸部的区域

治疗步骤

1 按法

患者取坐位或者仰卧位，施治者以手掌掌根按压筋结，力道要轻缓，持续 2 ~ 3 分钟。

2 揉法

施治者手掌置于患者胸部筋结，以腕部带动手掌轻轻揉按 2 ~ 3 分钟。

3 叩击法

施治者屈曲手指成空拳，轻轻叩击患者胸部筋结及其周围 1 ~ 3 分钟。

穴位按摩辅助治疗

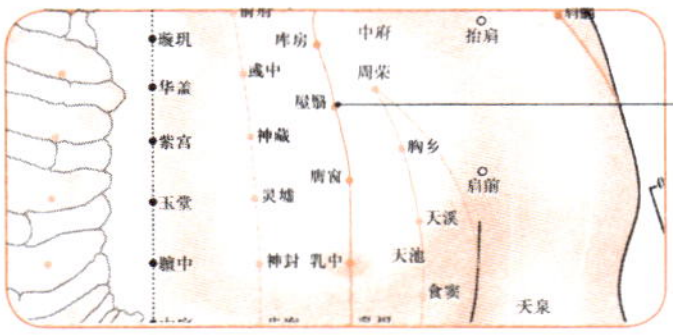

屋翳穴

位于胸部第四肋骨间隙，距离前正中线 4 寸

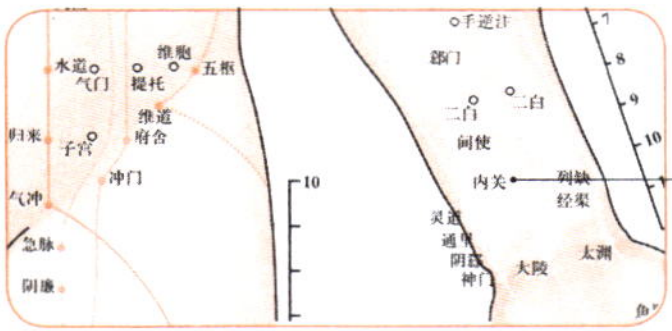

内关穴

位于前臂正中，腕横纹上 2 寸，在桡侧屈腕肌腱同掌长肌腱之间

采用穴位按摩的方法配合经筋疗法治疗心律失常，会有更好的疗效。具体操作方法是：以手指揉按屋翳穴和内关穴，直至局部酸胀为止。

082 类冠心病

临床上把只有冠心病的症状表现，但并不是由冠状动脉粥样硬化所造成的病症叫作类冠心病。类冠心病的临床症状与冠心病的症状相类似，主要表现是阵发性的胸闷和胸前区疼痛或压榨感，常伴有胸闷、气急、颈部不适、酸胀感，也会伴有头晕脑胀、失眠、多汗、易激动等症状。

◉致病原因

类冠心病的症状酷似冠心病，但其主要病因却不是冠状动脉病变，而是经筋病变。现代医学认为，类冠心病是由于神经功能紊乱，致使心脏功能失调而发病，但病理解剖学上却无器质性病变。

◉检查筋结

检查时，让患者取坐位，施治者以空拳叩击患者的胸椎和颈椎，以探查筋结。

经筋疗法在临床应用中发现，筋性类冠心病的固定筋结分布于背部，由第 3 胸椎、第 5 胸椎和天宗穴（肩胛冈下窝中央凹陷中）三点连线构成的三角区，此筋结区为手阳明经筋循行于背部的区域。检查筋结时要重点对这一筋结区进行探查。

◉治疗手法

探查到筋结之后，让患者取坐位，分别采用肘按法、推法和揉法进行治疗。

首先，施治者以肘关节作用于患者的固定筋结点，揉按 2 ～ 3 分钟，至患者出现酸胀舒缓感，且传导至前胸为止。

然后，采用拳推法，以食指、中指、无名指和小指的近节指间关节为着力点按压于筋结区，缓慢向前推移。操作 1 ～ 3 分钟。

最后，采用揉法在患者的胸锁乳突肌上揉按 1~2 分钟，以患者胸部出现灼热感为度。

◉预防措施

1. 调整生活规律，不要熬夜，以避免刺激神经功能。要劳逸结合，保证充足的睡眠时间。

2. 注意防寒保暖：久受寒冷湿气侵袭会刺激筋肉，导致筋肉异常收缩。因此，在日常生活中注意防寒保暖。

3. 注意锻炼，增强体质。

4. 维持营养均衡，多吃水果和蔬菜，补充维生素。

类冠心病的经筋疗法

检查筋结

检查筋结方法：施治者以空拳叩击患者的胸椎和颈椎，以探查筋结。

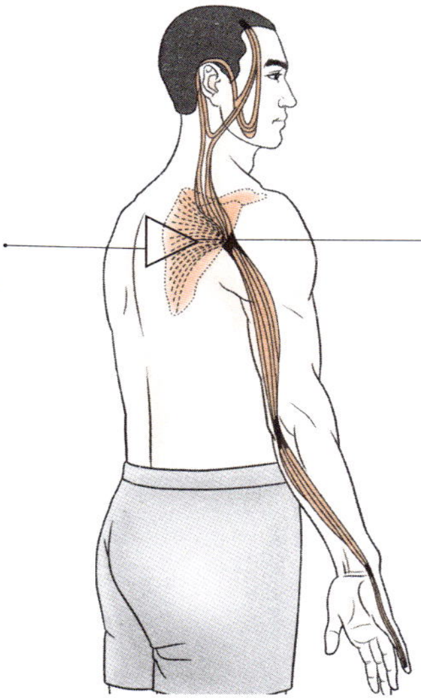

手阳明经筋行经背部的区域，由第3胸椎、第5胸椎和天宗穴三点连线构成的三角区是类冠心病的固定筋结

天宗穴

在肩胛骨冈下窝的中央或者肩胛冈中点下缘，下1寸处

治疗步骤

1 肘按法

施治者以肘关节作用于患者的固定筋结点，揉按2～3分钟，至患者出现酸胀舒缓感，且传导至前胸为止。

→

2 拳推法

施治者以食指、中指、无名指和小指的近节指间关节为着力点按压于筋结区，缓慢向前推移，操作1～3分钟。

→

3 揉法

施治者以手掌大鱼际在患者的胸锁乳突肌上揉按1～2分钟，以患者胸部出现灼热感为度。

穴位按摩辅助治疗

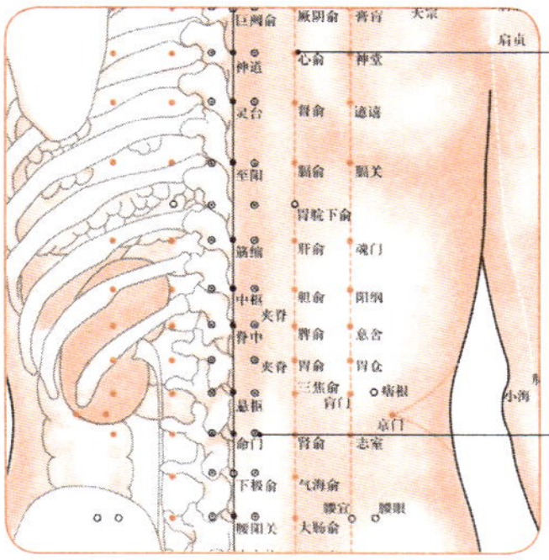

心俞穴

在背部，当第5胸椎棘突下，旁开1.5寸

命门穴

位于腰部，当后正中线上，第2腰椎棘突下凹陷中，肚脐正后方处

采用穴位按摩的方法配合经筋疗法会起到很好的效果，具体操作为：以手指揉按患者的心俞穴和命门穴，持续3分钟。

083 中风后遗症

脑血管意外引起的中风后遗症患者，以中老年人居多。患者多有高血压病史，以肢体瘫痪、失语、口眼歪斜、吞咽困难、思维迟钝、记忆力减退等症状为主，患病初期肢体软弱无力、活动功能受限，以后则逐渐趋于强直、挛急。

◉致病原因

1. 情绪剧烈波动，如发怒、激动、过度悲伤等。
2. 饮食不节，暴饮暴食，饮酒过度。
3. 过度劳累、过量运动、用力过猛、突然坐起和起床等体位改变。
4. 气候变化、妊娠、大便干结、久坐、用脑不当等。
5. 各种相关疾病，如心脏病、糖尿病、高血压、血友病、心动过缓、动脉硬化等。
6. 服药不当，如降压药使用不当。

◉检查筋结

循着患者全身手足三阴、三阳经筋进行广泛探查，同时查找患者颈椎、胸椎和腰椎关节，以发现是否有关节紊乱情况。检查时要重点探查患者健侧的头部、患侧的颈部和腰背部以及上下肢肌肉僵硬处，这些部位通常是中风后遗症的固定筋结区。

◉治疗步骤

探查到筋结之后，分别采用点法、揉法和拿法进行治疗。

首先，施治者以拇指指端或者食指指关节点按患者的筋结区域，以激发经脉之气，活跃患者的经脉。

然后，施治者以手掌放于患者的筋结区，用手腕带动前臂进行揉按，操作 5~8 分钟。此法是为了疏通患者的筋结，使效果传导至患者深层筋肉。

最后采用拿法，施治者以拇指和其余四指将患者筋结区的皮肤稍微用力拿起来，再快速放下，如此反复进行拿捏，操作 10~20 次。

◉预防措施

1. 改变不良的生活行为方式：戒烟限酒；饮食应减少脂肪的摄入量，多吃水果、蔬菜、鱼类、豆制品和乳制品；适量进行体育锻炼；保持良好情绪，避免长期的精神紧张；避免过度劳累。

2. 积极治疗和控制中风的危险因素：高血压、糖尿病、心脏病、高血脂和肥胖等是此病的诱发因素，应积极采取措施对相关疾病进行治疗和控制。

中风后遗症的经筋疗法

检查筋结

检查筋结方法：施治者要循着患者足三阴、足三阳经筋进行广泛探查，同时查找其颈椎、胸椎和腰椎关节，以探查筋结点。

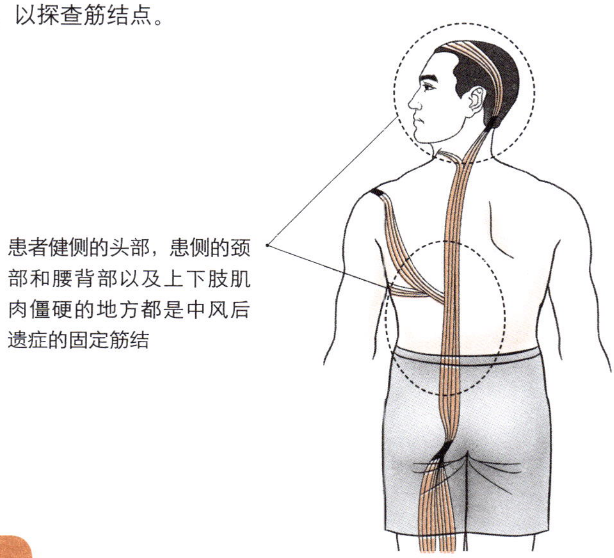

治疗步骤

1 点法

施治者以拇指指端或者食指指关节点按患者的筋结区域，以激发经脉之气。

2 揉法

施治者以手掌放于患者的筋结区，用手腕带动前臂进行揉按，操作 5 ~ 8 分钟。

3 拿法

施治者以拇指和其余四指将患者筋结区的皮肤稍微用力拿起来，再快速放下，如此反复进行拿捏，操作 10 ~ 20 次。

穴位按摩辅助治疗

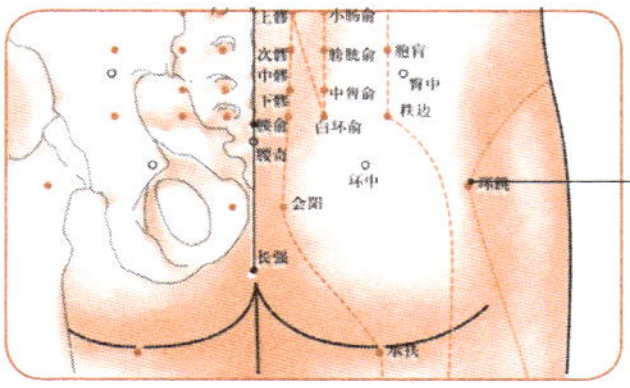

环跳穴
侧卧屈股，股骨大转子最凸点与骶管裂孔连线的外 1/3 与中 1/3 交点

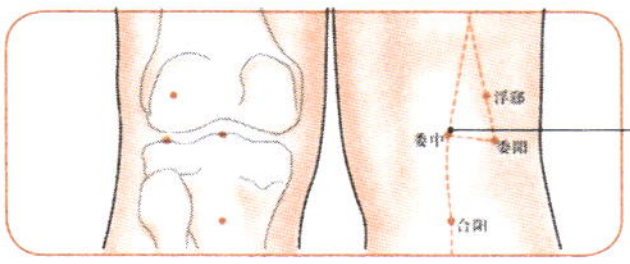

委中穴
横纹中点，当股二头肌肌腱与半腱肌肌腱的中间

采用穴位按摩的方法进行辅助治疗，对于治疗中风后遗症有更好的疗效。其手法为：以手指按揉患者的环跳穴和委中穴，持续 3 分钟。

附录 本书所用穴位精选简介

头面部穴位

迎香穴

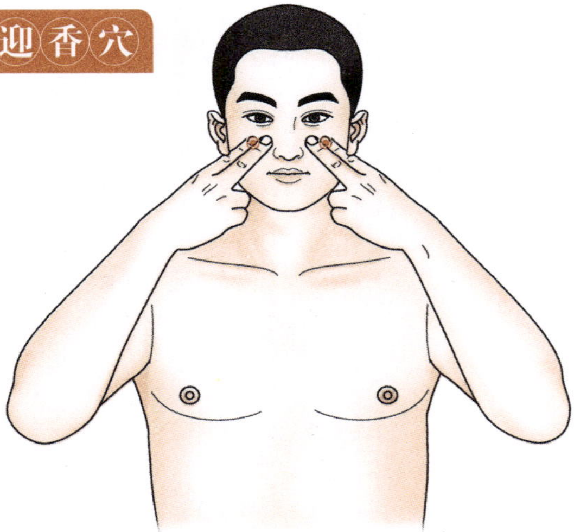

精确定位

人体的面部，在鼻翼旁开约 1 厘米皱纹中即是。

取穴技巧

正坐，双手轻握拳，食指中指并拢，中指指尖贴鼻翼两侧，食指指间所在之处即是。

主治病症

鼻塞、鼻出血、颜面神经麻痹、颜面痒肿

下关穴

精确定位

人面部耳前方，当颧弓与下颌切迹所形成的凹陷中即是。

取穴技巧

正坐或仰卧、仰靠，闭口，手掌轻握拳，食指和中指并拢，食指贴于耳垂旁，中指指腹所在位置即是。

主治病症

耳聋、耳鸣、聤耳、牙痛、口眼歪斜

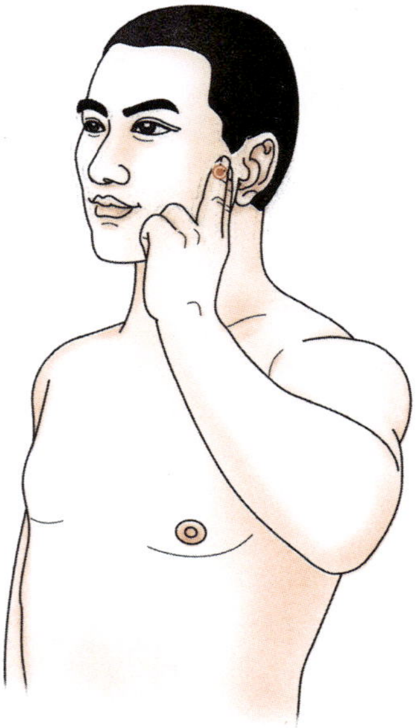

头维穴

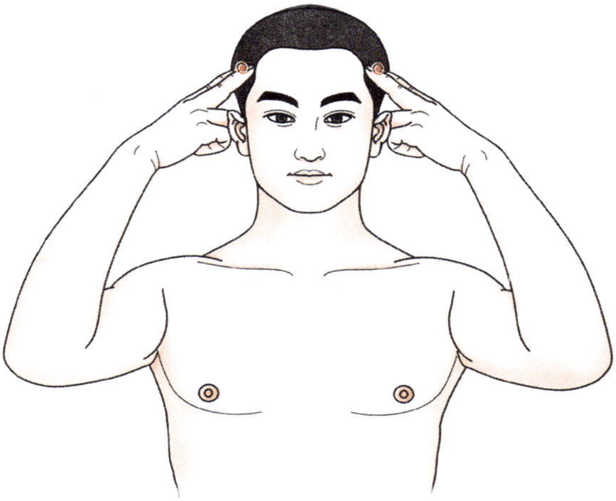

精确定位

头侧部，当额角发际上 0.5 寸，头正中线旁 4.5 寸处即是。

取穴技巧

正坐或仰靠、仰卧，食指与中指并拢，中指指腹位于头侧部发际里发际点处，食指指腹所在处即是。

主治病症

头痛、目眩、口痛、流泪、脸部痉挛

睛明穴

精确定位

面部，距目内眦角上方 0.1 寸的凹陷处即是。

取穴技巧

正坐轻闭双眼，双手手指交叉，八指指尖朝上，将大拇指置于鼻梁旁与内眼角的中点，则拇指指尖所在之处即是。

主治病症

急慢性结膜炎、眼睛充血红肿、假性近视

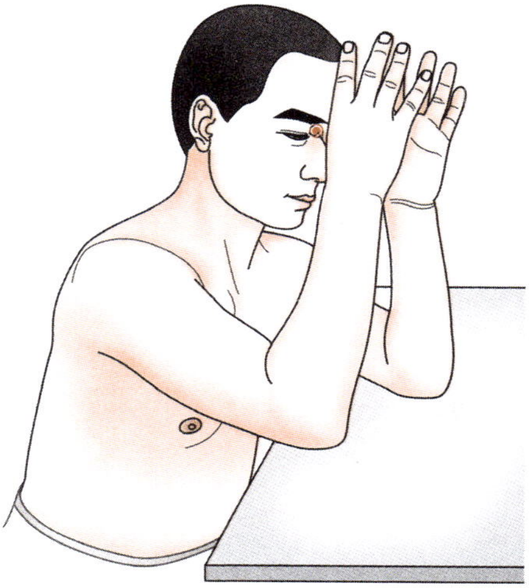

攒竹穴

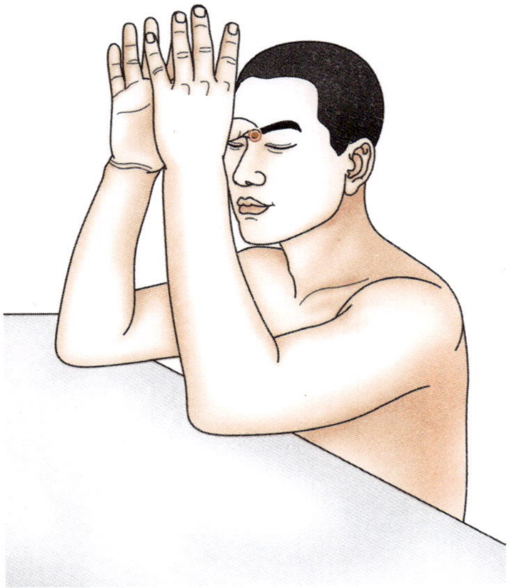

精确定位

面部，当眉头陷中，眶上切迹处即是。

取穴技巧

正坐轻闭双眼，两手肘撑在桌面，双手手指交叉，指尖向上，将两大拇指指腹由下往上置于眉棱骨凹陷处，则拇指指腹所在之处即是该穴。

主治病症

急慢性结膜炎、泪液过多、眼睑震颤、眼睛疼痛

百会穴

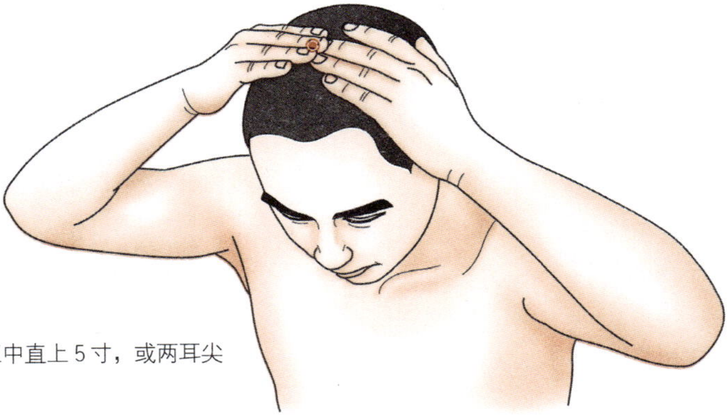

精确定位

位于头部，当前发际正中直上5寸，或两耳尖连线中点处。

取穴技巧

正坐，举双手，虎口张开，大拇指指尖碰触耳尖，掌心向头，四指朝上。双手中指在头顶正中相碰触所在穴位即是。

主治病症

高血压、中风失语、脑缺血、鼻孔闭塞

神庭穴

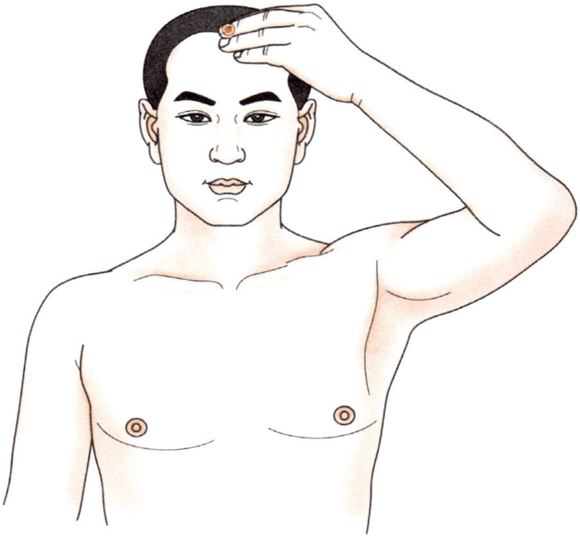

精确定位

位于人体头部，当前发际正中直上0.5寸。

取穴技巧

正坐，举单手过头，掌心朝下，手掌放松，自然弯曲，指尖下垂，约成瓢状。中指指尖触碰处所在穴位即是。

主治病症

头晕、呕吐、眼昏花

肩贞穴

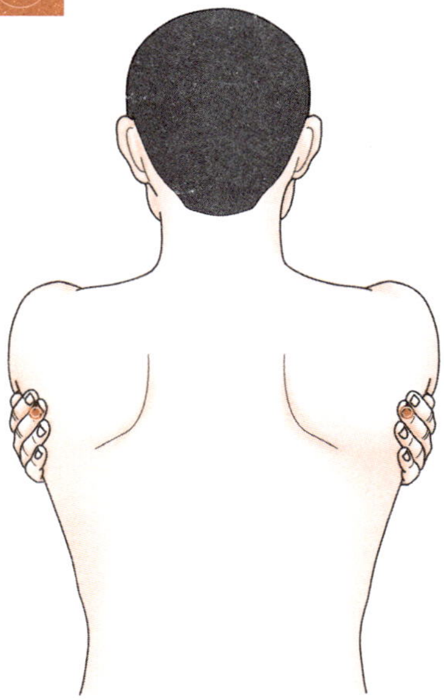

精确定位

人体的肩关节后下方，臂内收时，腋后纹头上1寸处即是。

取穴技巧

双臂互抱，双手伸向腋后，中指指腹所在的腋后纹头之上的穴位即是。

主治病症

头晕、呕吐、眼昏花

风府穴

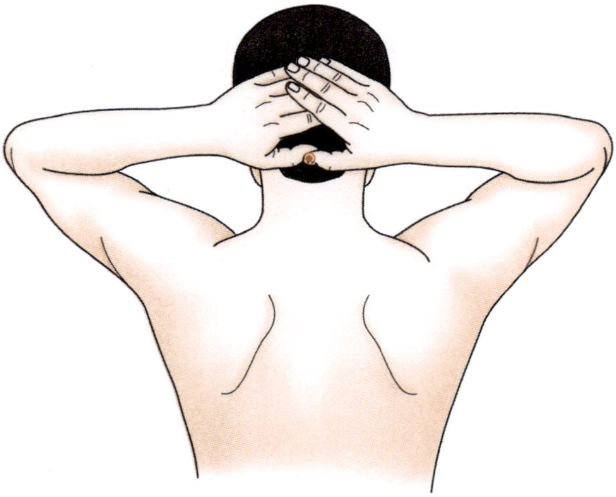

精确定位
位于项部，当后发际正中直上 1 寸，枕外隆凸直下，两侧斜方肌之间凹陷处。

取穴技巧
正坐或俯卧，伸左手过颈，置于后脑处，掌心向头，扶住后脑勺，四指指尖朝向头顶，大拇指指尖所在位置的穴位即是。

主治病症
头痛、晕眩、中风舌缓

耳门穴

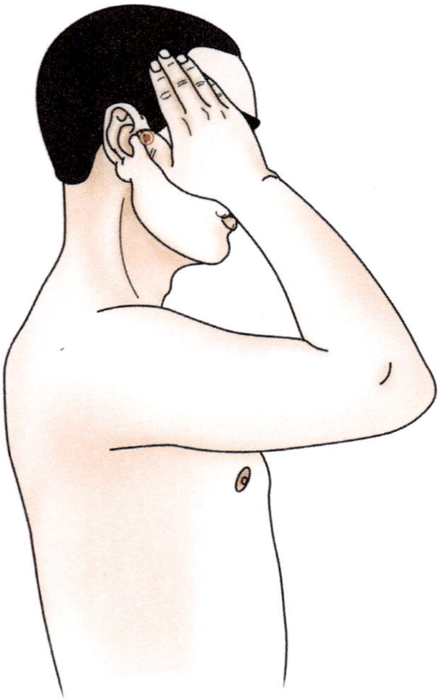

精确定位
位于人体的头部侧面耳前部，耳珠上方稍前缺口陷中，微张口时取穴。在听宫的稍上方。

取穴技巧
正坐，举双手，指尖朝上，掌心向内，轻扶头，四指放在偏头处。大拇指指尖摸至耳珠上缺口前，轻张嘴。大拇指指尖垂直揉按凹陷中穴位即是。

主治病症
耳流脓汁、重听、耳鸣

听宫穴

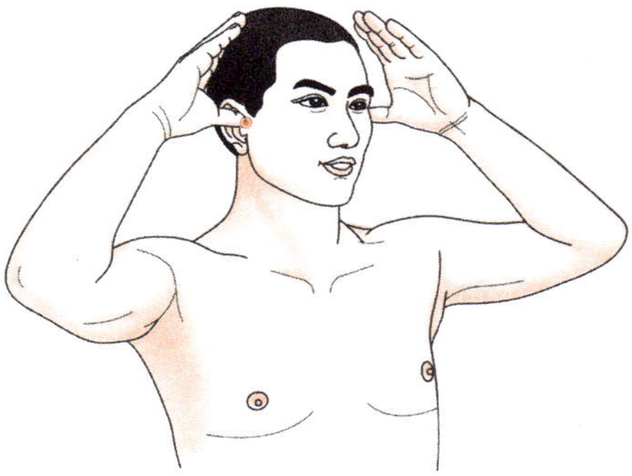

精确定位

位于面部，耳屏前，下颌骨髁状突的后方，张口时呈凹陷处即是。

取穴技巧

正坐目视前方，口微张开。举双手，指尖朝上，掌心向前。将大拇指指尖置于耳屏前凹陷正中处，则拇指指尖所在之处即是该穴。

主治病症

耳鸣、耳聋、中耳炎、牙痛、癫狂痫

天柱穴

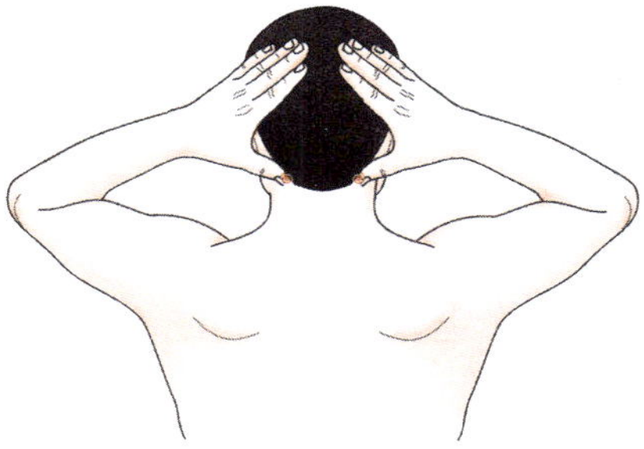

精确定位

项部大筋（斜方肌）外缘之后发际凹陷中，约当后发际正中旁开 1.3 寸处即是。

取穴技巧

正坐双手举起，抬肘，掌心朝前，向着后头部，指尖朝上，将大拇指指腹置于后头骨正下方凹处，即大筋外两侧凹陷处，则拇指指腹所在之处即是该穴。

主治病症

后头痛、颈项僵硬、视力衰弱、血压亢进

地仓穴

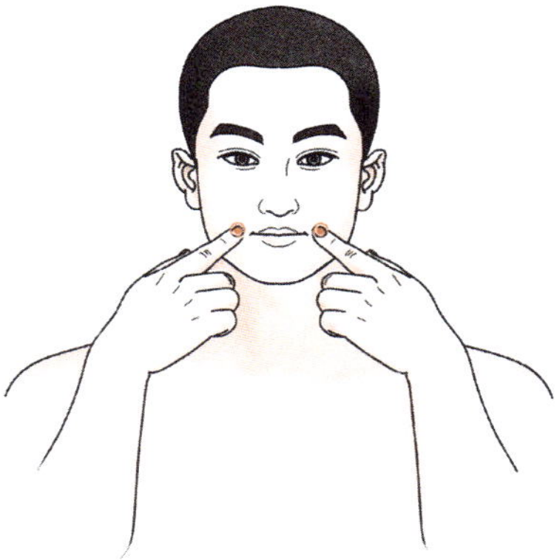

精确定位

人体的面部，口角外侧，上直对瞳孔处即是。

取穴技巧

正坐或仰卧，轻闭口，举两手，用食指指甲垂直下压唇角外侧两旁即是。

主治病症

颜面神经麻痹、痉挛、疼痛、口歪、三叉神经痛

颈肩部穴位

风池穴

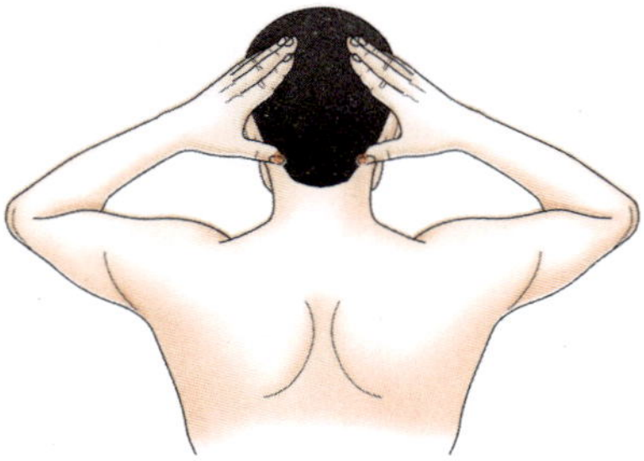

精确定位

位于后颈部，后头骨下，两条大筋外缘陷窝中，相当于耳垂齐平。

取穴技巧

正坐，举臂抬肘，肘约与肩同高，屈肘向头，双手置于耳后，掌心向内，指尖朝上，四指轻扶头（耳上）两侧。大拇指指腹位置的穴位即是。

主治病症

感冒、头痛、头晕、中风

肩井穴

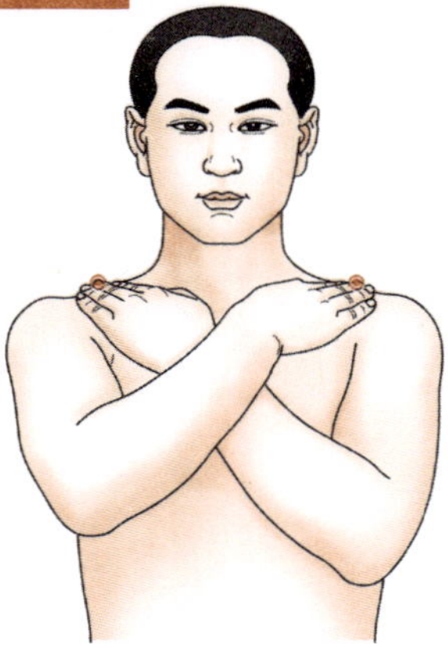

精确定位

位于人体的肩上，前直对乳中，大椎穴与肩峰端连线的中点，即乳头正上方与肩线交接处。

取穴技巧

正坐，交抱双手，掌心向下，放在肩上，以中间三指放在肩颈交会处，中指指腹所在位置的穴位即是。

主治病症

头颈强痛、颈项不得回顾、肩背疼痛

天宗穴

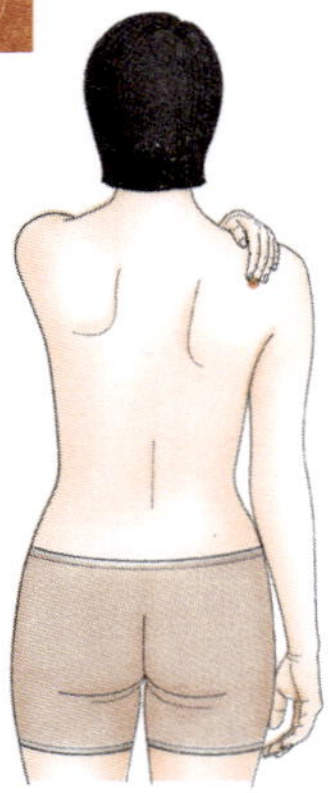

精确定位

肩胛骨冈下窝中央凹陷处，约肩胛冈下缘与肩胛下角之间的上 1/3 折点处即是。

取穴技巧

以对侧手，由颈下过肩，手伸向肩胛骨处，中指指腹所在的肩胛骨岗下窝的中央处即是该穴。

主治病症

乳房痛、乳汁分泌不足、胸痛、肩膀酸痛

肩髎穴

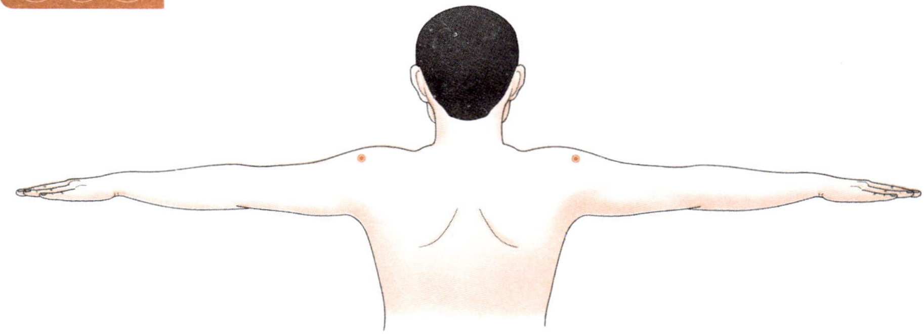

精确定位

肩髎穴位于人体的肩部，肩髃穴后方，当臂外展时，于肩峰后下方呈现凹陷处。

取穴技巧

站立，将两个手臂伸直，肩峰的后下方会有凹陷，肩髎穴就位于此凹陷处。

主治病症

臂痛、肩重不能举、胁肋疼痛

肩髃穴

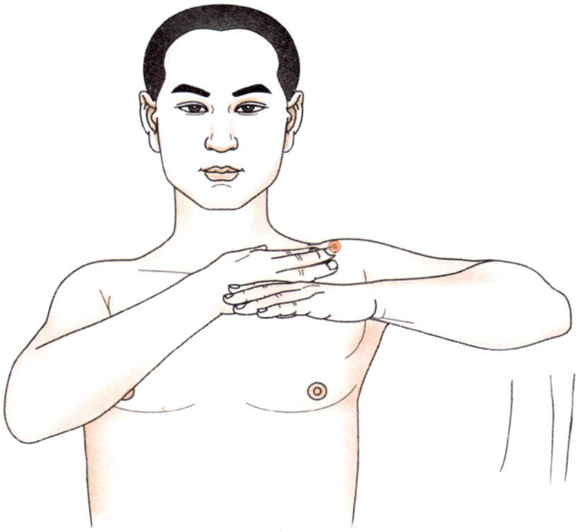

精确定位

人体的臂外侧，三角肌上，臂外展，或向前平伸时，当肩峰前下方向凹陷处。

取穴技巧

正坐，屈肘抬臂，大约与肩同高，以另一手中指按压肩尖下，肩前呈现凹陷处即是。

主治病症

肩胛关节炎、中风、偏瘫、高血压

胸背部穴位

中府穴

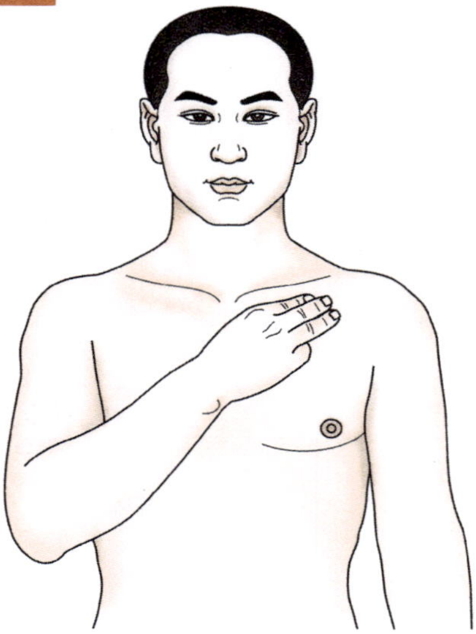

精确定位

胸前壁的外上方，云门穴下 1 寸，前正中线旁开 6 寸，平第 1 肋间隙处即是。

取穴技巧

正坐或仰卧，将右手三指（食、中、无名指）并拢，放在胸窝上、中指指腹所在的锁骨外端下即是

主治病症

支气管炎、气喘、胸痛、肩背痛

乳根穴

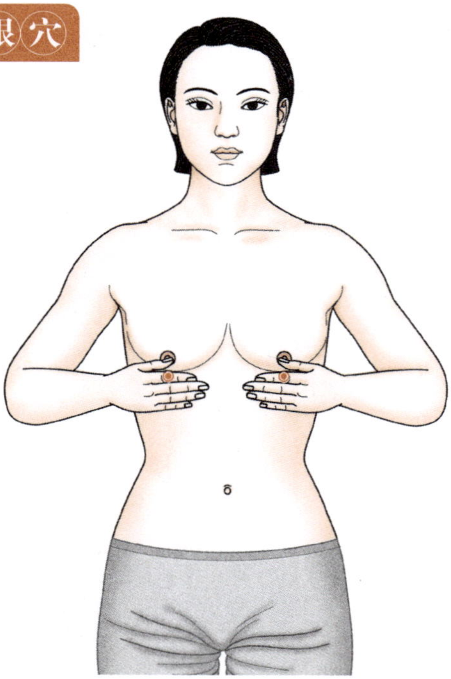

精确定位

人体胸部，乳头直下，乳房根部，当第 5 肋间隙，距前正中线 4 寸处即是。

取穴技巧

仰卧或正坐，轻举两手，覆掌於乳房，大拇指在乳房上，其余四指在乳房下，食指贴于乳房边缘，食指指腹所在之处即是。

主治病症

乳痛、乳腺炎、乳汁不足、胸痛、心闷

大椎穴

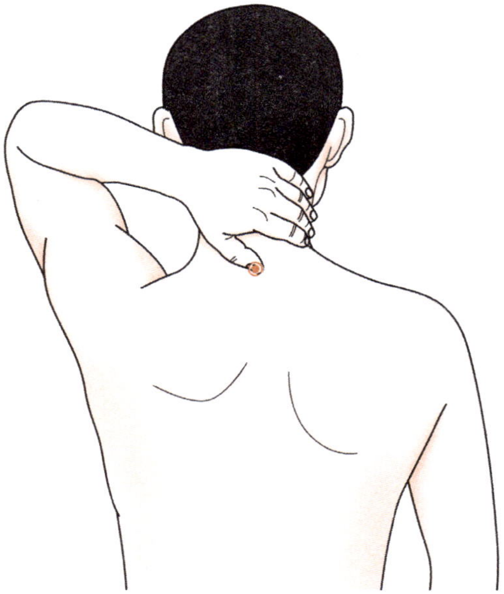

精确定位

位于人体的颈部下端，第 7 颈椎棘突下凹陷处。

取穴技巧

正坐或俯卧，伸左手由肩上反握对侧颈部，虎口向下，四指扶右侧颈部，指尖向前，大拇指腹所在位置的穴位即是。

主治病症

感冒、肩背痛、头痛、咳嗽、气喘

期门穴

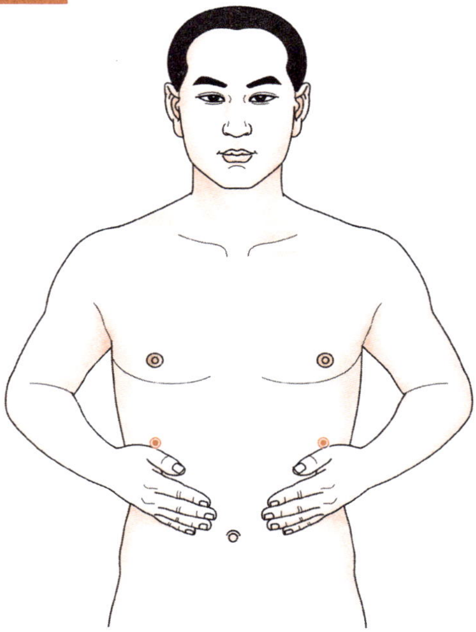

精确定位

位于胸部，当乳头直下，第 6 肋间隙，前正中线旁开 4 寸。

取穴技巧

正坐，举双手，掌心向下，指尖相对，放在双乳下、肋骨上、大拇指、食指直下，掌根处的鱼际所按穴位即是。

主治病症

胸胁胀满疼痛，呕吐，呃逆，吞酸，腹胀

肩中俞

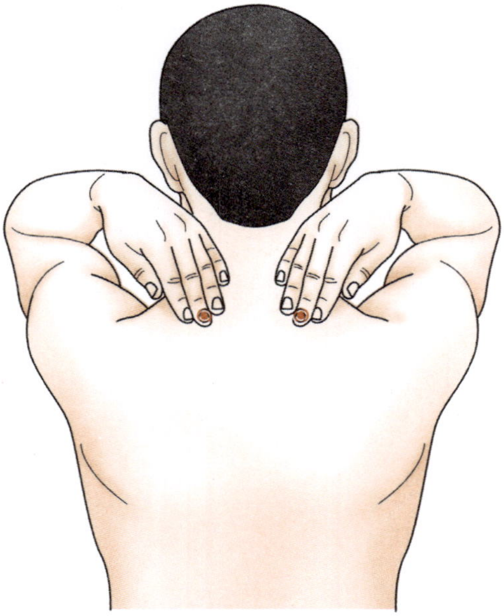

精确定位

背部，第 7 颈椎棘突下，旁开 2 寸处即是。

取穴技巧

双手手心向颜面，沿脖颈处，伸向背部，小指挨着颈项，则中指指腹所在之处即是该穴。

主治病症

咳嗽、气喘、肩背疼痛、目视不明

风门穴

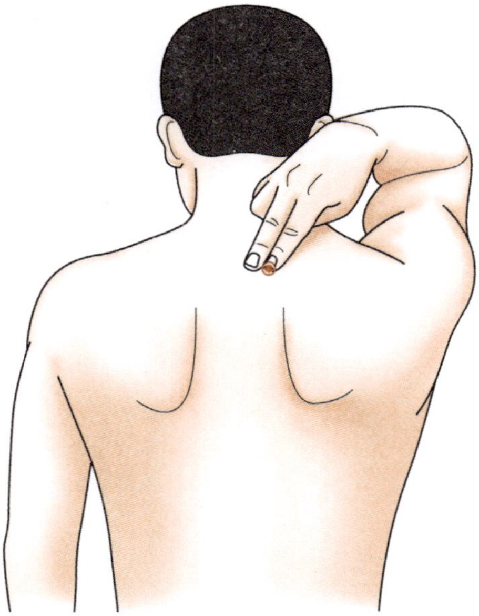

精确定位

背部，当第 2 胸椎棘突下，旁开 1.5 寸处即是。

取穴技巧

正坐头微向前俯，单手举起，掌心向后，并拢食中两指，其它手指弯曲，越过肩伸向背部，将中指指腹置于大椎下第二个凹洼（第 2 胸椎与第 3 胸椎间）的中心，则食指指尖所在之处即是该穴。

主治病症

风寒感冒发热、恶寒、咳嗽、支气管炎

颈肩部穴位

列缺穴

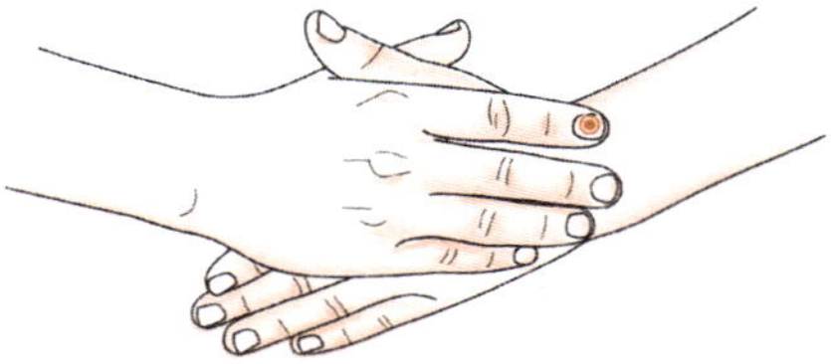

精确定位

桡骨茎突上方，腕横纹上 1.5 寸，当肱桡肌与拇长展肌腱之间即是。

取穴技巧

两手之拇指张开，两虎口接合成交叉形。再用右手食指压在左手之桡骨茎状突起的上部，食指尖到达之处即是。

主治病症

三叉神经痛、神经性头痛、鼻炎、感冒

太渊穴

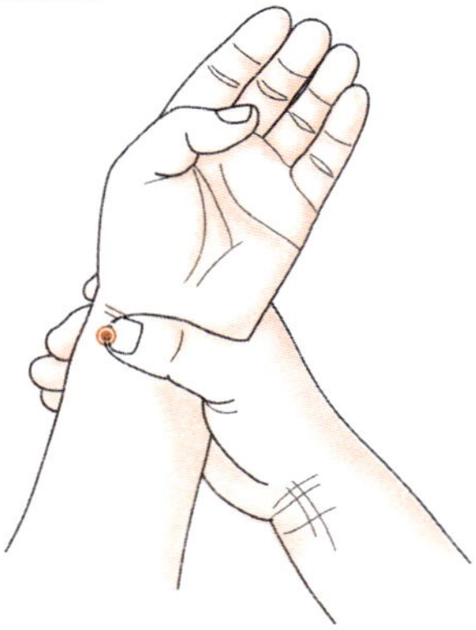

精确定位

腕掌侧横纹桡侧，桡动脉搏动处即是。

取穴技巧

以一手手掌轻握另一只手手背，弯曲大拇指，大拇指指腹及甲尖垂直下按之处即是。

主治病症

流行性感冒、支气管炎、失眠、肋间神经痛

曲池穴

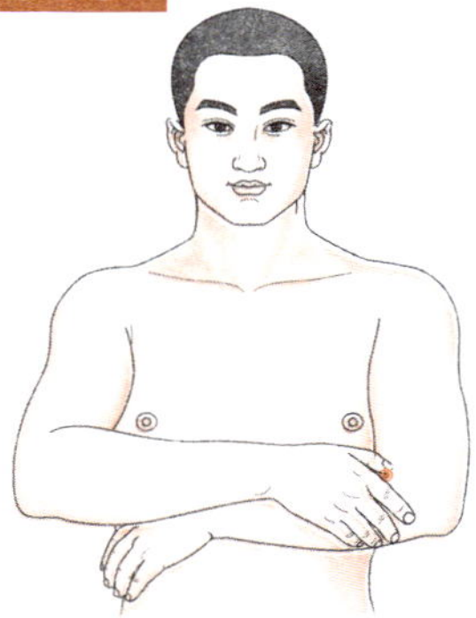

精确定位

屈肘成直角，在肘横纹外侧端与肱骨外上髁连线中点处即是。

取穴技巧

正坐，轻抬左臂，屈肘，将手肘内弯时用另一手拇指下压此处凹陷处即是。

主治病症

肠炎、肚腹绞痛、皮肤过敏、结膜炎、热病

阳溪穴

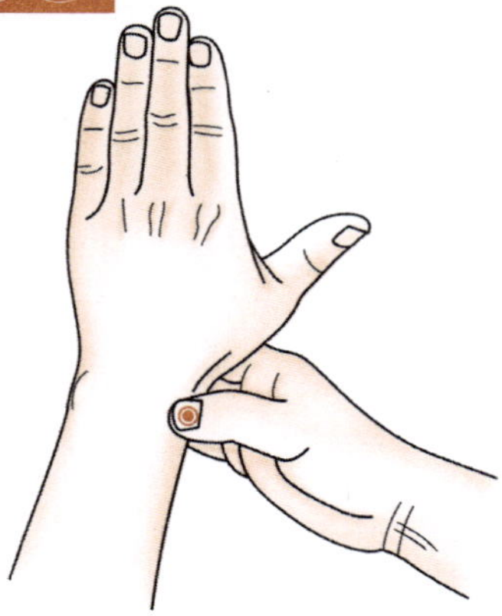

精确定位

腕背横纹桡侧端，拇短伸肌腱与拇长伸肌腱之间的凹陷中。

取穴技巧

将手掌侧放，拇指伸直向上翘起，在腕背桡侧，手腕横纹上侧有一凹陷处，用另一手轻握手背，弯曲大拇指，用指甲垂直下按即是该穴。

主治病症

头痛、耳鸣、扁桃腺炎、手腕痛、肩臂不举

合谷穴

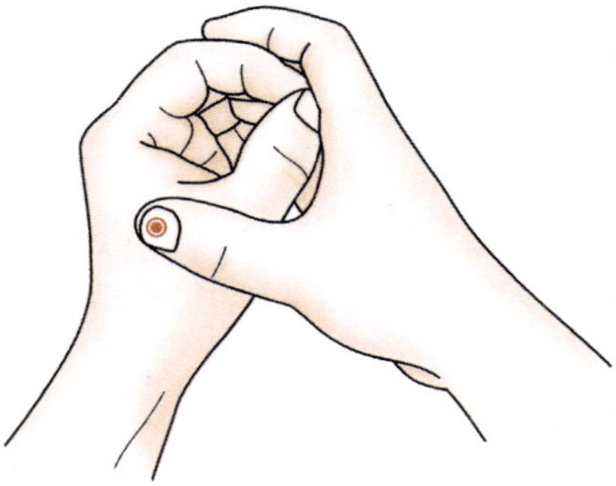

精确定位

手背第1、2掌骨间，第2掌骨桡侧的中点处即是。

取穴技巧

手轻握空拳，弯曲拇指与食指，两指指尖轻触、立拳，以另手掌轻握拳外，以大拇指指腹垂直下压即是该穴。

主治病症

高血压、气喘、头痛、扁桃腺炎

少海穴

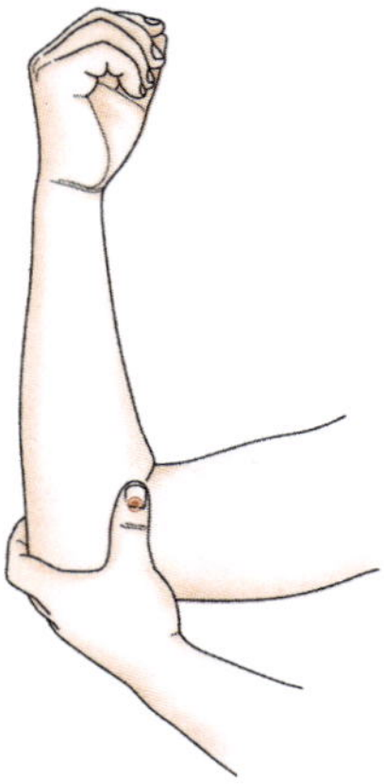

精确定位

屈肘，肘横纹内侧端与肱骨内上髁连线的中点处即是。

取穴技巧

正坐、抬手，手肘略屈，手掌向上，用另手轻握肘尖、四指在外，以大拇指指腹所在的内肘尖之内下侧、横纹内侧端陷凹处即是。

主治病症

心痛、肘臂挛痛、瘰疬、头项痛、腋胁痛

阳池穴

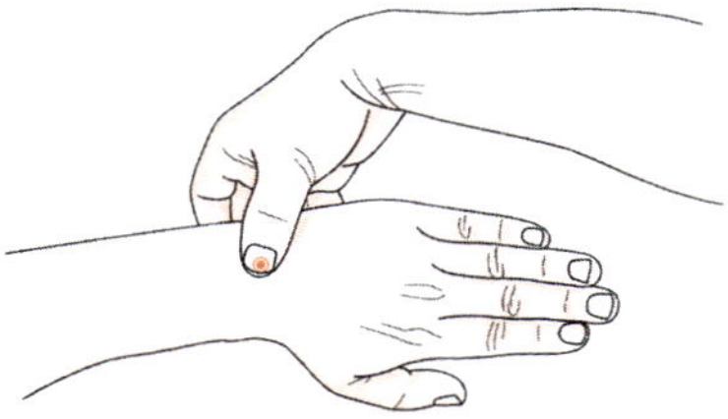

精确定位
位于人体的手腕部位，即腕背横纹上，前对中指、无名指指缝。或在腕背横纹中，当指伸肌腱的尺侧缘凹陷处。

取穴技巧
正坐，手平伸，屈肘向内，翻掌，掌心向下，用另一手轻握手腕处，四指在下，大指在上，弯曲大拇指，以指尖垂直按手表腕横纹中点穴位即是。

主治病症
妊娠呕吐、耳鸣、耳聋、眼睛红肿

大陵穴

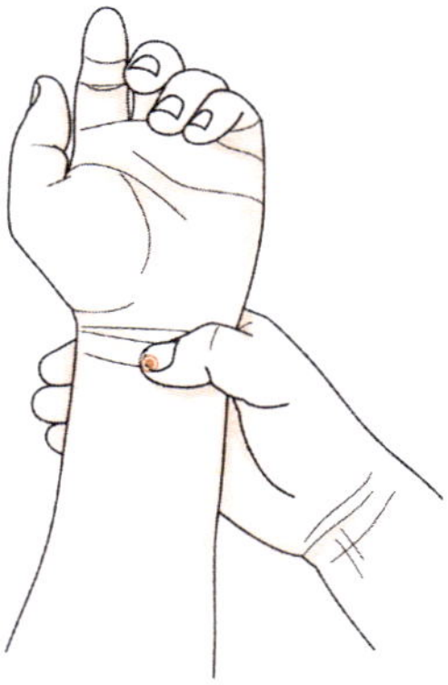

精确定位
位于人体的腕掌横纹的中点处，当掌长肌腱与桡侧腕屈肌腱之间。

取穴技巧
正坐、手平伸、掌心向上，轻握拳，用另手握手腕处，四指在外，弯曲大拇指，以指尖（或指甲尖）垂直掐按穴位即是。

主治病症
失眠、心胸痛、心悸、精神病

足三里

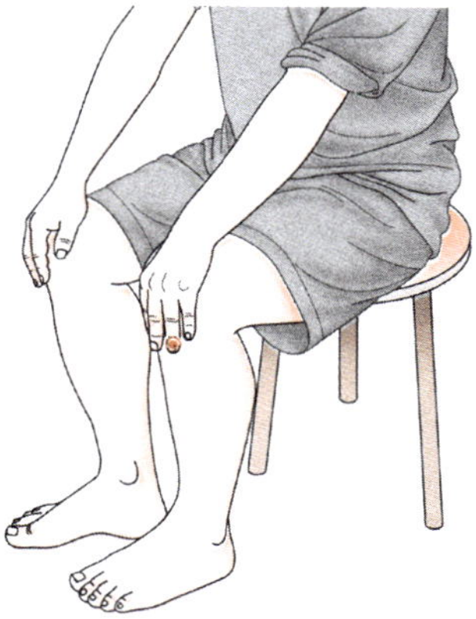

精确定位
外膝眼下3寸，距胫骨前嵴1横指，当胫骨前肌上即是。

取穴技巧
正坐，屈膝90度，手心对髌骨（左手对左腿，右手对右腿），手指朝向下，无名指指端处即是该穴。

主治病症
急慢性胃炎、胃溃疡、神经痛、胸中淤血

承山穴

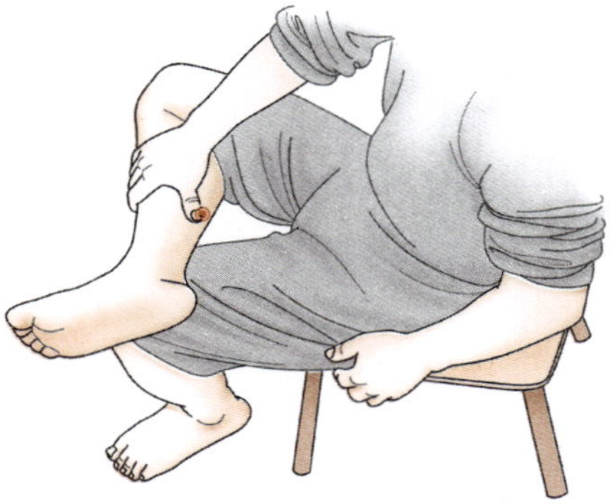

精确定位

小腿后面正中，委中穴与昆仑穴之间，当伸直小腿和足跟上提时腓肠肌肌腹下出现凹陷处即是。

取穴技巧

正坐翘足，将欲按摩之脚抬起，置放在另外一脚的膝盖上方。用相对侧的手掌握住脚踝，大拇指指腹循着脚后跟正中直上，在小腿肚下，“人”字型的中点处即是该穴。

主治病症

脚无力、小腿抽筋、腰腿痛、坐骨神经痛

昆仑穴

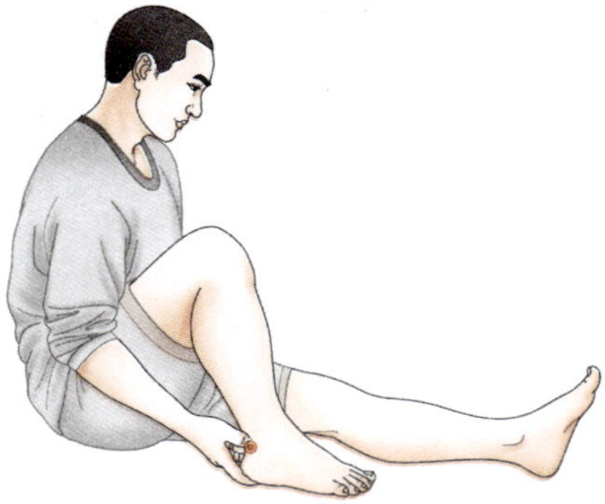

精确定位

足部外踝后方，当外踝尖与跟腱之间的凹陷处即是。

取穴技巧

正坐垂足，将要按摩之脚稍向斜后方移至身体侧边，脚跟抬起。用同侧手、四指在下，掌心朝上扶住脚跟底部。大拇指弯曲，指腹置于外脚踝后的凹陷处，则大拇指所在位置即是。

主治病症

后头痛、项强、腰骶疼痛、足踝肿痛

环跳穴

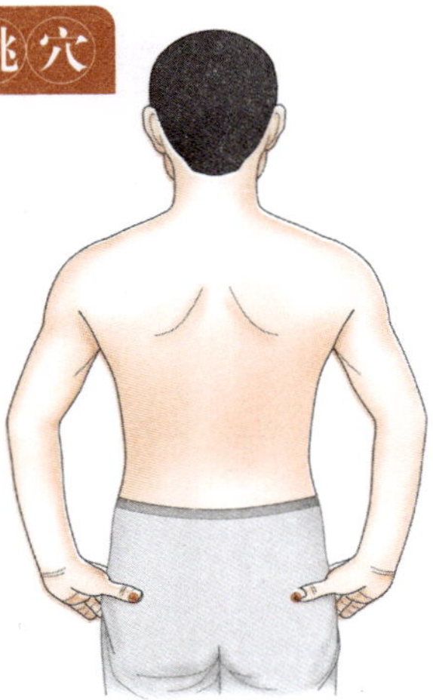

精确定位

侧卧屈股，股骨大转子最凸点与骶管裂孔连线的外1/3与中1/3交点处。

取穴技巧

自然站立，或侧卧，同侧手插腿臀上，四指在前，大拇指指腹所在位置的穴位即是。

主治病症

腰胯疼痛、下肢痿痹等腰腿病

涌泉穴

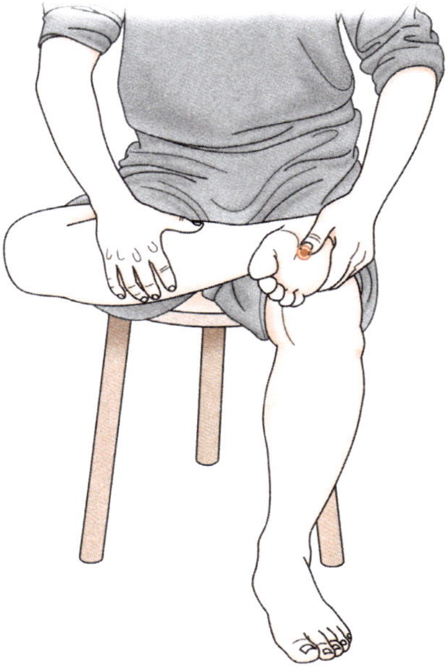

精确定位

位于足底部，在足前部凹陷处，第二、三趾趾缝纹头端与足跟连线的前 1/3 处。

取穴技巧

正坐，翘一足于另一膝上，足掌朝上，用另一手轻握，四指置于足背，弯曲大拇指按压处即是。

主治病症

头痛、目眩、小便不利，中暑

三阴交

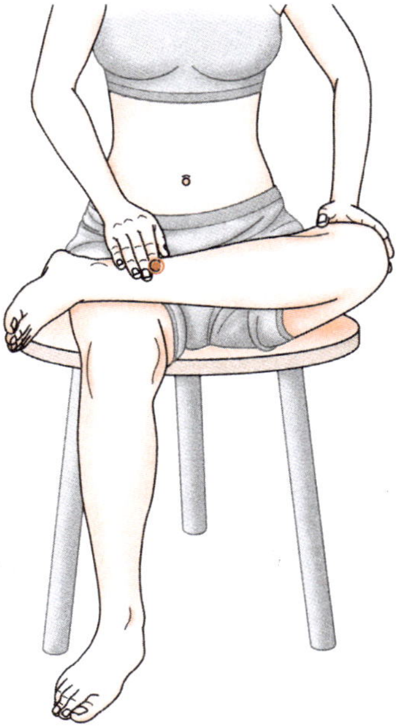

精确定位

小腿内侧，足内踝尖上 3 寸，胫骨内侧缘后方即是。

取穴技巧

正坐，抬脚置另一腿上，以另一侧手除拇指外的四指并拢伸直，并将小指置于足内踝上缘处，则食指下，踝尖正上方胫骨边缘凹陷处即是该穴。

主治病症

痛经、不孕、脚底肿胀

支沟穴

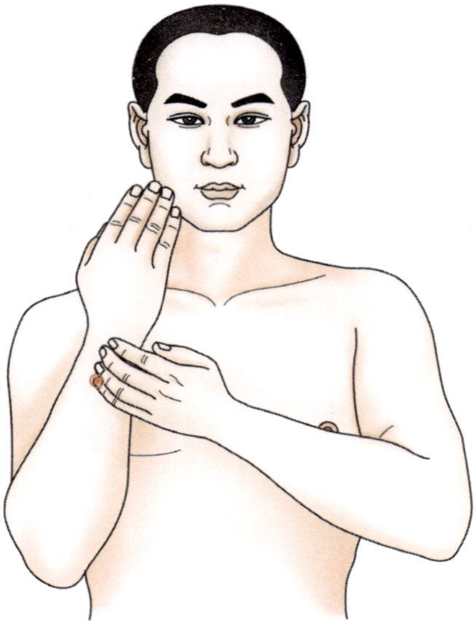

精确定位

位于人体的前臂背侧，当阳池穴与肘尖的连线上，腕背横纹上3寸，尺骨与桡骨之间。

取穴技巧

正坐，手平伸，屈肘，掌心向自己，肘臂弯曲约成90°。用另一手轻握手腕下，大指在内侧，四指弯曲置于外侧，食指指尖在阳池穴上，那么小指指尖所在位置即是支沟穴。

主治病症

便秘、耳鸣、耳聋、肩臂痛

少泽穴

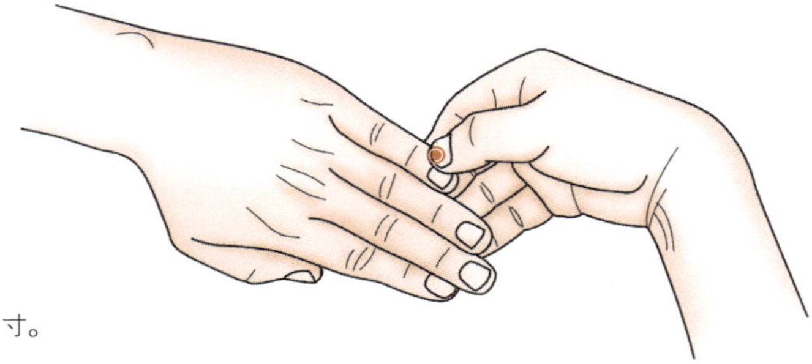

精确定位

小指尺侧指甲角旁0.1寸。

取穴技巧

掌背向上、掌面向下，以另手轻握小指，弯曲大拇指，指尖所到达的小指指甲外侧下缘处即是该穴。

主治病症

喉痛、昏迷、热病、初中风

曲泽穴

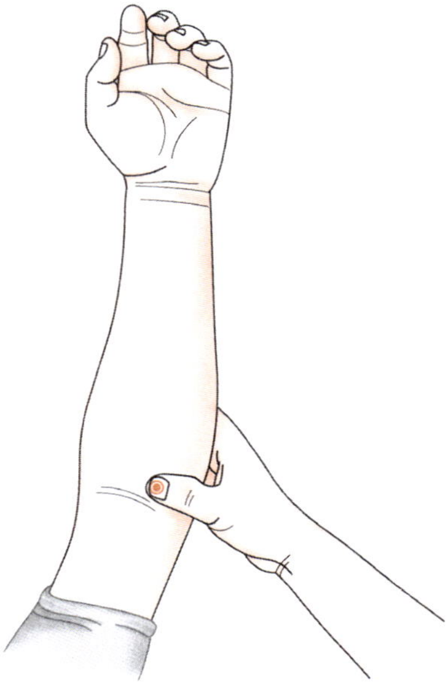

精确定位

位于人体的肘横纹中，当肱二头肌腱的尺侧缘。

取穴技巧

正坐伸肘、掌心向上，微曲约 45°，以另手轻握肘尖，四指在外，弯曲大拇指，用指尖垂直按压穴位即是。

主治病症

心痛、善惊、心神昏乱、心悸

公孙穴

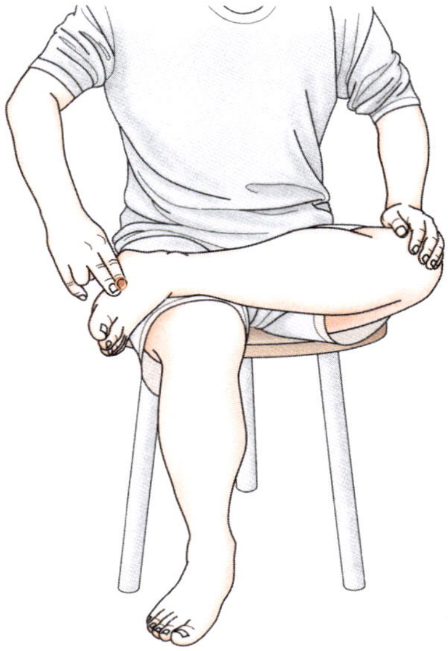

精确定位

足内侧第一跖骨基底部前下缘，第一趾关节后 1 寸处即是。

取穴技巧

正坐，将左足翘起放在右腿上。将另一侧手的食指与中指并拢，中指位于足内侧大趾的关节后，则食指所在位置即是。

主治病症

胃痛、呕吐、腹泻、胸闷

委中穴

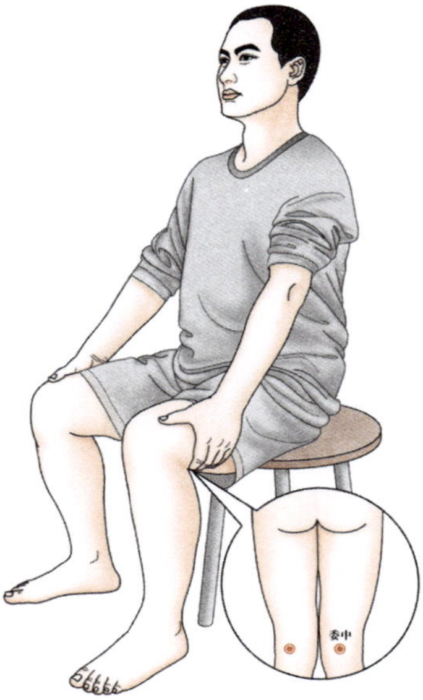

精确定位

腘横纹中点，当股二头肌腱与半腱肌肌腱的中间即是。

取穴技巧

端坐垂足、双手轻握大腿两侧、大拇指在上，其余四肢在下，食指放于膝盖里侧，即腿弯的中央，则食指所在之处即是该穴。

主治病症

腰腿无力、腰痛、腰连背痛、四肢发热

极泉穴

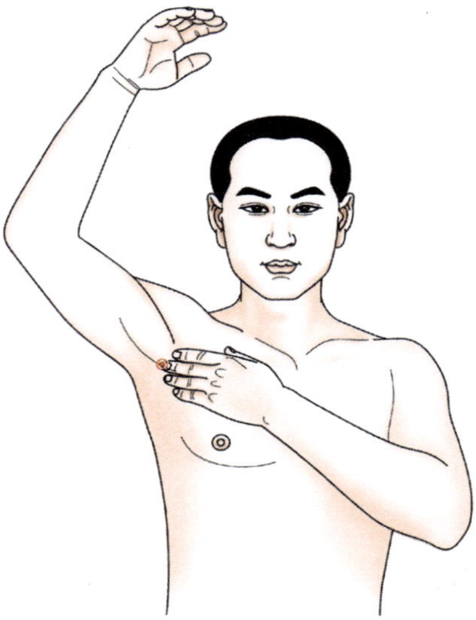

精确定位

腋窝正中，腋动脉搏动处即是。

取穴技巧

正坐，手平伸，举掌向上，屈肘，掌心向著自己头部，以另手中指按腋窝正中凹陷处即是。

主治病症

心痛、心悸、肩臂疼痛、胁肋疼痛

后溪穴

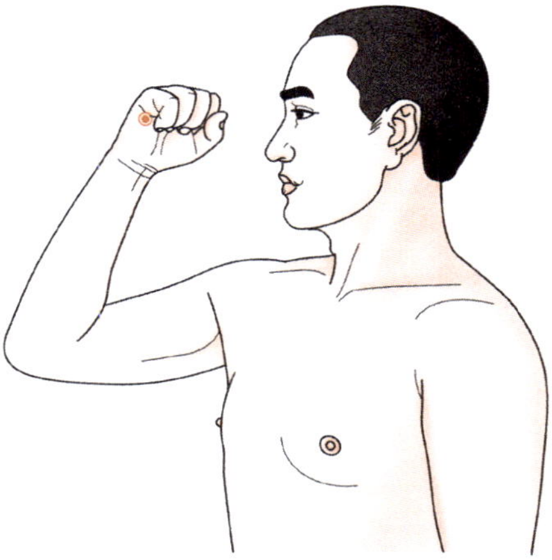

精确定位

微握拳，第 5 指掌关节后尺侧的远侧掌横纹头赤白肉际处即是。

取穴技巧

伸臂曲肘向头，上臂与下臂约 45°，轻握拳，手掌感情线之尾端在小指下侧边凸起如一火山口状处即是该穴。

主治病症

头项强痛、腰背痛、手指及肘臂挛痛

少府穴

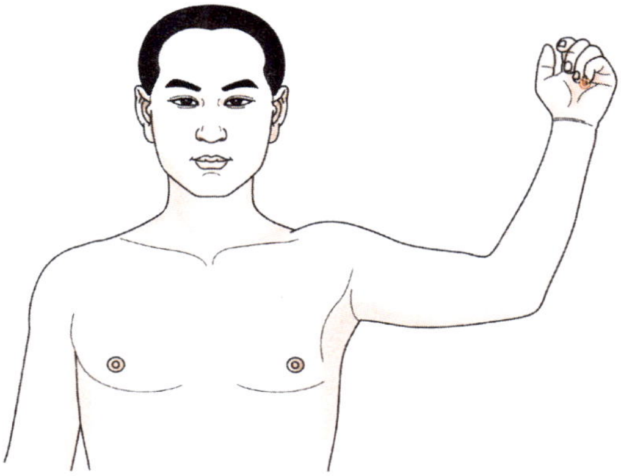

精确定位

人体的手掌面，第 4、5 掌骨之间即是。

取穴技巧

正坐伸手、仰掌、屈肘向上约 45°，拇指以外，其余四指屈向掌中，当小指与无名指指尖之中间与感情线交会处即是。

主治病症

胸痛、心悸、小指拘挛、掌中热

劳宫穴

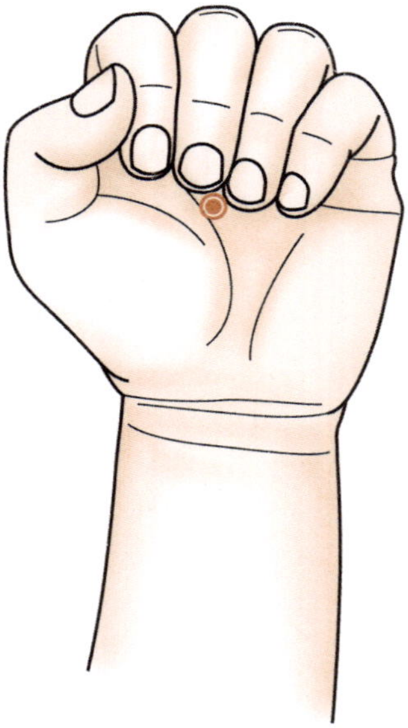

精确定位

位于人体的手掌心，当第 2、3 掌骨之间偏于第 3 掌骨，中指所对应的掌心的位置即是。

取穴技巧

手平伸，微屈约 45°，掌心向上，轻握掌，屈向掌心，中指所对应的掌心的位置即是劳宫穴。

主治病症

手掌痒、中风昏迷、中暑、心绞痛

小海穴

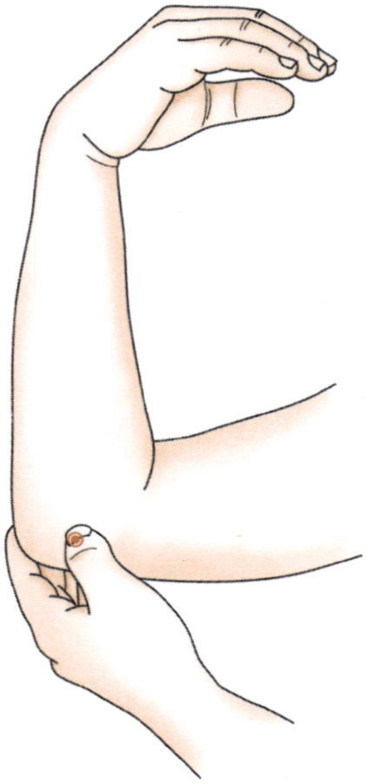

精确定位

人体的肘内侧，当尺骨鹰嘴与肱骨内上髁之间凹陷处即是。

取穴技巧

伸臂屈肘向头，上臂与前臂约成 90°。另手轻握肘尖，大拇指指腹所在的两骨间即是该穴。

主治病症

小肠吸收营养不佳、造血功能障碍、贫血

阳谷穴

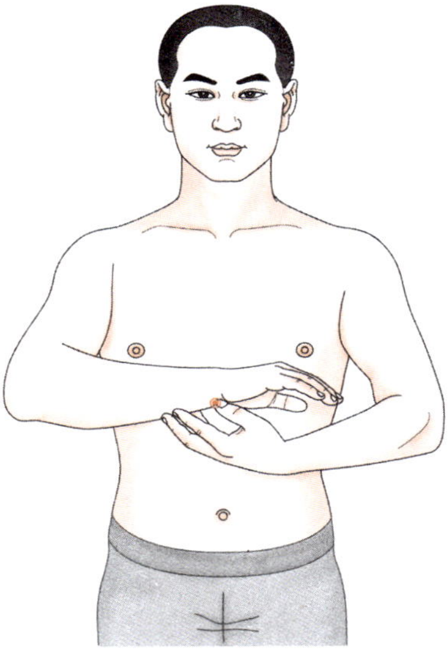

精确定位

手腕尺侧，尺骨茎突与三角骨之间的凹陷中即是。

取穴技巧

屈肘，手背朝上，另一手四指轻托手臂，拇指置于小指侧手腕附近的骨头凸出处的前方凹陷处，则拇指所在的穴位即是。

主治病症

头痛、目眩、耳鸣、热病、癫痫

天井穴

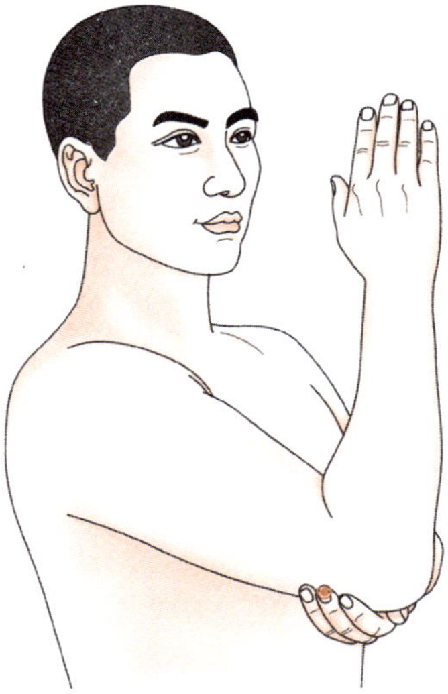

精确定位

位于人体的臂外侧，屈肘时，当肘尖直上1寸凹陷处。

取穴技巧

正坐，手平伸，屈肘，前臂垂直地面，掌心向内。用另一手轻握肘下，四指在下，大拇指在上，用中指（或食指）指尖垂直向上压肘尖下凹陷的穴位即是。

主治病症

偏头痛、扁桃腺炎、荨麻疹

解溪穴

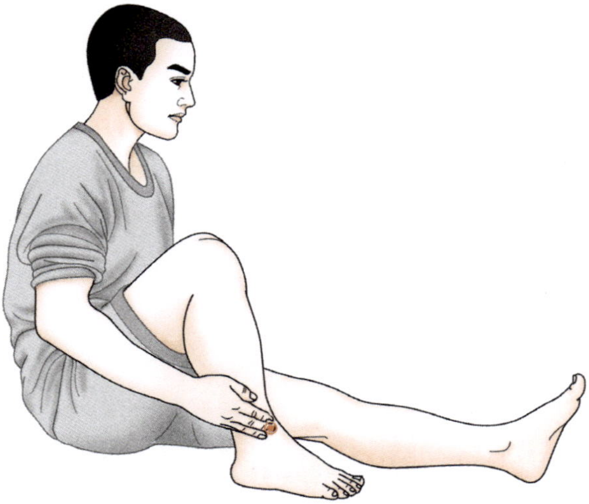

精确定位

足背与小腿交界处的横纹中央凹陷处，当拇长伸肌腱与趾长伸肌腱之间即是。

取穴技巧

正坐，抬一足放在自己坐的椅上，用同侧的手掌抚膝盖处，大指在上、四指指腹循胫骨直下至足腕处，在系鞋带处、两筋之间的凹陷即是该穴。

主治病症

牙疼、目赤、头痛、眩晕、腹胀

血海穴

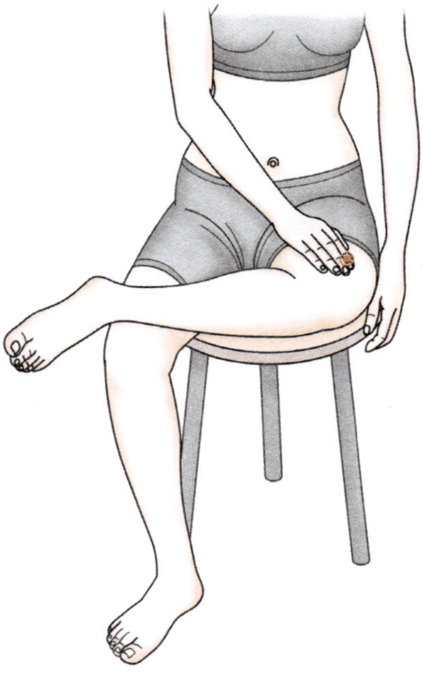

精确定位

屈膝，在大腿内侧，髌底内侧端上2寸，股四头肌内侧头的隆起处即是。

取穴技巧

正坐，翘左足置放在右腿膝上，将右手拇指以外的四指并拢，小指尖置于膝盖骨内侧的上角，则食指指肚所在位置即是该穴。

主治病症

月经不调、痛经、经闭、湿疹

阴陵泉

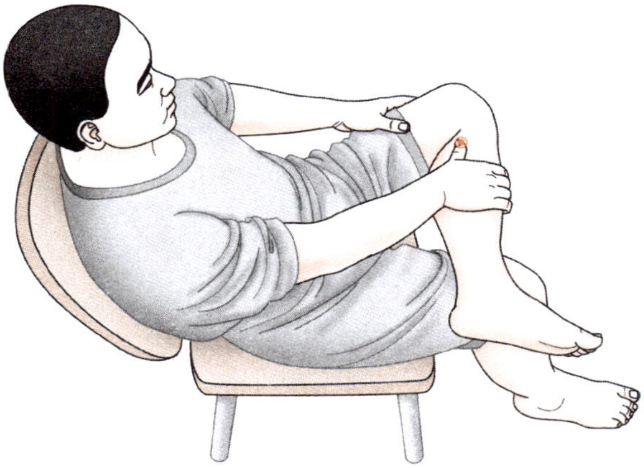

精确定位

小腿内侧，胫骨内侧踝后下方凹陷处即是。

取穴技巧

正坐，将一脚翘起，置放于另腿膝上。另一侧手轻握膝下处，拇指指尖所在的膝下内侧凹陷处即是。

主治病症

小便不利、腹胀、腹泻、水肿、黄疸

阳陵泉

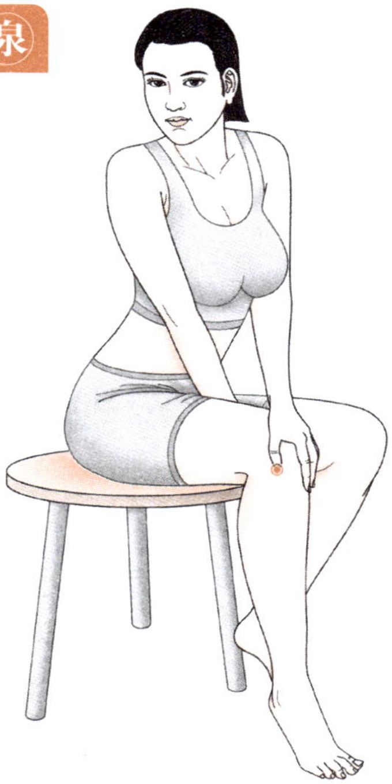

精确定位

阳陵泉穴位于人体的膝盖斜下方，小腿外侧之腓骨小头稍前凹陷中。

取穴技巧

正坐，垂足，约成 90°，上身稍前俯，用右手手掌轻握左脚膝盖前下方，四指向内，大拇指指腹所在位置的穴位即是。

主治病症

抽筋、麻痹、腰腿疲劳、胃溃疡、胆结石

腰腹部穴位

天枢穴

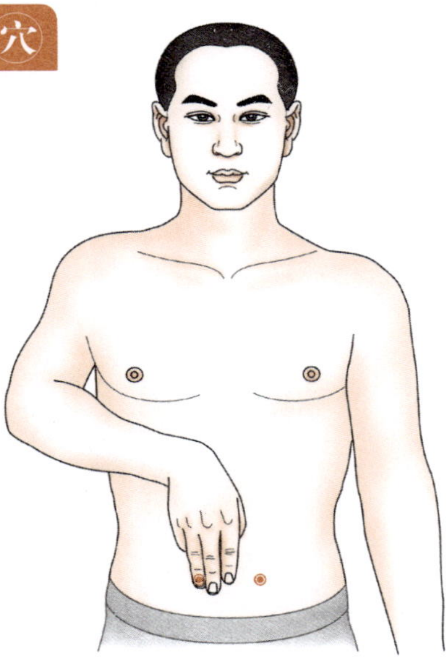

精确定位

腹中部，平脐中，距脐中 2 寸处即是。

取穴技巧

仰卧或正坐，双手手背向外，拇指与小指弯曲，中间三指并拢，以食指指腹贴于肚脐，无名指所在之处即是。

主治病症

便秘、腹泻、腹痛、虚损劳弱、不孕不育

归来穴

精确定位

人体的下腹部，当脐中下 4 寸，距前正中线 2 寸处即是。

取穴技巧

仰卧，左手五指并拢，拇指贴于肚脐之处，其余四指位于肚脐之下，找到肚脐正下方小指所在的位置，并以此为基点，翘起拇指，并拢其余四指，手指朝下，把食指贴于此基点，则小指所在之处即是左穴。以同样方法找到右穴。

主治病症

疝气、月经不调、不孕、腹痛、畏寒

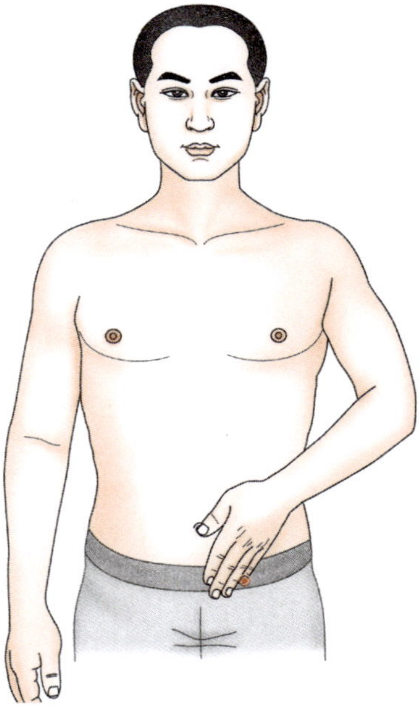

章门穴

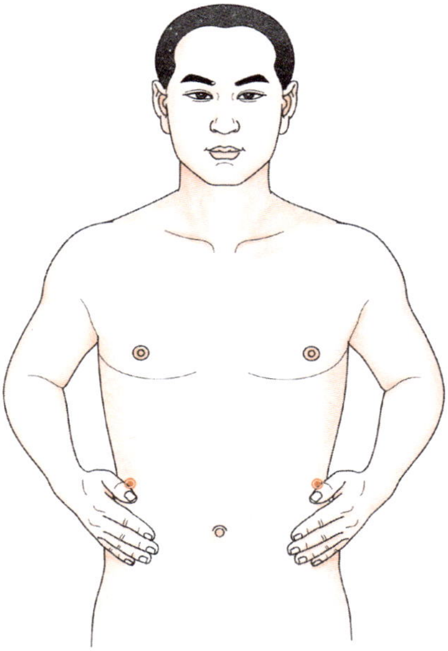

精确定位

位于人体的侧腹部，当第11肋游离端的下方。

取穴技巧

正坐或仰卧，双手掌心向下，指尖朝下，放在双乳下、肋骨上。大拇指、食指直下掌根处，形状像条鱼一般肉厚处所按穴位即是。

主治病症

胸郁闷、胃痉挛、肝气郁结、胸胁疼痛

命门穴

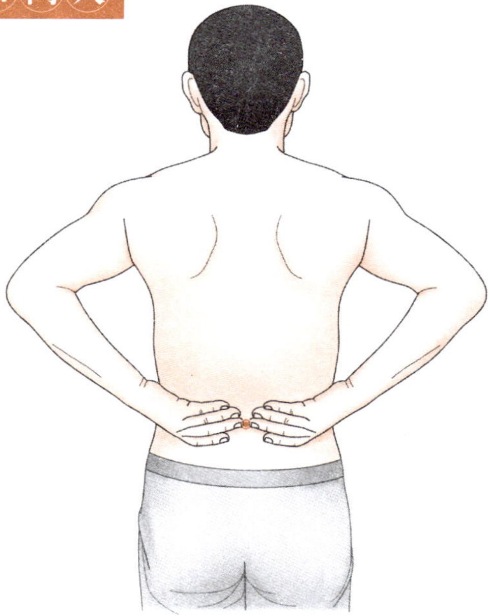

精确定位

在第2腰椎棘突下（两侧肋弓下缘、连线中点，一般与肚脐正中相对）即肚脐正后方处即是。

取穴技巧

正坐，伸两手至背腰后，大指在前，四指在后。左手中指指腹所在位置的穴位即是。

主治病症

腰痛、腰扭伤、坐骨神经痛

关元穴

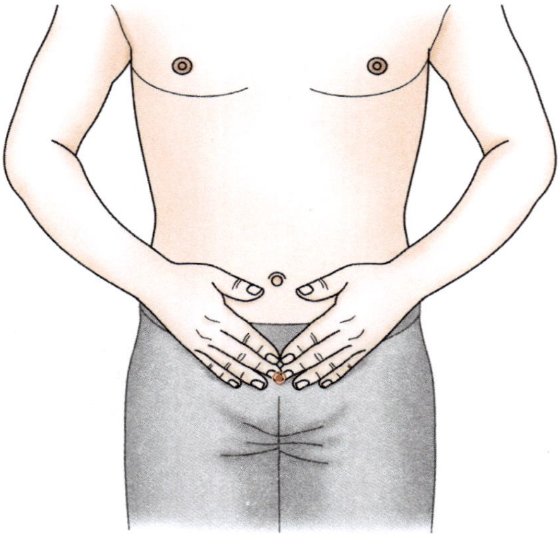

精确定位

位于下腹部，前正中线上，当脐中下3寸。

取穴技巧

正坐，双手置于小腹，掌心朝下，左手中指指腹所在位置的穴位即是。

主治病症

阳痿、早泄、月经不调、崩漏

神阙穴

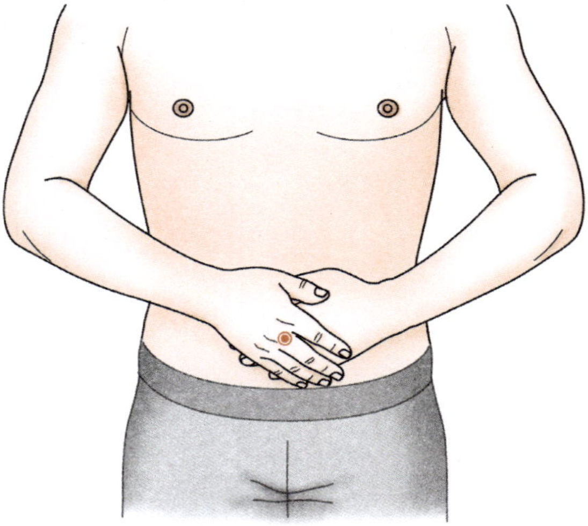

精确定位

位于人体的腹中部，脐中央。

取穴技巧

在肚脐正中取穴即可。

主治病症

腹满水肿，泄泻，阴痒，小便不利

大横穴

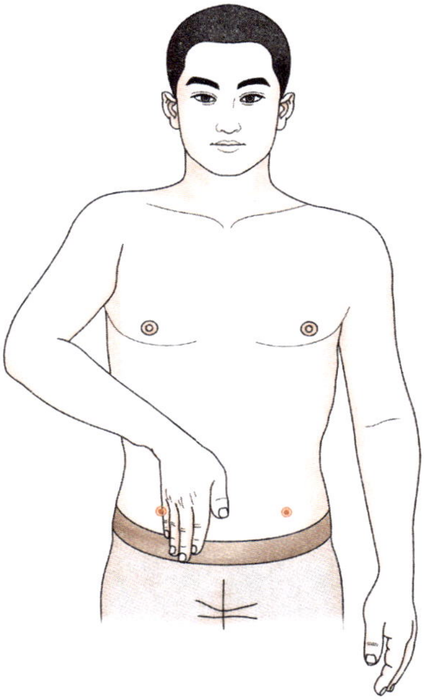

精确定位

人体的腹中部，距脐中 4 寸处即是。

取穴技巧

正坐或仰卧，右手五指并拢，手指朝下，将拇指放于肚脐处，则小指边缘与肚脐所对之处即是。再依此法找出左边穴位。

主治病症

泄泻，便秘，腹痛

横骨穴

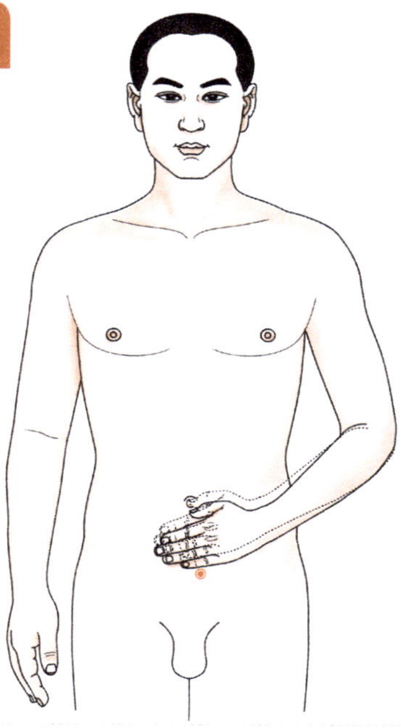

精确定位

位于人体的下腹部，当脐中下 5 寸，前正中线旁开 0.5 寸。

取穴技巧

站立，将一手掌放于腹部，掌心朝内，拇指刚好位于肚脐眼，再以小指头为起点向下一个指头的位置即是。

主治病症

遗精，阳痿，遗尿，小便不通

策　划：含章行文·东方智学
责任编辑：宋　春
特约编辑：张　超
装帧设计：含章行文|装帧|

图书在版编目(CIP)数据

十二经络调筋术 / 健康中国名家论坛编委会编著. 一长春：吉林出版集团有限责任公司, 2010.8
（健康大学堂）
ISBN 978-7-5463-3397-7

Ⅰ. ①十… Ⅱ. ①健… Ⅲ. ①经筋－穴位疗法 Ⅳ. ① R245.9

中国版本图书馆CIP数据核字(2010)第135653号

书　名：十二经络调筋术
编　著：健康中国名家论坛编委会
出　版：吉林出版集团有限责任公司
地　址：长春市人民大街4646号(130021)
印　刷：北京市兆成印刷有限责任公司
开　本：889mm × 1194mm　1/16
印　张：16
字　数：230千字
版　次：2010年9月第1版
印　次：2020年10月第3次印刷
电　话：010-63329002（发行）
　　　　010-63109462（咨询）
书　号：ISBN 978-7-5463-3397-7
定　价：29.80元